Olaf Kandt

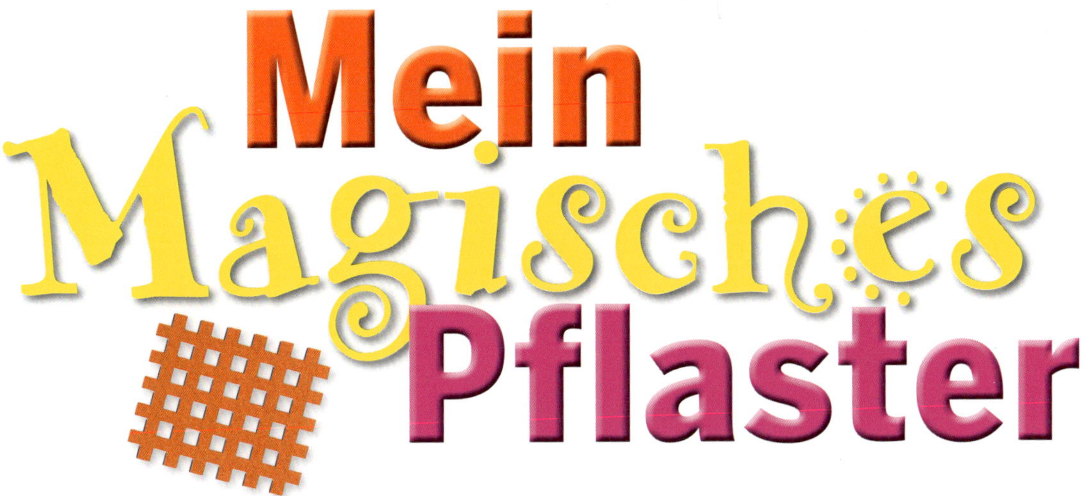

Die Anwendung der Gitterpflaster bei Kindern

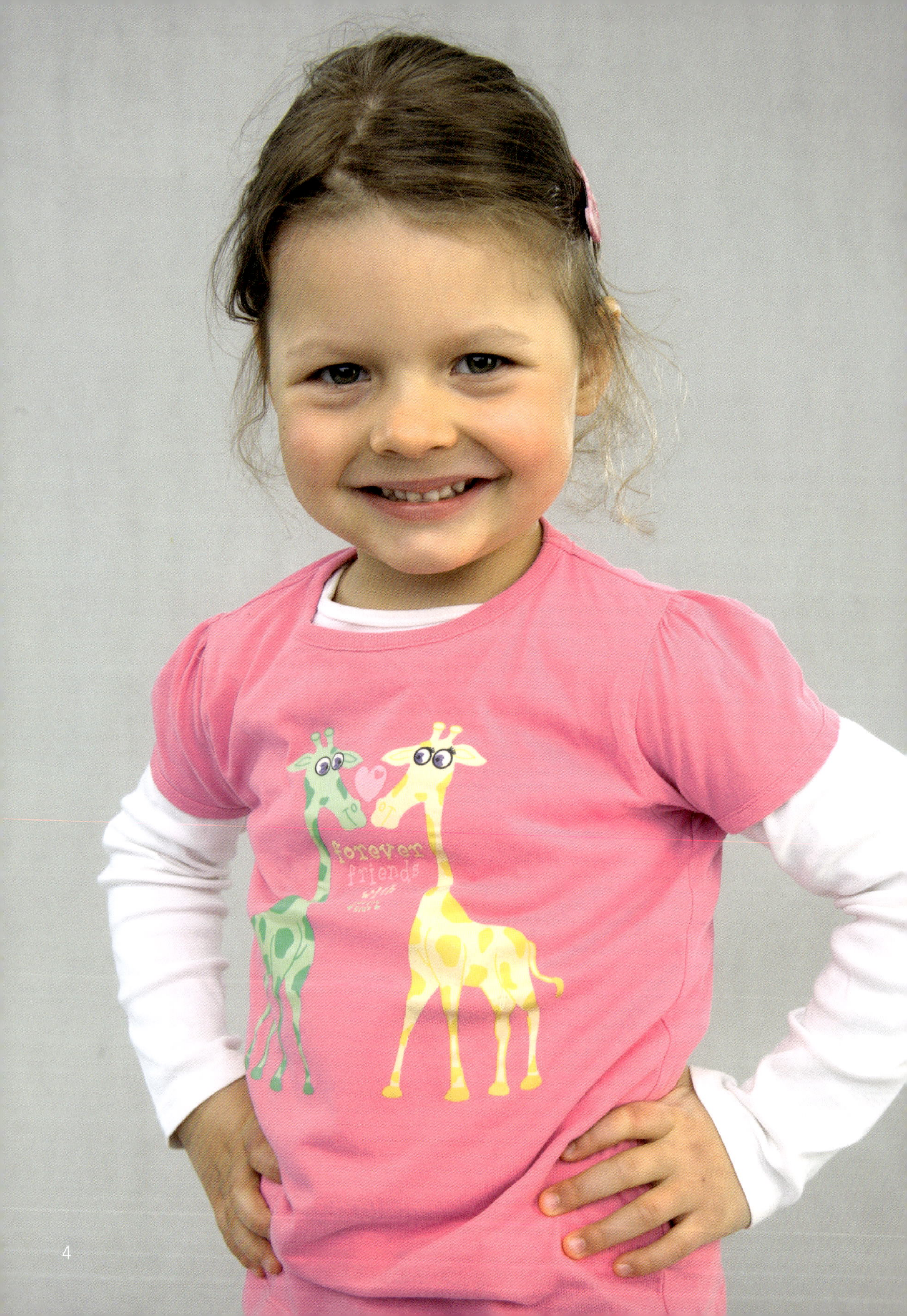
forever
friends

Liebe Mädchen und Jungs,

ich heiße Emilia, bin vier Jahre alt und wohne in Bönningstedt. Meistens sage ich aber, dass ich aus Hamburg komme, weil Bönningstedt sowieso keiner kennt. Und bis nach Hamburg können wir gucken.

Ich erzähle euch heute eine wahre Geschichte von mir. Letzten Winter hatte ich einen ziemlich starken Husten. Das kennt ihr bestimmt auch von euch. So einen, von dem man nachts immer aufwacht, weil es im Hals plötzlich so doll kitzelt. Das ist richtig doof, weil ich dann nicht gut schlafen und spielen kann. Mama ist am nächsten Tag mit mir zum Kinderarzt gefahren. Sie hat gesagt, der Doktor muss nachsehen, wie schlimm der Husten ist. Der Kinderarzt hat mir dann in den Mund geschaut und meine Lungen abgehört. Er hat zu meiner Mama gesagt, dass es gar nicht so schlimm ist. Ein ganz normaler Reizhusten. Und wenn wir möchten, kann er uns einen Hustensaft aus der Apotheke verschreiben. Als wir wieder zu Hause waren, hatte Mama eine tolle Idee: „Ich weiß, wie wir deinem Husten noch zu Leibe rücken können." Den Hustensaft hat sie erst einmal nicht gegeben. Ich war schon ganz gespannt, wie Mama meinen Husten wegbekommen wollte. Dann hat sie mir die neuen Gitterpflaster von Papa gezeigt. „Die zaubern deinen Husten weg", hat sie gesagt.

Mein Papa ist in der ganzen Welt unterwegs und zeigt Ärzten und Krankenschwestern, wie man Menschen gesund macht. Irgendwann hat er diese kleinen Gitterpflaster mitgebracht. Die hat er auf einer Medizinmesse von einer Frau aus Asien bekommen. Dort kleben sich die Menschen bei ganz vielen Beschwerden die Gitter überall auf den Körper. Papa sagt, dass in den Gitterpflastern keine Medikamente sind, sodass sie den Körper auch nicht schädigen.

Mama hat mir die Gitterpflaster überall hin geklebt; ans Knie und Bein, auf die Brust und auf den Rücken. Sie hat mir gezeigt, dass die Gitter sogar fliegen können. Wenn man sie an die richtige Stelle hält, flattern sie von ganz allein auf die Haut. Das fand ich toll. Es hat sogar ein bisschen gekitzelt. Abends bin ich dann ganz schnell eingeschlafen.

Am nächsten Morgen meinte Mama, dass ich die ganze Nacht durchgeschlafen habe, ohne zu husten. Ich habe gar nicht mehr daran gedacht, dass ich die Pflaster noch am Körper hatte. Ich habe sie gar nicht gemerkt und mein Husten war auch fast weg! Juchuuu! Papa hat gesagt, dass ich die Gitter solange tragen kann, bis sie von selbst abfallen.

Im Kindergarten habe ich meinen Freunden dann die lustigen Gitter gezeigt. „Das sind Zauberpflaster aus Asien von meinem Papa", habe ich gesagt und war ein bisschen stolz. „Und die machen gesund, ohne dass es eklig schmeckt oder weh tut." Einige meiner Freunde haben jetzt auch die Gitterpflaster und wenn sie eine Verletzung haben oder eine Beule, fragen sie ihre Eltern gleich nach den Gittern. Sieht ja auch wirklich cool aus.

Es gibt ein Buch von meinem Papa „Die Heilkraft der Gitterpflaster". Das ist für Erwachsene und da steht drin, wie das mit den Gittern geht und wo man sie hinkleben soll.

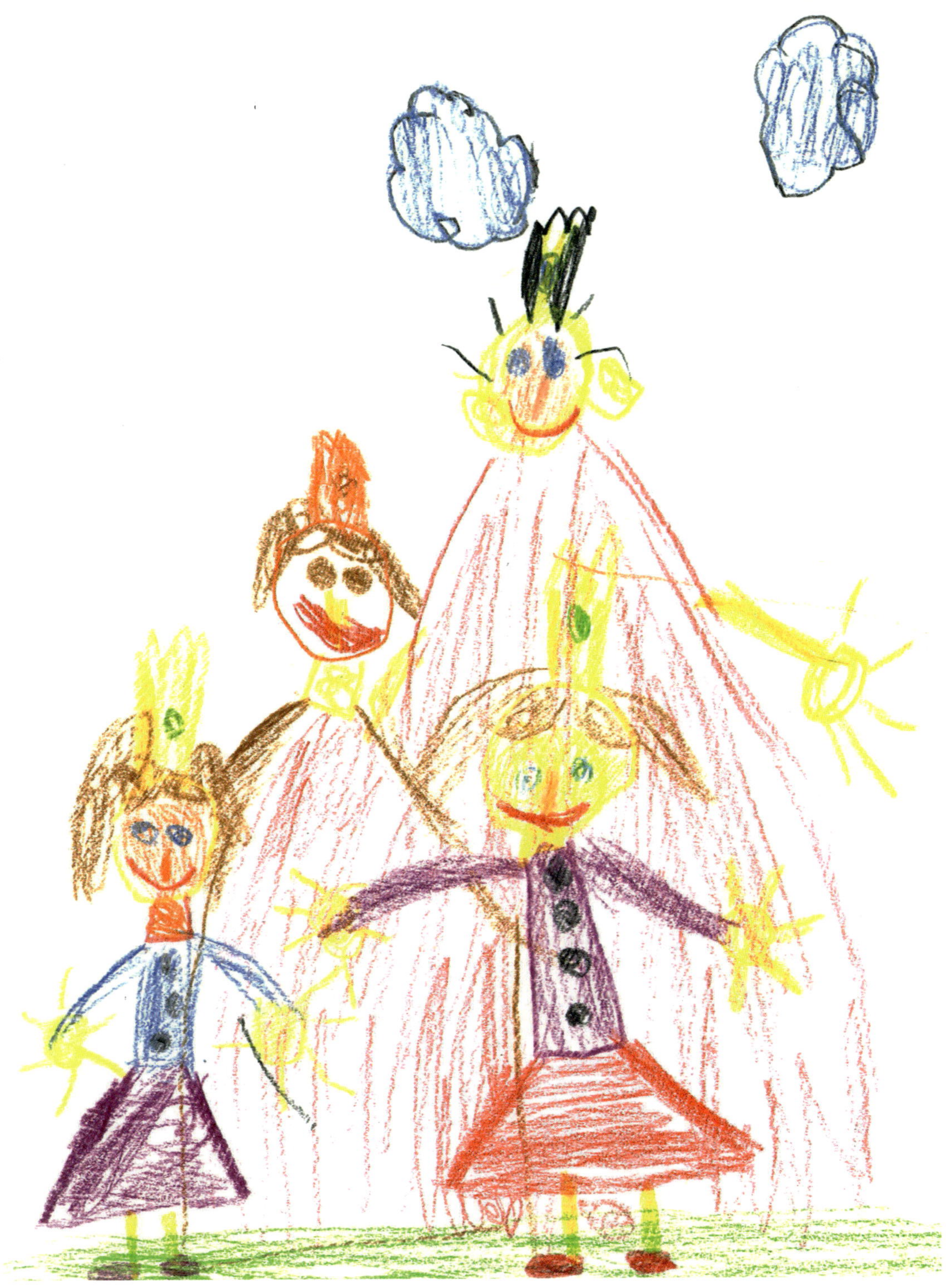

Der Autor hat die Bilder als Dankeschön von seinen „kleinen Patienten“ bekommen, denen die Gitter geholfen haben.

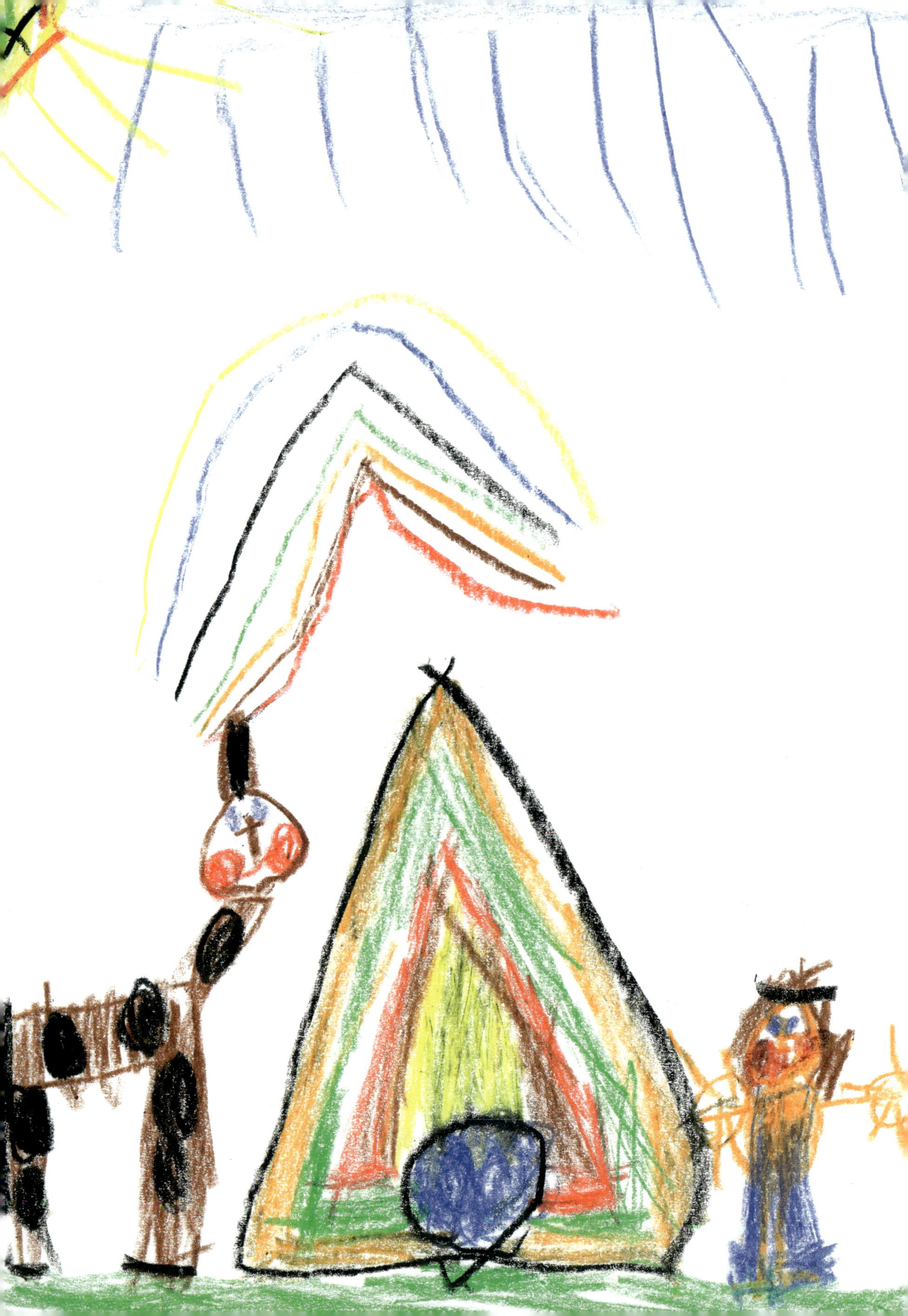

Wenn ihr wollt, könnt ihr uns gerne eine Mail senden, wie ihr die Zaubergitter findet.
Wir freuen uns.

Hier unsere Adresse: **info@okamed.de**
Oder schaut mal auf unsere Internetseite:
www.okamed.de

Eure Emilia

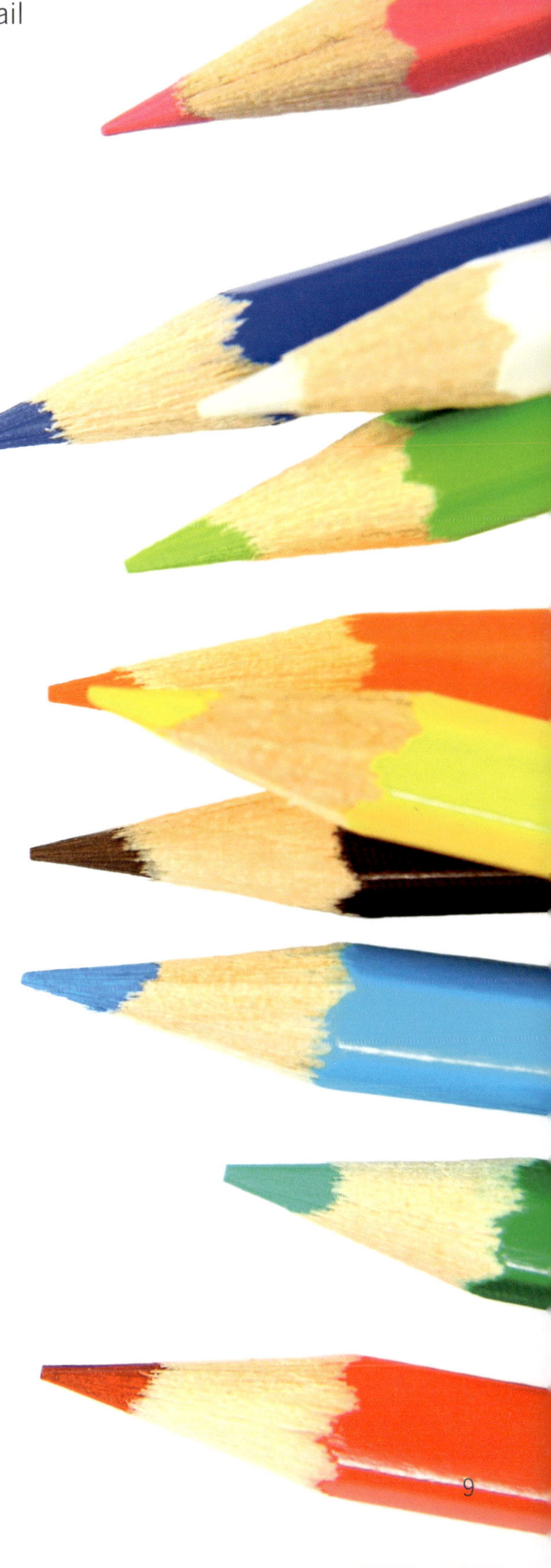

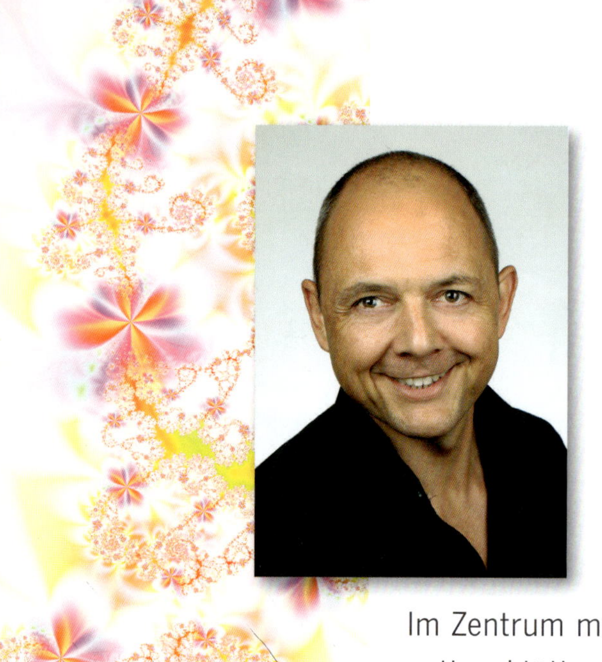

Mein Magisches Pflaster von Olaf Kandt

Im Zentrum meiner über 20-jährigen Arbeit als international tätiger Ausbilder von medizinischem Personal sowie der Behandlung meiner Patienten steht die sanfte Medizin ohne Medikamente.

Das von mir seit langem angewandte Verfahren des kinesiologisch-reflektorischen Tapens (auch als Kinesio-Tapen bekannt) unterstützt den Heilprozess, sodass die Funktionen des betroffenen Körperteils erhalten bleiben.

Durch die Begegnung mit einer Reflextherapeutin aus Südkorea lernte ich vor einiger Zeit eine Behandlungsmethode kennen, die noch einfacher als das Tapen mit den elastischen Bändern und ausgesprochen effektiv ist: die Gitterpflastermethode.

Die Gitterpflastermethode gibt uns ein ganz neues Verständnis der Heilkunst und der Selbstheilungskräfte des menschlichen Körpers. Dank der Gitterpflaster können viele Patienten auf herkömmliche Medikamente verzichten oder deren Einsatz zumindest reduzieren.

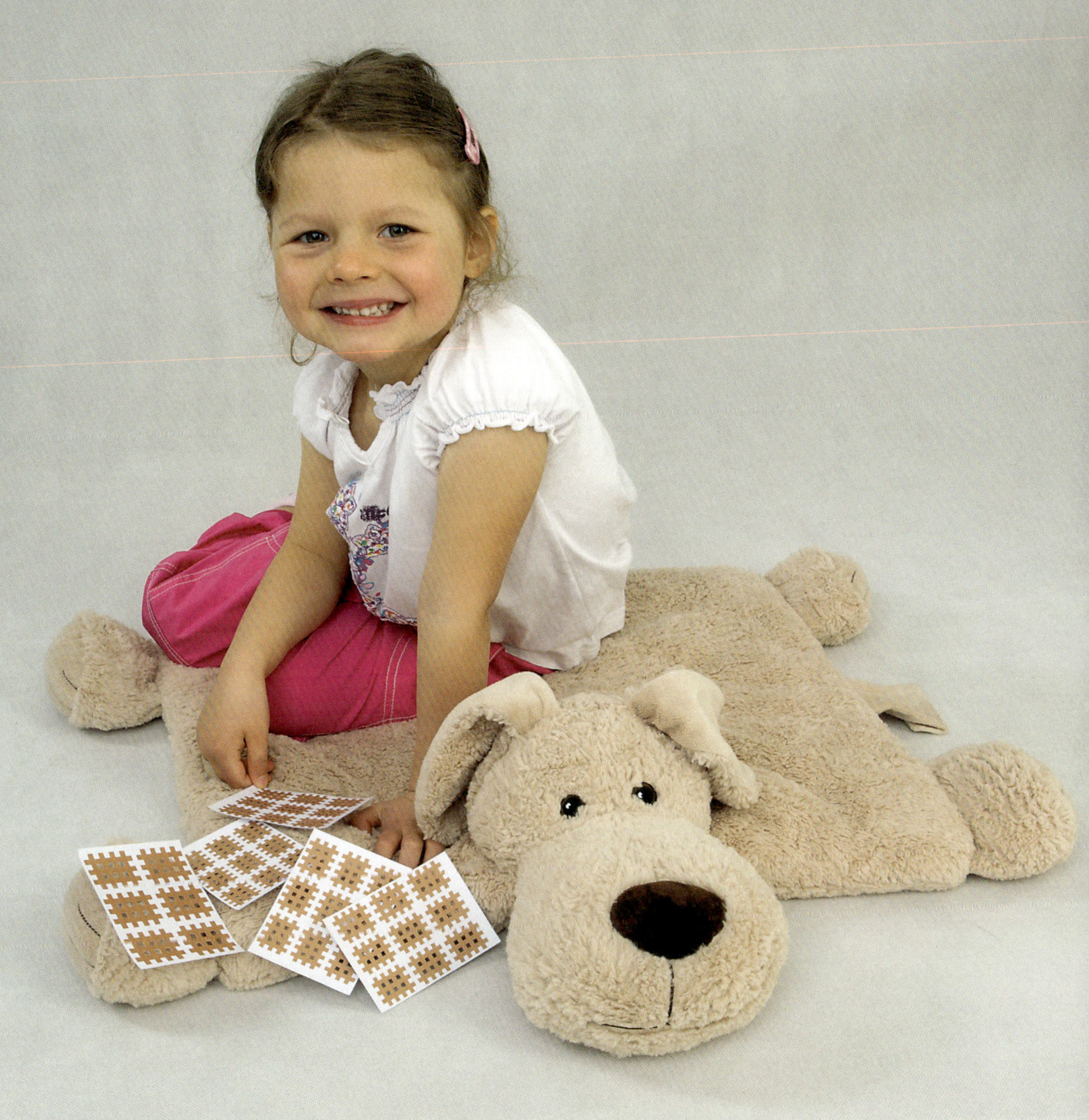

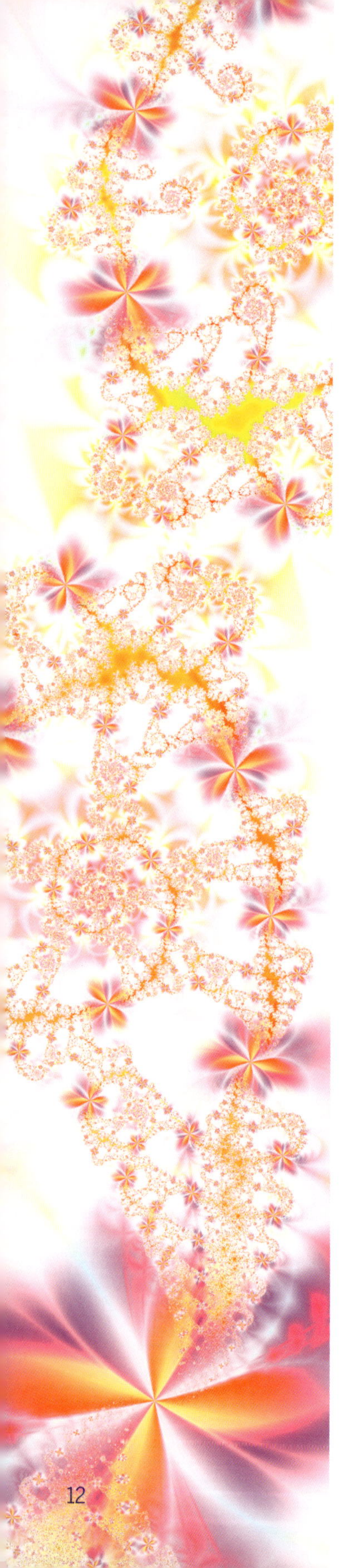

Heute gehört die Behandlung mit dem Gitterpflaster zum Standardprogramm meines therapeutischen Handelns und ist zentrales Thema meiner zahlreichen Fortbildungen.

Da es keine deutsche Literatur über die Gitterpflastermethode gab, habe ich vor einigen Jahren das Buch „Die Heilkraft der Gitterpflaster" geschrieben. In diesem praxisnahen, reich bebilderten Anwendungshandbuch sind mehr als 100 Versorgungsbeispiele für Laien und Therapeuten gleichermaßen verständlich dargestellt.

Die Resonanz ist überwältigend, sodass mein Buch (über www.okamed.de oder über Amazon erhältlich) bereits in der 5. Auflage erschienen ist. Allerdings berücksichtige ich in „Die Heilkraft der Gitterpflaster" bevorzugt Indikationen für Erwachsene und Jugendliche ab ca. 14 Jahren.

Nun entstand in mir der Wunsch, einen Ratgeber zu schreiben, der speziell auf die Bedürfnisse von Kindern fokussiert ist. Die Mehrzahl der Eltern bevorzugt gerade für ihren Nachwuchs eine sanfte, möglichst medikamentenfreie Behandlung – sei es bei kleinen Verletzungen, bei den typischen Kinderkrankheiten oder auch bei Problemen wie Einnässen oder Unruhezustände.

Das Buch kann und soll den Besuch beim Kinderarzt nicht ersetzen – die korrekte Anwendung der Gitterpflaster ist in vielen Fällen sogar an die ärztlich festgestellte Diagnose gekoppelt. Das Besondere an dem Verfahren ist jedoch, dass medizinische Laien mit den Gitterpflastern anhand meiner Anleitung selbst unterstützend im Heilungsprozess mitwirken können.

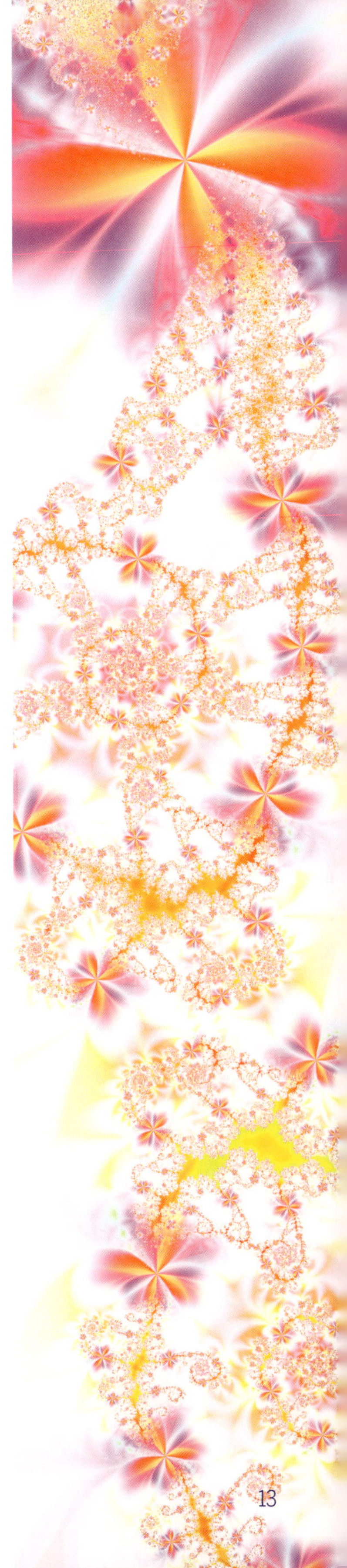

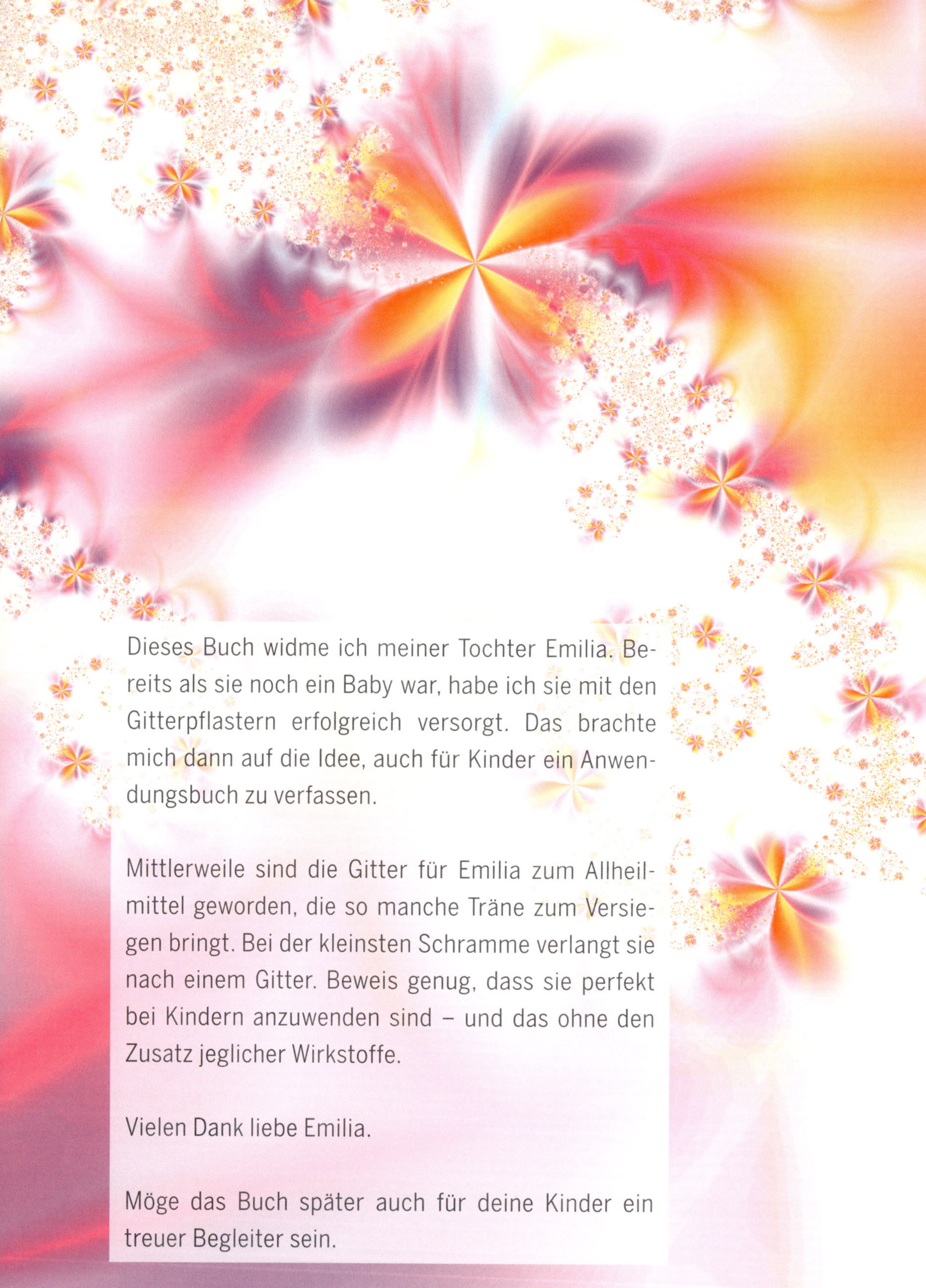

Dieses Buch widme ich meiner Tochter Emilia. Bereits als sie noch ein Baby war, habe ich sie mit den Gitterpflastern erfolgreich versorgt. Das brachte mich dann auf die Idee, auch für Kinder ein Anwendungsbuch zu verfassen.

Mittlerweile sind die Gitter für Emilia zum Allheilmittel geworden, die so manche Träne zum Versiegen bringt. Bei der kleinsten Schramme verlangt sie nach einem Gitter. Beweis genug, dass sie perfekt bei Kindern anzuwenden sind – und das ohne den Zusatz jeglicher Wirkstoffe.

Vielen Dank liebe Emilia.

Möge das Buch später auch für deine Kinder ein treuer Begleiter sein.

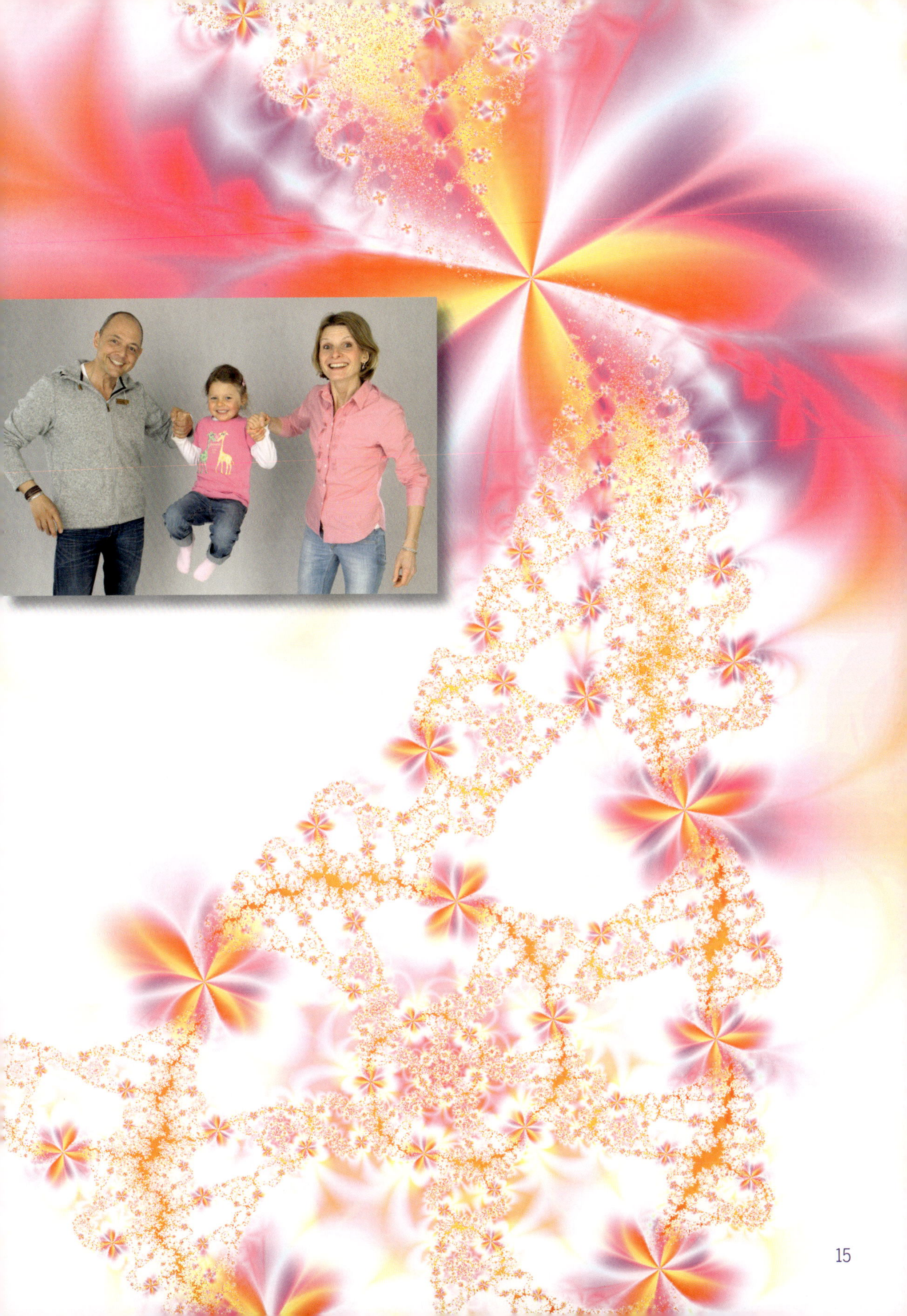

Inhalt

Anwendungsbeispiele von A–Z

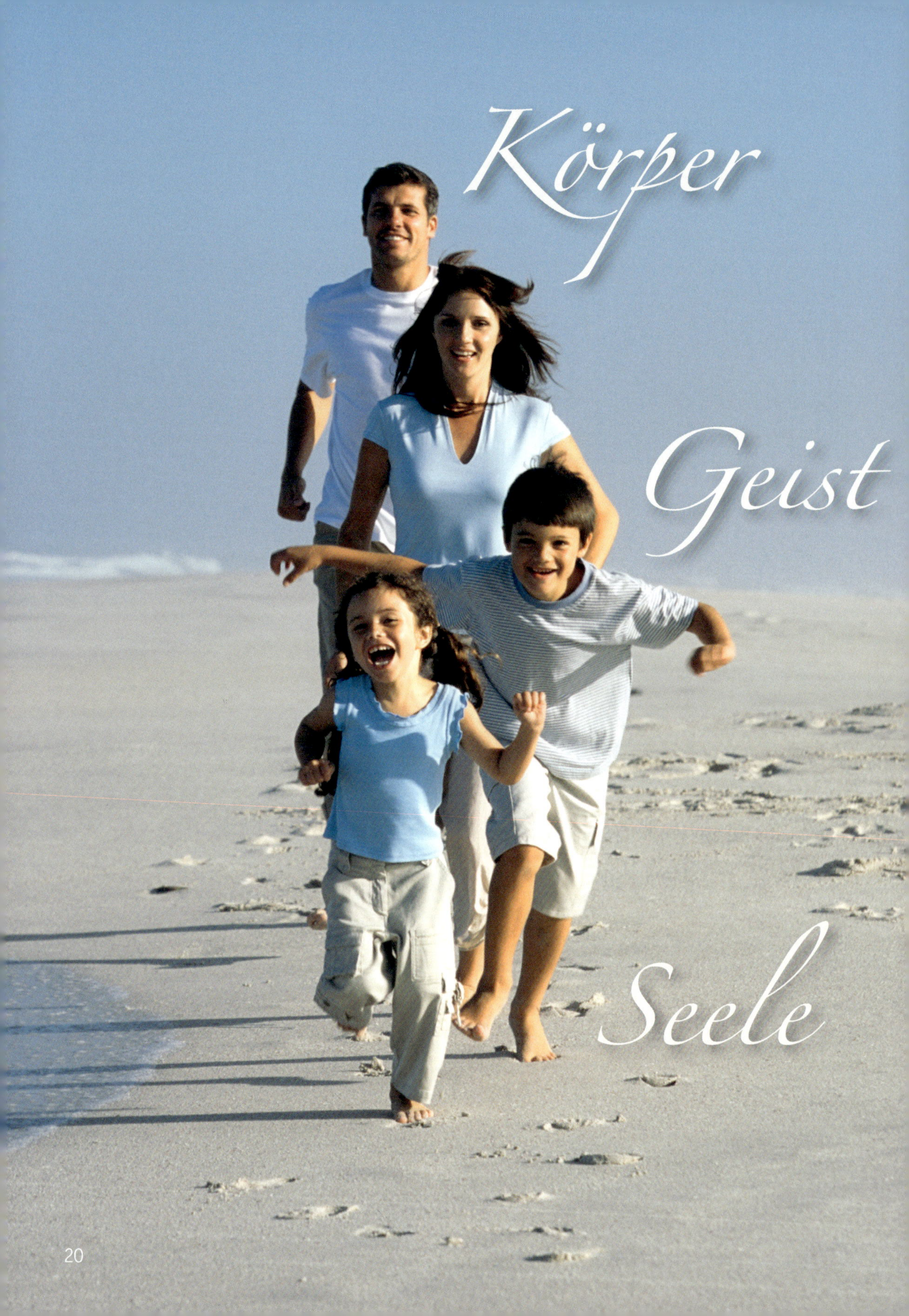

Körper

Geist

Seele

Vorwort zur aktuellen Auflage

Fernöstliche Heilmethoden betrachten den Menschen als Einheit von Körper, Geist und Seele. Dabei kommt dem freien Fluss der Energie ebenso wie den Selbstheilungskräften des menschlichen Körpers besondere Bedeutung zu.

Blockaden im Energiefluss verursachen demnach Störungen im System, die sich in krankhaften Symptomen äußern. Gelingt es, die Blockaden aufzulösen, verschwinden die Symptome, die Schmerzen, die Krankheiten.

Gitterpflaster unterstützen die Selbstheilungskräfte des Körpers und fördern den freien Energiefluss. Das Prinzip ist ebenso einfach wie faszinierend und wird im asiatischen Raum bereits seit Jahrhunderten erfolgreich praktiziert: Über den Kontakt des Gitterpflasters mit der Haut wird – vergleichbar mit der Wirkungsweise einer Akupressur oder ähnlicher Verfahren – der Energiefluss reaktiviert und der Organismus beginnt, sein inneres Gleichgewicht selbst wiederherzustellen (lesen Sie mehr dazu im Kapitel „Die Gitterpflastermethode“ auf Seite 26.).

Die einfache Anwendung auch für medizinische Laien und das breite Anwendungspektrum sorgten dafür, dass die Behandlung mit Gitterpflastern in den vergangenen Jahren viele Anhänger fand.

Lernen Sie in diesem Buch mehr als 30 Möglichkeiten zur Behandlung von Beschwerden kennen, die häufig bei Kindern auftreten. Wie die Gitterpflaster funktionieren und was generell im Umgang mit ihnen zu beachten ist, lesen Sie im ersten Teil des Buches. Im umfangreichen 2. Teil, dem Praxisteil, der als Nachschlagewerk – orientiert an den jeweiligen Indikationen – aufgebaut ist, erfahren Sie, wie Sie konkrete Leiden und Symptome mit den Gitterpflastern (bei den Anwendungsbeispielen nur noch kurz als „Gitter" bezeichnet) auf einfache und effektive Weise optimal behandeln.

Anmerkung

Wie bei allen Heilverfahren ist zu bedenken, dass es neben den Chancen auch Grenzen und manchmal sogar Fälle gibt, in denen die Anwendung von Gitterpflastern kontraindiziert ist („Wichtige Hinweise" ab Seite 42).

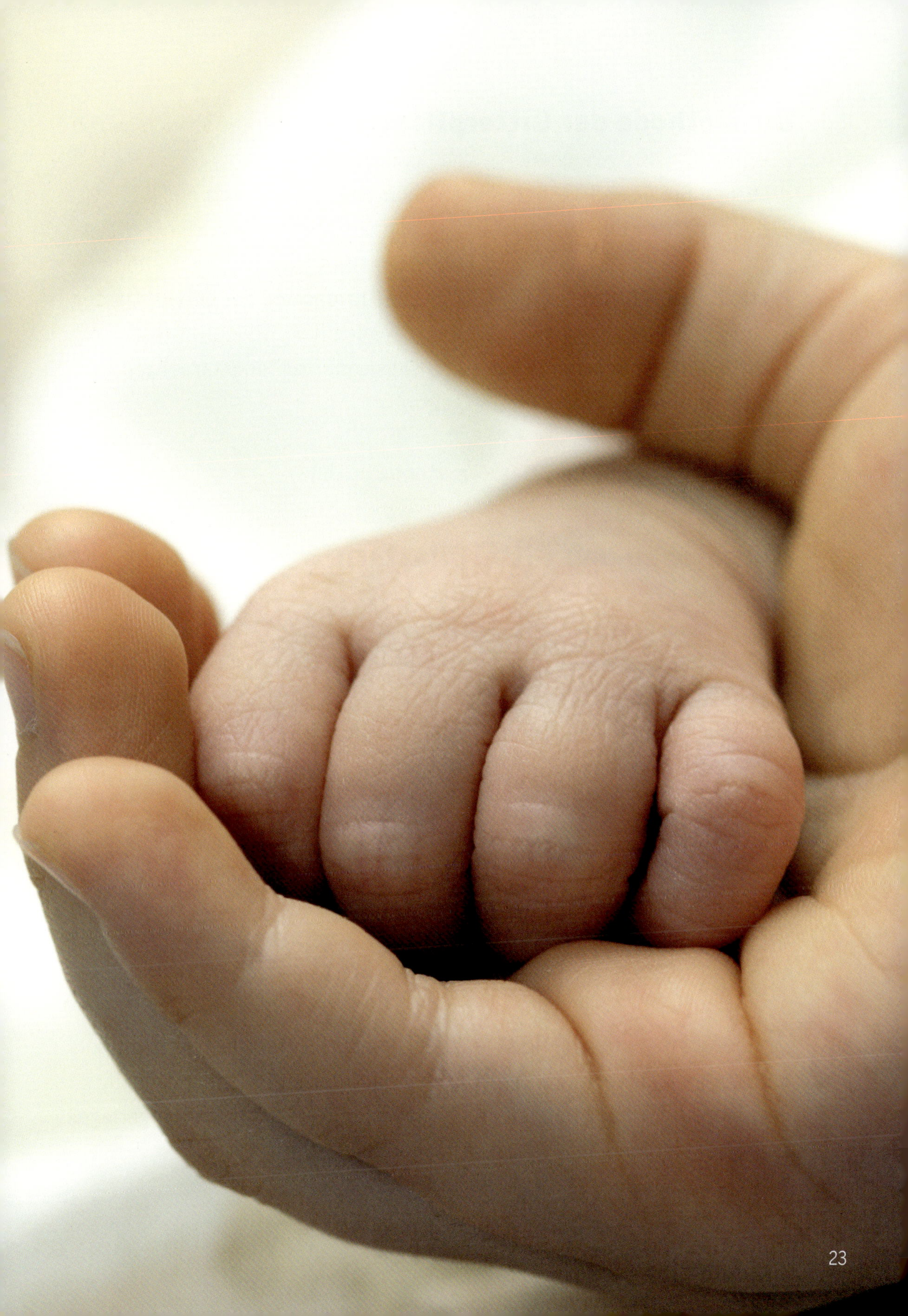

Die Methode der Gitterpflaster

- **Lernen Sie über 30 Möglichkeiten zur Behandlung von Beschwerden bei Kindern kennen**
- **Erleben Sie die schnelle und einfache Anwendung der Gitterpflaster**
- **Gitter wirken Schmerzen ganz ohne Zusatz von Medikamenten oder anderen Wirkstoffen entgegen**
- **Nutzen Sie die Gitterpflastermethode optimal**

Hinweise zu den Gitterpflastern

1. Da es sich um eine alternative, sanfte Behandlungsform handelt, benötigen Sie keinerlei medizinische Ausbildung, um die Gitterpflaster erfolgreich anwenden zu können. Obwohl es für jedermann leicht möglich ist, die Methode zu erlernen, und die Gitterpflaster einfach anzuwenden sind, lesen Sie bitte dennoch unbedingt vor der ersten Anwendung die Hinweise zum Anlegen. Ansonsten ist die optimale Wirkung nicht gewährleistet.

2. Der Erfolg dieser Methode hängt auch von der Qualität der Gitterpflaster ab. Bei den in diesem Buch vorgestellten und angewendeten Gitterpflastern handelt es sich um das **ORIGINALPRODUKT AUS KOREA**, das dort seit vielen Jahren von Patienten und Therapeuten erfolgreich eingesetzt wird.

Mittlerweile bieten viele Hersteller nachgemachte Gitterpflaster an (oftmals in vielen verschiedenen Farben), die über das Internet besonders günstig zu erwerben sind. Häufig handelt es sich dabei um Ware mit entweder geringer Klebkraft oder fehlender statischer Aufladung.

Bezugsquellen

Besuchen Sie uns auf unserer Internetseite unter: www.okamed.de und bestellen Sie Ihre Gitter im Onlineshop.

Vertrauen Sie uns:
- Wir haben über 20 Jahre Erfahrung im Umgang mit den Gitterpflastern.
- Wir haben die Bücher dazu geschrieben.
- Wir kennen die Produktvielfalt am Markt und wissen, was Sie uns als Kunde wert sind. Deswegen bekommen Sie von uns 100-prozentige Qualität zu fairen Preisen.

Noch ein wichtiger Hinweis zum Buch

Die Empfehlungen in diesem Buch wurden vom Autor nach bestem Wissen und Gewissen erarbeitet und sorgfältig geprüft. Dennoch kann keine Garantie übernommen werden. Eine Haftung des Autors oder von ihm beauftragter Personen für Personen-, Sach- oder Vermögensschäden ist ausgeschlossen.

Altbewährt und neu entdeckt: Die Gitterpflastermethode

So verdienstvoll die Wissenschaft auch sein mag – um die Wirksamkeit der natürlichen Selbstheilungskräfte des menschlichen Körpers zu erkennen, braucht es an sich weder akademische Untersuchungen noch wissenschaftliche Beweisführungen: Jeder von uns hat schon viele Male miterlebt, wie sich nach Unfällen oder auch Operationen Wunden schließen und verheilen. Auch bei der Linderung von Schmerzen oder in der Abwehr von Infekten sind die Selbstheilungskräfte am Werk. In den meisten Fällen verlaufen diese Prozesse relativ problemlos.

Schon vor über 200 Jahren haben die Asiaten herausgefunden, dass sich diese körpereigenen Heilungsmechanismen über die Haut positiv beeinflussen lassen. In Russland ist seit Generationen bekannt, dass man durch das Auftragen von Jod in gleichmäßigen, rechtwinkligen Feldern auf die Haut (ähnlich einem Gitter) ein Wärmegefühl erzeugen kann und dadurch die darunter liegende Entzündung zum Abheilen angeregt wird. Gleichzeitig werden auf diese Weise Schmerzen gelindert. Dies alles zeigt, dass über die Haut reflektorisch in die Vorgänge im Inneren des Organismus eingegriffen werden kann.

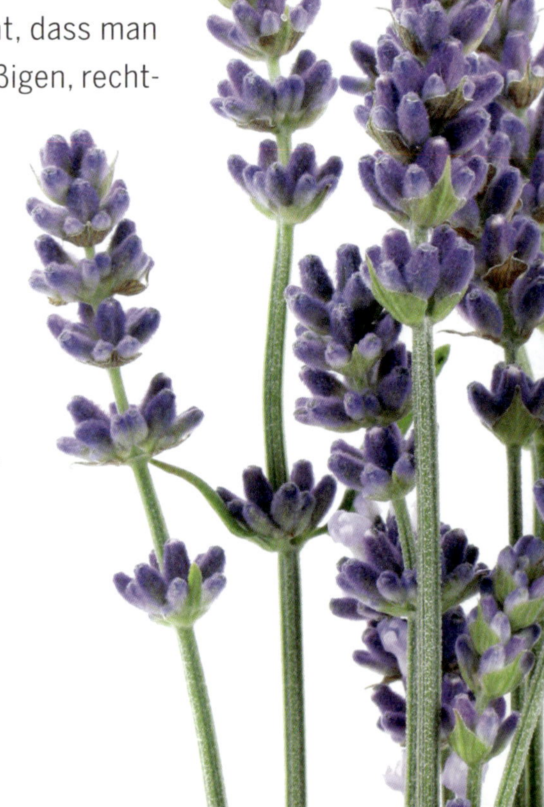

Was ist ein Gitterpflaster?

Ein Gitterpflaster, wie es in Asien in vielen Haushalten zu finden ist und in Praxen von Ärzten und Therapeuten erfolgreich eingesetzt wird, ist zunächst einmal ein Stück unelastischer Stoff mit hautfreundlichem Acrylatkleber auf der Rückseite. Die schmalen, seidenartigen Stoffbahnen sind zu einem Gitter aus einer stets geraden Anzahl rechtwinkliger Felder angeordnet.

Die Gitterpflaster beinhalten keine Medikamente oder andere Wirkstoffe. Original-Gitterpflaster aus Korea sind zudem elektrostatisch aufgeladen.

Dabei handelt es sich im Prinzip um die gleiche elektrostatische Aufladung oder vielmehr Ladungstrennung, die Sie sicher auch schon beobachtet haben: zum Beispiel kommt es durch Reibung beim Laufen über einen Teppich im Körper zu einer elektrischen Aufladung, die sich bei nächster Gelegenheit, d. h. wenn Sie leitfähiges Material wie etwa eine metallene Türklinke berühren, entlädt. Diese Entladung kann in diesem Fall teilweise sichtbar sein und sogar mit einem Funkenschlag einhergehen. Für die Gitterpflaster ist jedoch die Adhäsion, d. h. die Anziehung, die durch die Ladungstrennung hervorgerufen wird und die man im Alltag beispielsweise bei Styroporkügelchen häufig sehen kann, von Bedeutung.

Bei einer Störung im Körper weist die Haut eine andere Ladung auf verglichen mit der Ladung der Gitter. Dadurch zieht sich das Gitter an die Hautoberfläche an (Ladungsausgleich). Somit ist gewährleistet, dass man immer den genauen Punkt auf der Haut findet. Liegt keine Störung vor, können Sie das Gitter über die Hautoberfläche ziehen und Sie werden bemerken, dass es sich nicht an die Haut zieht.

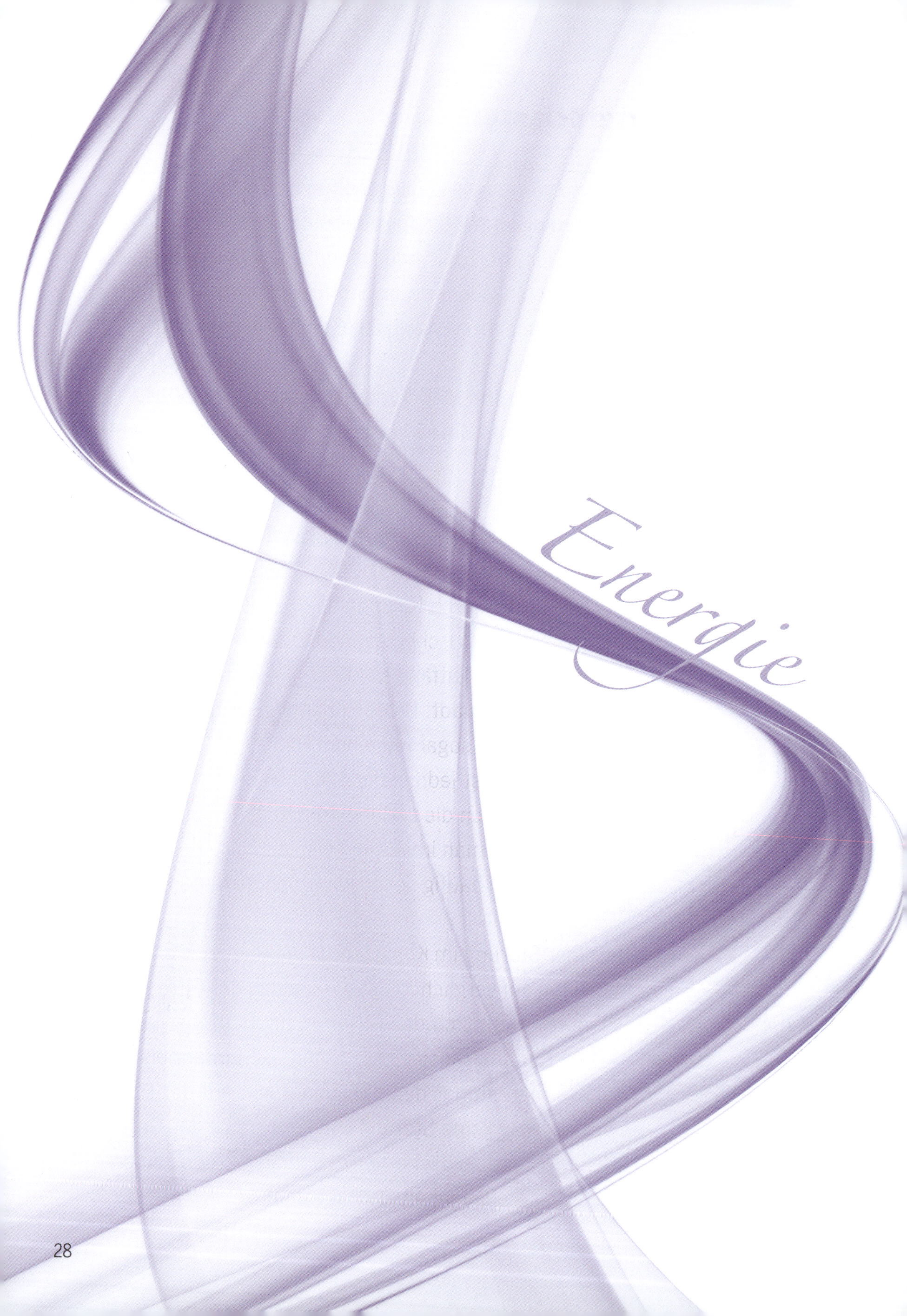
Energie

Gitterpflastergrößen

Die Gitterpflaster sind in drei verschiedenen Größen erhältlich. Je nach Körperareal wählt man zwischen kleinen, mittleren oder großen aus. Kleine Gitter sind speziell bei Kindern oder im Gesichtsbereich Erwachsener anwendbar. Mittlere Gitter werden bei größeren Kindern, blauen Flecken und entzündeteten Stellen am Körper oder an Gelenken eingesetzt. Große Gitter sind vorwiegend für Erwachsene gedacht. Sie werden bei Muskelproblemen, Gelenkbeschwerden und im Rückenbereich aufgeklebt.

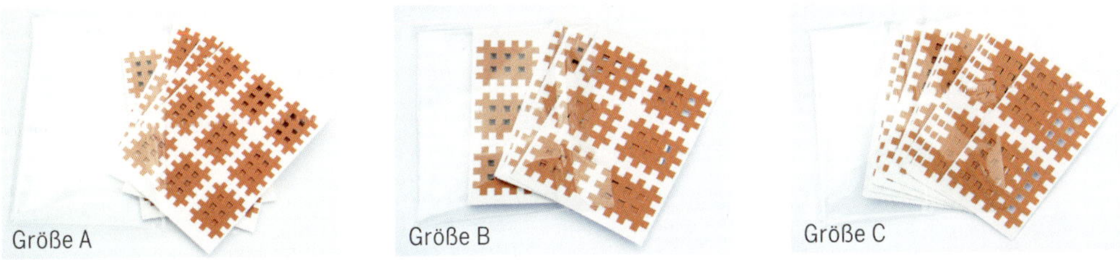

Größe A Größe B Größe C

Wie die Gitterpflaster wirken

Die Gitterpflaster entfalten ihre Wirkung über die Entlastung der Hautoberfläche bei akuten, chronischen oder schlicht alltäglichen Schmerzen und Beschwerden; sie sind aber auch in der Prophylaxe einsetzbar. Ähnlich wie bei einer Akupressur werden über die Anregung oder Entlastung bestimmter Punkte am Körper Energien wieder freigesetzt und harmonisiert sowie Blockaden gelöst. Das wiederum stimuliert den körpereigenen Selbstheilungsprozess. Lassen Sie sich nicht davon irritieren, dass die Gitterpflaster auch auf Punkte am Körper aufgeklebt werden, die weit entfernt vom eigentlichen Ort der Beschwerden liegen. Der Körper wird als **GANZES** gesehen, denn alles hängt mit allem zusammen. Er ist nur dann funktionstüchtig, wenn alle Systeme 100-prozentig miteinander arbeiten. Bereits kleine Störungen verursachen Blockaden. Früher oder später kommt es so zu den Symptomen, die wir als **KRANKHEIT** bezeichnen. Die Gitterpflaster wirken solchen Störungen im Energiefluss entgegen.

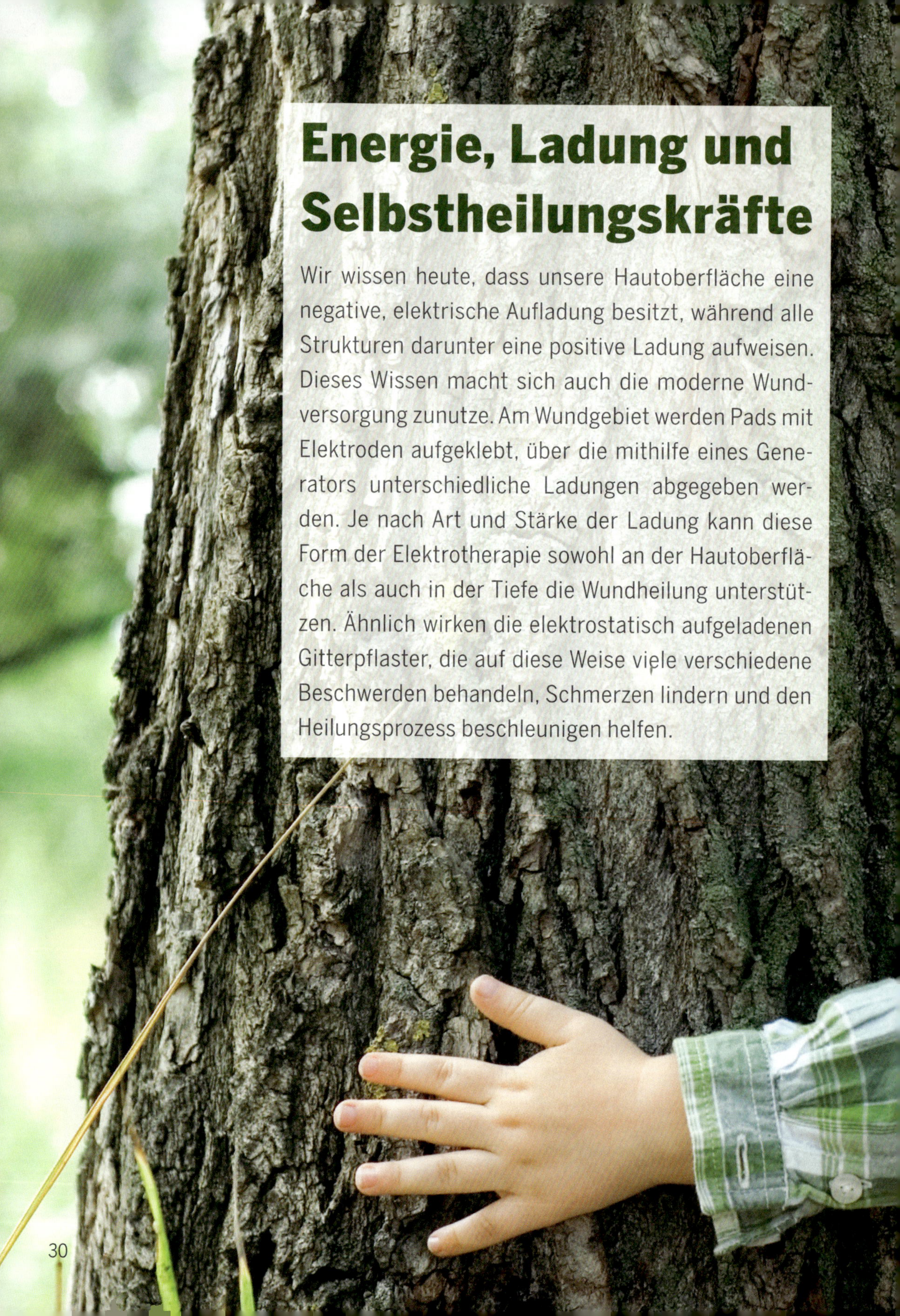

Energie, Ladung und Selbstheilungskräfte

Wir wissen heute, dass unsere Hautoberfläche eine negative, elektrische Aufladung besitzt, während alle Strukturen darunter eine positive Ladung aufweisen. Dieses Wissen macht sich auch die moderne Wundversorgung zunutze. Am Wundgebiet werden Pads mit Elektroden aufgeklebt, über die mithilfe eines Generators unterschiedliche Ladungen abgegeben werden. Je nach Art und Stärke der Ladung kann diese Form der Elektrotherapie sowohl an der Hautoberfläche als auch in der Tiefe die Wundheilung unterstützen. Ähnlich wirken die elektrostatisch aufgeladenen Gitterpflaster, die auf diese Weise viele verschiedene Beschwerden behandeln, Schmerzen lindern und den Heilungsprozess beschleunigen helfen.

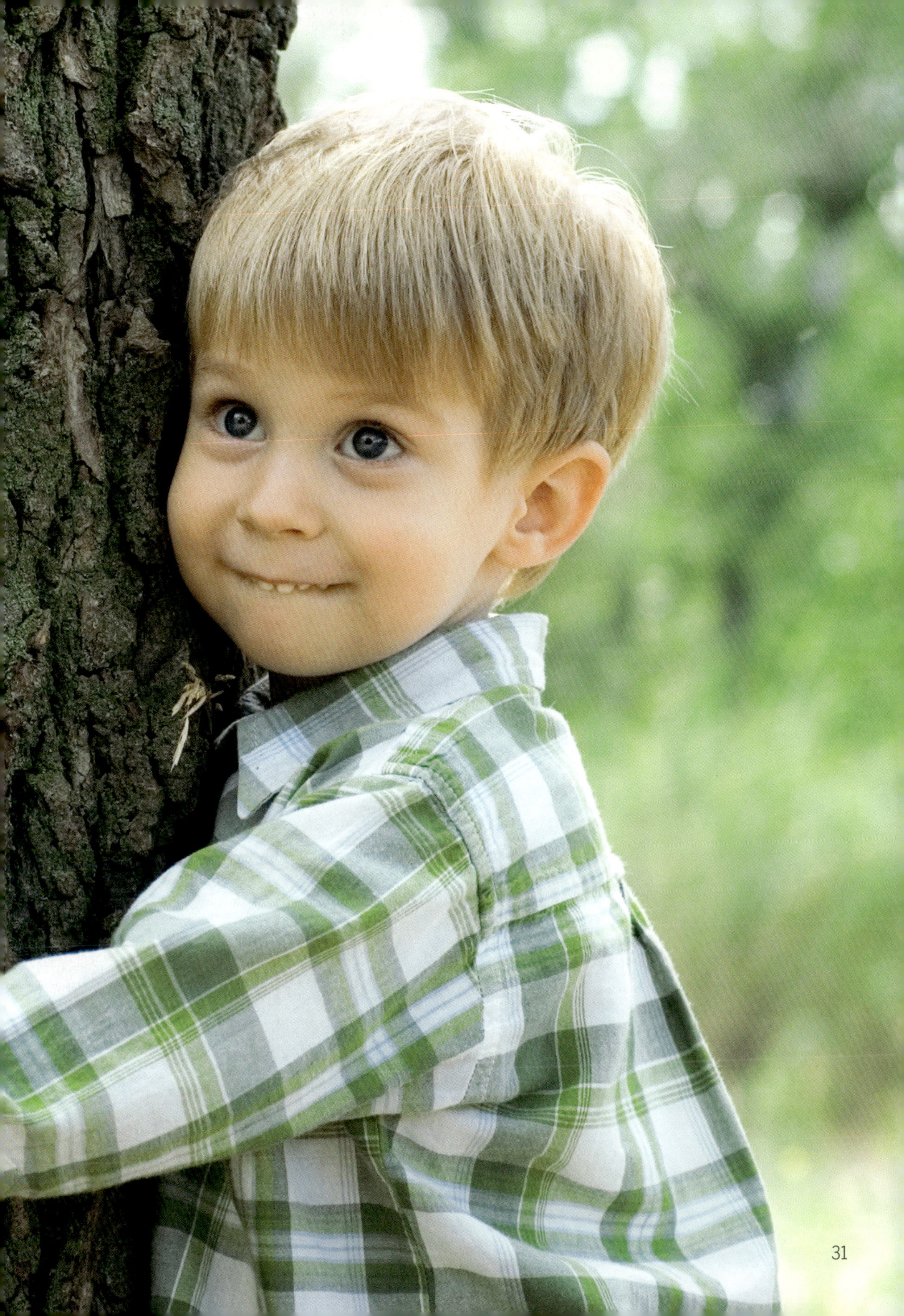

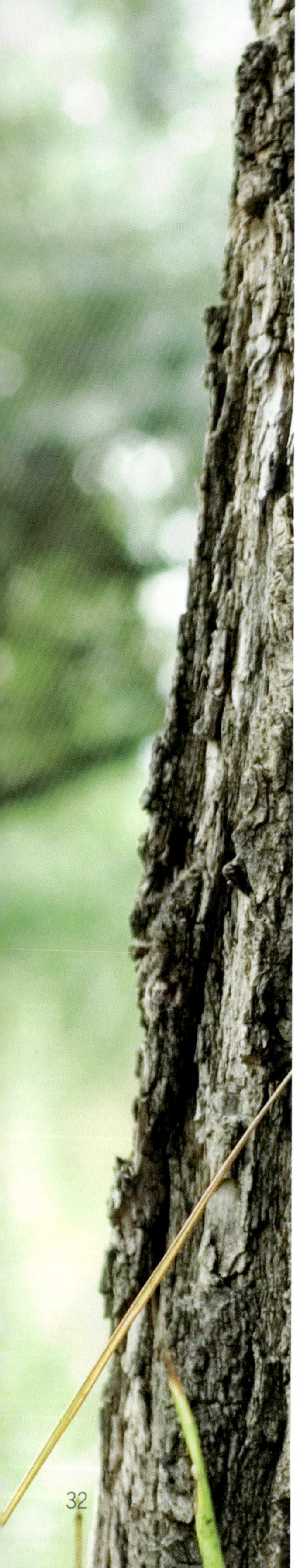

Gesundheit und Krankheit aus energetischer Sicht

Wenn wir gesund sind und keine Störungen und Beschwerden vorliegen, besteht zwischen der negativen und der positiven Ladung der verschiedenen Körpergewebe ein ausgeglichenes Verhältnis. Die Hautoberfläche weist dabei ihre natürliche, negative Ladung auf. Es ist nicht notwendig, ein Gitterpflaster aufzukleben.

Das physikalische Wirkprinzip: Wenn wir krank sind oder Beschwerden haben, besteht zwischen der negativen und der positiven Ladung der verschiedenen Körpergewebe kein ausgeglichenes Verhältnis. Die negative Ladung der Haut nimmt ab, die positive Ladung dagegen zu. Das Ungleichgewicht der Ladungen führt zu Schmerzen, zu gestörten Akupunktur- oder Reflexpunkten, zu Entzündungen und vielem mehr. Wir fühlen uns nicht wohl, die Haut oder die Organe können sich entzünden und unsere Muskulatur verspannt sich.

Was macht das statisch negativ aufgeladene Gitterpflaster, wenn man es über die Haut führt?

Führt man das Gitterpflaster langsam und vorsichtig über gesunde, das heißt ebenfalls negativ aufgeladene Hautpartien, passiert gar nichts. Erreicht man dabei jedoch eine positiv geladene, also „erkrankte“ Stelle, zieht sich das Gitterpflaster „wie von selbst“ an diesen Punkt auf der Hautoberfläche heran. Es hilft so, das Störfeld aufzuspüren und bringt sich selbst in die optimale Position.

Was bewirkt das Gitterpflaster auf unserer Haut?

Wird nun das starre Gittergewebe des Pflasters auf die elastische Haut geklebt, führt die Gitterstruktur mit ihren Schwerkräften zu mikroskopisch kleinen Verschiebungen der Haut und entlastet damit die Hautoberfläche. Das wiederum führt zu einer reflektorischen Information im Körper und regt den körpereigenen Selbstheilungsprozess an.

Was passiert im Körper und wie reagiert er?

An der Hautoberfläche kommt es im Umfeld des Gewebes zu einem Entlastungsreiz. Infolgedessen werden Blockaden gelöst, die körpereigene „Apotheke" (Stichwort Endorphine und Enzyme) arbeitet wieder, Schmerzen werden gelindert und Entzündungen werden vom Körper selbst reguliert.

Wann beginnt man die Therapie mit den Gitterpflastern?

Merke: Es ist nie zu spät und selten zu früh, mit der Therapie zu beginnen, die ja auch als Prophylaxe eingesetzt werden kann. Bei leichten Schmerzen oder Verletzungen können die Gitterpflaster jederzeit auf den Schmerz- oder Verletzungspunkt geklebt werden. Das verhindert, dass Sie gleich zum Medikament greifen müssen. Länger andauernde Beschwerden sollten allerdings stets vom Arzt abgeklärt werden.

Die Gitterpflaster lassen sich auch bei anderen, bereits laufenden Therapien unterstützend verwenden. Selbst wenn Medikamente nicht den gewünschten Erfolg bringen oder alle schulmedizinischen Versuche zur Linderung von Beschwerden fehlgeschlagen sind, kann sich ein Versuch mit den Gitterpflastern lohnen. Ihr Kind fühlt sich sehr viel besser und der körpereigene Heilungsprozess kann entweder aktiviert oder beschleunigt werden.

So werden die Gitterpflaster richtig aufgeklebt

Bevor Sie das erste Mal mit den Gitterpflastern arbeiten, führen Sie bitte folgenden Test durch: Reiben Sie die Hände stark aneinander. Entfernen Sie ein Gitterpflaster vom Papier und halten es mit **einem Finger** dicht vor Ihre andere Hand. Es wird sich wie von selbst an die stark erwärmte Haut heranziehen. Dadurch erkennen Sie zum einen, wie die Gitter funktionieren, damit Sie ein Gefühl für das spätere richtige Aufkleben bekommen, und zum anderen, ob es sich um Gitterpflaster handelt, die eine statische Aufladung besitzen.

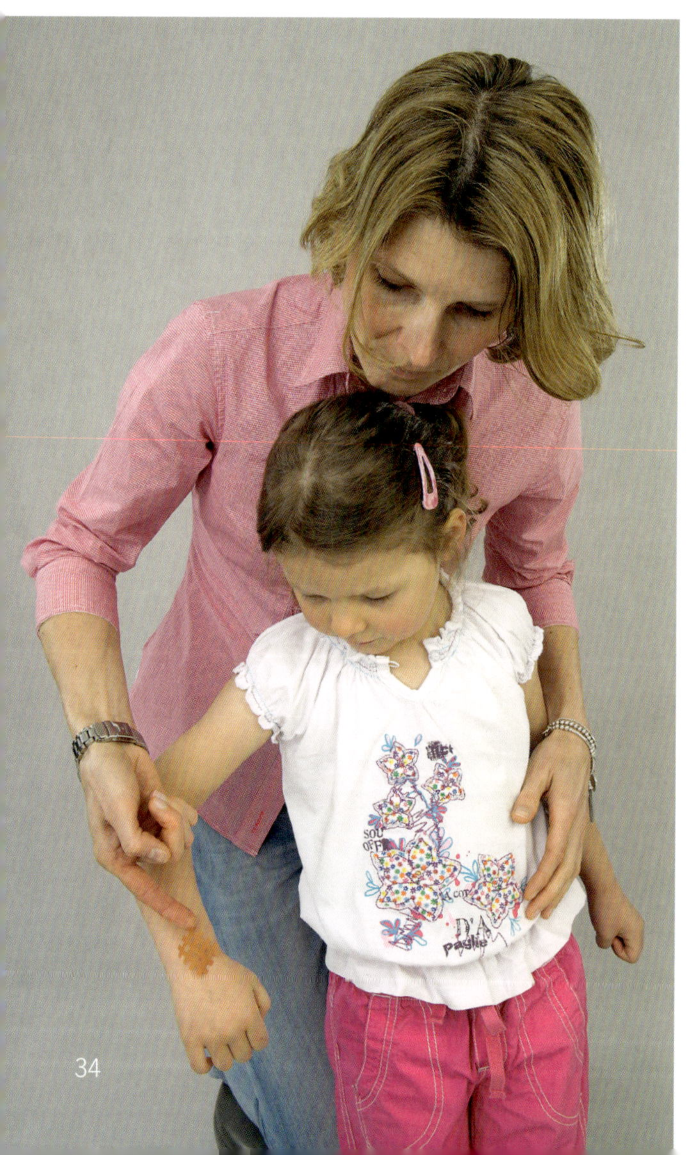

Drei Schritte bis zum perfekten Aufkleben

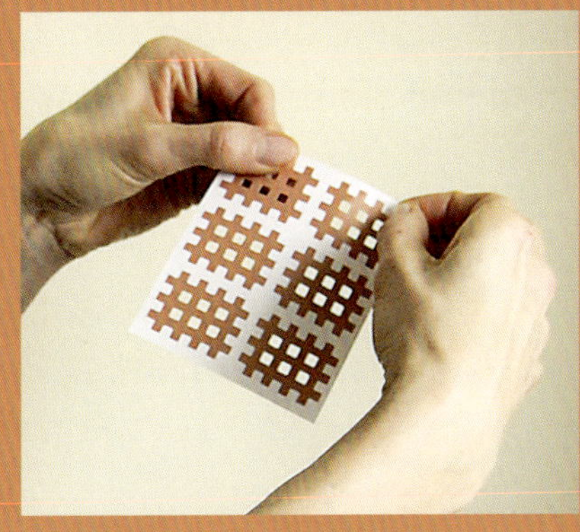

1. Das Papier entfernen

Entfernen Sie das Gitterpflaster bitte vorsichtig vom Papier, indem Sie an einer Ecke damit beginnen.

Hinweis: Am besten geht dies mit den Fingerspitzen oder mithilfe unserer speziellen Kunststoffpinzette. Aber verwenden Sie hierfür niemals eine Metallpinzette!

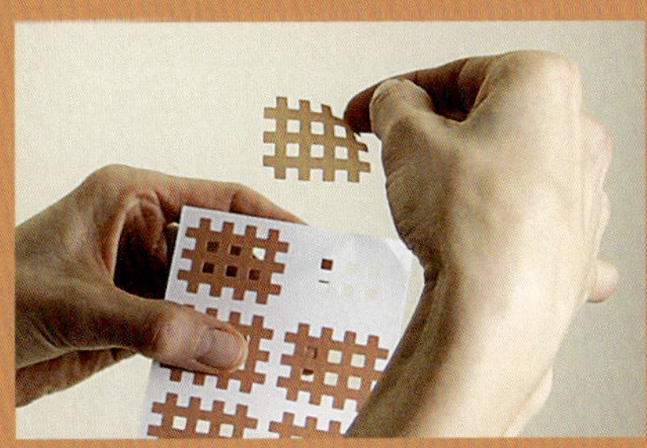

2. Das Gitterpflaster festhalten

Halten Sie das Gitterpflaster bitte vorsichtig nur an einer Ecke und nur mit einer Fingerspitze fest.

Hinweis: Nicht mit Daumen und Zeigefinger festhalten!

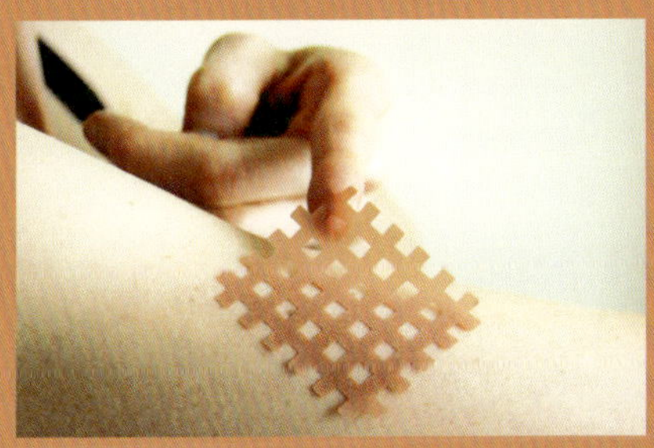

3. Das Gitterpflaster aufkleben

Ziehen Sie bitte die gesamte Fläche des Gitterpflasters (mit der Klebefläche zur Haut zeigend) langsam über das betroffene Hautareal. (Das Gitterpflaster sollte immer Hautkontakt haben.) Wenn es minimal mit einer Kante festzuhaken beginnt oder wegschlägt, wissen Sie, dass Sie sich bereits im Umfeld des gesuchten Punktes befinden. Jetzt kann das Gitterpflaster noch etwas gedreht werden, bis Sie spüren, dass es sich in einer der angebotenen Positionen besonders stark an die Haut heranzieht und kleben bleiben möchte.

Fertig! Sie haben die korrekte Position des Gitterpflasters erreicht! Jetzt nur noch mit den Fingern das Gitterpflaster gut anreiben, damit es seine endgültige Klebekraft erhält.

Richtiges Vordehnen der Haut

Körperstellen, an denen sich später durch die Bewegung die Haut dehnt, müssen vor dem Aufkleben vorgedehnt werden, damit sich die Gitterpflaster in der Bewegung nicht wieder ablösen.

Rücken
Vor dem Aufkleben den Rücken rund wie einen Katzenbuckel machen.

Knie
Beugen Sie den Unterschenkel an und dehnen Sie damit die Haut über dem Knie, wenn Sie dort ein Gitterpflaster aufkleben möchten.

Ellenbogen
Gitterpflaster halten auf dem Ellenbogen auch in der Bewegung, wenn Sie zuerst den Unterarm anbeugen und dann das Pflaster auf die nun vorgedehnte Haut kleben.

Handgelenk
Vor dem Aufkleben auf den Handrücken die Hand nach unten beugen.

Das Gitterpflaster stets mit der gesamten Fläche über die Haut führen!

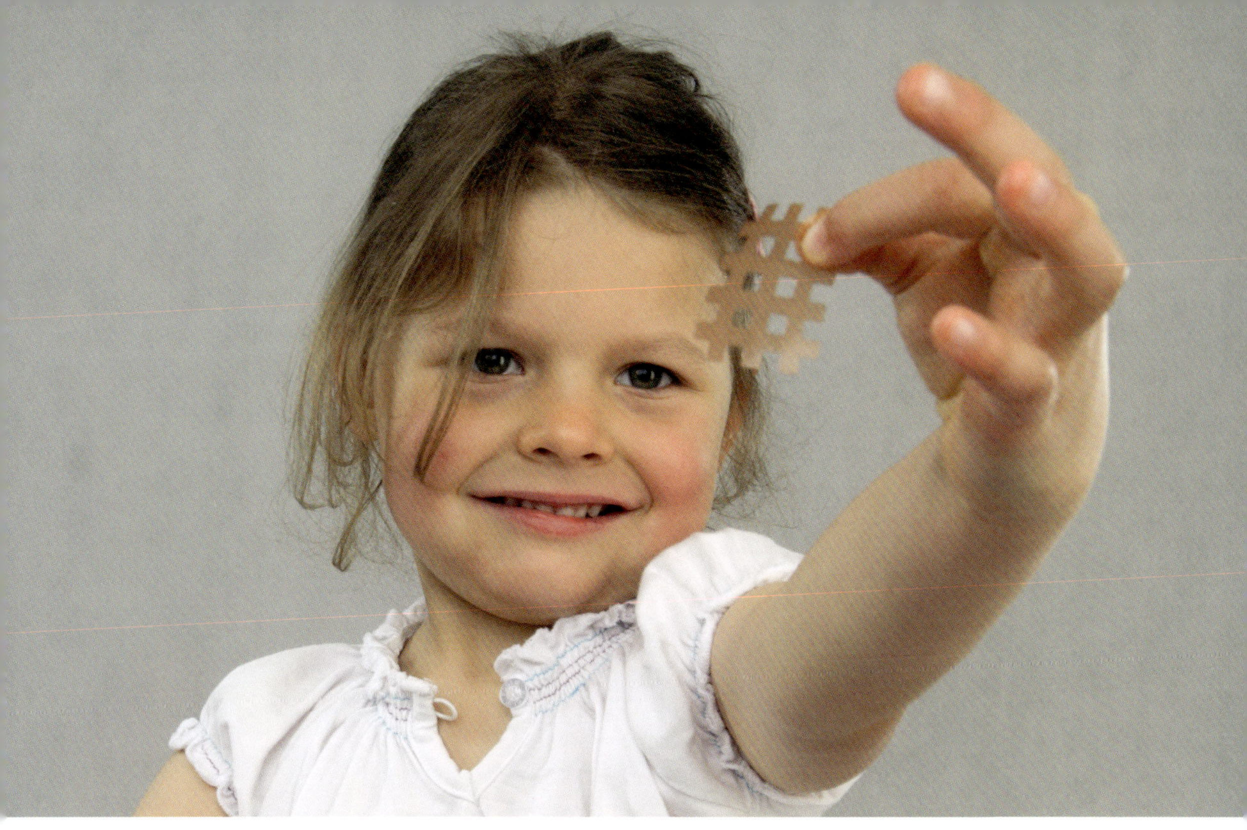

Wichtige Anwendungshinweise

Bitte beachten Sie genau die folgenden Hinweise für die Anwendung, damit Ihnen die Gitterpflaster optimal helfen:

- Vor dem Aufkleben muss die Haut trocken und fettfrei sein (das Kind sollte vor dem Aufkleben der Gitterpflaster nicht eingecremt werden)

- Die Gitterpflaster sollten nach dem Aufkleben für zwei Stunden nicht mit Wasser in Berührung kommen, um ein frühzeitiges Ablösen zu verhindern

- Körperhaare vor dem Aufkleben entfernen (rasieren)

Tipp: Reiben Sie die Haut vor dem Aufkleben mit etwas kaltem schwarzen Kaffee ab. Dies entfettet die Hautoberfläche und die Gitterpflaster bleiben besser kleben.

Praktische Fragen und Antworten rund um die Gitterpflaster

1. Wie findet man heraus, welcher Punkt beklebt werden muss?

Folgen Sie einfach diesen beiden Schritten:

Schritt 1: Bei Schmerzen oder anderweitig eindeutig lokalisierbaren Beschwerden kleben Sie die Gitterpflaster immer zuerst direkt auf die betroffenen Stellen (Schmerzpunkte) am Körper. Folgen Sie bitte beim Aufkleben den Anweisungen im Kapitel „So werden die Gitterpflaster richtig aufgeklebt" ab Seite 28. Danach können Sie im Praxisteil ab Seite 40 unter der jeweiligen Indikation weitere Punkte nachschlagen, die zusätzlich beklebt werden können.

Schritt 2: Geht es um nicht lokalisierbare Beschwerden wie etwa Husten, Lampenfieber, Allergien oder dergleichen, schlagen Sie ebenfalls im Praxisteil die gewünschte Indikation nach und bieten Sie die Gitterpflaster an den aufgeführten Punkten an.

2. Müssen auf alle für eine Indikation angegebenen Punkte Gitterpflaster aufgeklebt werden?

Die Punkte im Praxisteil geben all jene Körperstellen an, die im Beschwerde- oder Krankheitsfall potenziell gestört sein können. Sie müssen nicht zwangsläufig alle beklebt werden, allerdings schaden die Gitterpflaster im Zweifelsfall auch nicht. Sind zum Beispiel bei einem konkreten Problem zwölf Punkte benannt, so kann es in Ihrem individuellen Fall sein, dass lediglich einer dieser Punkte oder eben auch mehrere oder alle beklebt werden müssen. Achten Sie immer darauf, ob sich das Gitterpflaster „allein" an die Hautoberfläche im Areal des angegebenen Punktes heranzieht (Ladungsausgleich). Nur dann sollte das Gitter aufgeklebt werden.

3. Wie lange sollten die Gitterpflaster getragen werden?

Die Behandlungsdauer hängt natürlich von der Art der Beschwerden ab, die unter Umständen auch Anwendungen über mehrere Wochen sinnvoll machen. Aber selbst bei weniger langfristigen Indikationen ist eine Wirkung oftmals erst nach einigen Tagen zu erwarten. Sofern die Kinder die Gitterpflaster auf der Haut gut vertragen, können sie sie bis zu einer Woche tragen. Bei Anwendungen über mehrere Wochen sollten die Gitterpflaster dementsprechend wöchentlich erneuert werden. Es kann vorkommen, dass sich ein Pflaster bereits nach einem Tag löst. Dies ist ein Zeichen dafür, dass der betroffene Punkt nicht mehr blockiert ist. Durch mechanische Einwirkungen (beim An- und Ausziehen) oder beim Händewaschen können sie sich ebenfalls lösen, ohne dass die Wirkung bereits beendet ist. Erneuern Sie das Gitterpflaster über mehrere Tage oder Wochen täglich beziehungsweise nach Bedarf, bis eine Besserung der Probleme spürbar ist.

Hinweis: Sobald sich die Beschwerden verbessert haben oder verschwunden sind, können Sie das Gitterpflaster abziehen. In seltenen Fällen kann es unter dem Gitterpflaster zu einer Juckreizbildung kommen und/oder die Haut eine starke Rötung aufweisen. Halten diese Beschwerden an, sollten Sie das Gitterpflaster von der Hautstelle entfernen, da die Haut der Kinder eventuell auf den Kleber empfindlich reagiert. Gegebenenfalls kann es sinnvoll sein, einige Zeit (Tage oder Wochen) abzuwarten, um dann erneut die Gitterpflaster zu testen.

Hauterscheinungen wie kurzzeitige Rötung um die entsprechende Stelle herum oder Jucken, Stechen sowie Kribbeln können aber auch normale Nebeneffekte der Behandlung sein. Sie treten unmittelbar nach dem Kleben auf und dauern in der Regel nicht länger als 15 bis 30 Minuten. In den meisten Fällen sind sie ein Zeichen, dass sich Blockaden lösen, der Körper angefangen hat zu arbeiten und Energien wieder fließen.

4. Wie viele Gitterpflaster darf man gleichzeitig verwenden?

An sich können Sie eine unbegrenzte Zahl von Gitterpflastern verwenden. Beachten Sie jedoch, dass diese nur dort ihre Wirkung entfalten, wo sie sich auch tatsächlich von selbst an die Haut heranziehen. An allen anderen Punkten schaden sie allerdings auch nicht.

5. Wo sollten die Gitterpflaster nicht aufgeklebt werden?

- In die Haare
- Auf den Mund
- Im Genitalbereich
- Auf die Augen
- Über die Nasenlöcher
- Auf offene Wunden
- **Auf erkrankte Haut (vor allem offene Haut)!**

6. Was tun, wenn es mal nicht funktioniert?

Wenn die Anwendung der Gitterpflaster nicht zum gewünschten Erfolg führt, kann dies verschiedene Ursachen haben:

- Die Gitterpflaster waren entladen, sodass sie den richtigen Punkt nicht mehr finden konnten: Um Entladungen zu vermeiden, sollten die Gitterpflaster nicht öfter als fünf bis sieben Mal über die Haut gezogen werden. Probieren Sie es noch einmal mit einem neuen Gitterpflaster oder einer anderen Größe.

- Sie haben die Gitterpflaster zu schnell über die Haut gezogen und so den richtigen Punkt verpasst: Ziehen Sie sie erneut langsam über die Haut.

Hinweis: Statisch **nicht** aufgeladene Gitterpflaster können sich nicht an die Haut heranziehen. Führen Sie den im Kapitel „So werden die Gitterpflaster richtig aufgeklebt“ auf Seite 34 beschriebenen Test durch. Sollte es nicht funktionieren, benutzen Sie eventuell kein Originalprodukt.

7. Was tun, wenn die Beschwerden nicht besser werden oder sich gar verschlimmern?

Die Gitterpflastertherapie ersetzt nicht den Gang zum Arzt. Bitte alle Beschwerden immer von diesem abklären lassen.

Löst man mit den Gitterpflastern Blockaden, die bereits länger anhaltenden Beschwerden zugrunde liegen, kann es in manchen Fällen vorübergehend zu neuen Symptomen beziehungsweise Symptomverschiebungen kommen. Möglicherweise tauchen also während der Behandlung an anderer Stelle des Körpers Beschwerden auf, die jedoch nach einigen Tagen beziehungsweise mit dem Abklingen der ursprünglichen Beschwerden wieder verschwinden. Haben Sie ein bisschen Geduld. Es lohnt sich.

8. Kann man mit den Gitterpflastern auf der Haut duschen und schwimmen?

Kinder können uneingeschränkt mit den Gitterpflastern auf der Haut schwimmen, duschen, saunieren et cetera. Also, keine Angst vor Wasser, die Pflaster halten. Achten Sie jedoch darauf, dass die Gitterpflaster innerhalb von zwei Stunden nach dem Aufkleben nicht mit Wasser in Berührung kommen, damit sich der Kleber optimal mit der Haut verbinden kann.

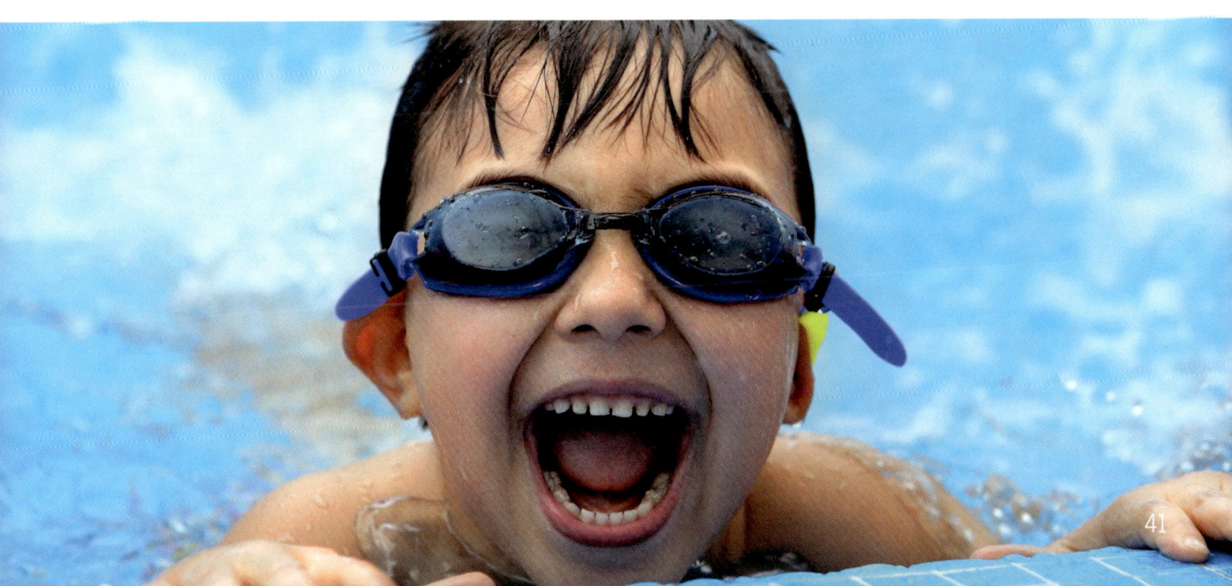

Wichtige Hinweise für Babys oder Problemhaut

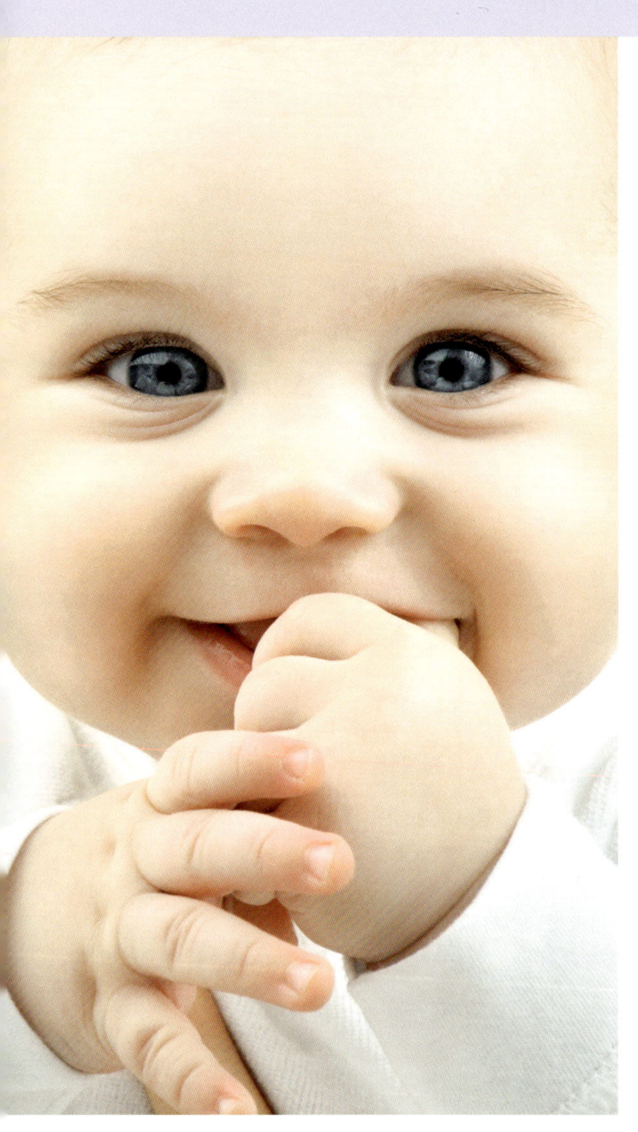

Babys

Da Babys und Kleinkinder gerne alles in den Mund nehmen, müssen Sie stets darauf achten, dass Ihr Kind kein Gitterpflaster von der Haut entfernt, **es könnte es sonst verschlucken!** Sollte ein Baby oder Kleinkind ein Gitterpflaster verschlucken, kann dies unter anderem zu einem Verschluss der Atemwege führen. Wir weisen darauf hin, dass Sie allein die Verantwortung für die Behandlung Ihres Kindes und daraus resultierende Konsequenzen tragen. Dies sollte Ihnen aber nicht den Mut nehmen, Ihr Kind oder Baby mit den Gitterpflastern zu behandeln. Seien Sie einfach achtsam im Umgang. Behalten Sie die Kleinen im Auge und kontrollieren Sie immer wieder, ob eventuell Gitterpflaster fehlen. Korrekt angewendet, ist diese Behandlungsmethode besonders für Kinder sehr gut geeignet, da keine Medikamente oder andere Wirkstoffe zum Einsatz kommen. **Das gilt zum Beispiel für Erkrankungen wie Schnupfen, Husten oder Mittelohrenlzündung.**

Problemhaut

Der Acrylatkleber auf der Rückseite der Gitterpflaster ist kautschuk- und latexfrei. Er wird weltweit auf den meisten handelsüblichen hautfreundlichen Pflastern verwendet. Bevor Sie mit der Gitterpflastermethode anfangen, können Sie einfach an den Rippen des Patienten oder an seinem Hals testen, ob er eventuell empfindlich auf den Kleber reagiert. Diese Körperstellen sind sehr sensibel und schon nach kurzer Zeit spüren Sie, ob eine Hautreaktion hervorgerufen wird. Dennoch sollten Kinder, die auf herkömmliche Pflaster oder Kleber aus Acrylat allergisch reagieren, keine Gitterpflaster verwenden.

Bitte verzichten Sie auch bei folgenden Indikationen auf die Gitterpflaster:

- Kortisonhaut (durch eine jahrelange Kortisontherapie pergamentartig gewordene Haut)
- Einnahme blutverdünnender Medikamente (betroffene Patienten neigen unter Umständen schon bei geringem Druck zu Hämatomen)
- Nach Hauttransplantationen (d. h. Gitterpflaster nie auf frisch transplantierte, gerade erst angewachsene Haut kleben)
- Wunden (keine Gitterpflaster auf offene Wunden kleben)

Wie lösen Sie die Gitterpflaster problemlos ab?

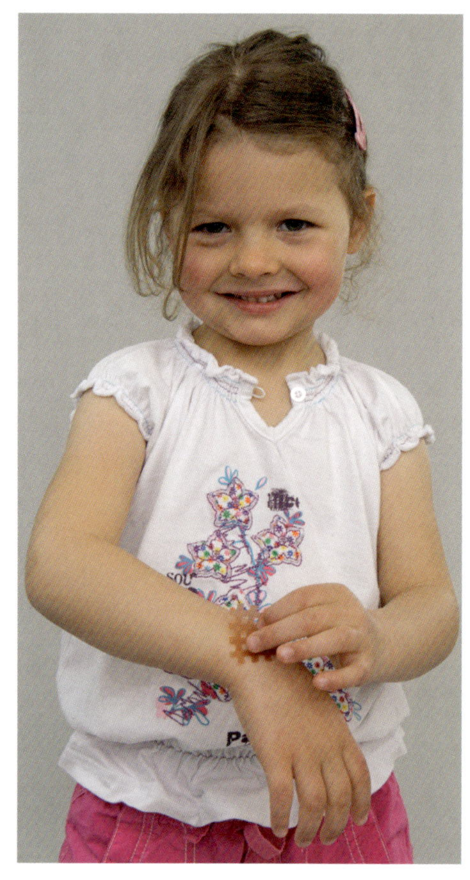

Die Gitterpflaster lassen sich unter Wasser einfacher ablösen als von trockener Haut.

Eine besonders elegante und schnelle Möglichkeit ist das Ablösen der Gitter mit Babyöl. Hierbei geben Sie einige Tropfen Babyöl auf das Pflaster und lassen es circa eine Minute einziehen. Anschließend können Sie die Pflaster sehr einfach von der Haut entfernen.

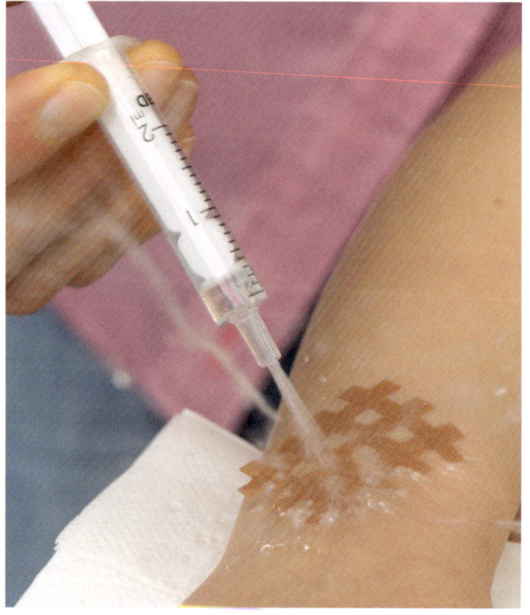

Tipp: Nehmen Sie hierzu eine Spritze (2 ml) und füllen diese mit dem Babyöl. Mit der Spritze lässt sich das Öl besonders gut und genau auf den Gitterpflastern platzieren.

Zusammenfassung

1. Die Gitterpflaster stets sehr langsam mit der gesamten Fläche über die Haut führen! Nur so können Sie sehen, ob sie tatsächlich an dem angegebenen Punkt geklebt werden müssen oder nicht.

2. Die Gitterpflaster bitte immer zuerst direkt auf die schmerzhaften Körperstellen aufkleben. Danach mit den bei der jeweiligen Indikation aufgeführten Punkten fortfahren.

3. Sollten sich die Beschwerden nur auf einer Körperseite befinden, führen Sie die Gitterpflaster bitte dennoch auch über die im Buch für die gegenüberliegende Körperseite beschriebenen Punkte.

4. Ein kurzzeitiges, leichtes Jucken oder Kribbeln unter dem Gitterpflaster ist eine völlig normale Reaktion des Körpers. Sollte das Jucken jedoch unerträglich werden, entfernen Sie bitte die Gitterpflaster, damit sich die Haut beruhigen kann.

5. Lösen Sie die Gitterpflaster problemlos unter Wasser oder mit Hilfe von Babyöl von der Haut des Kindes ab.

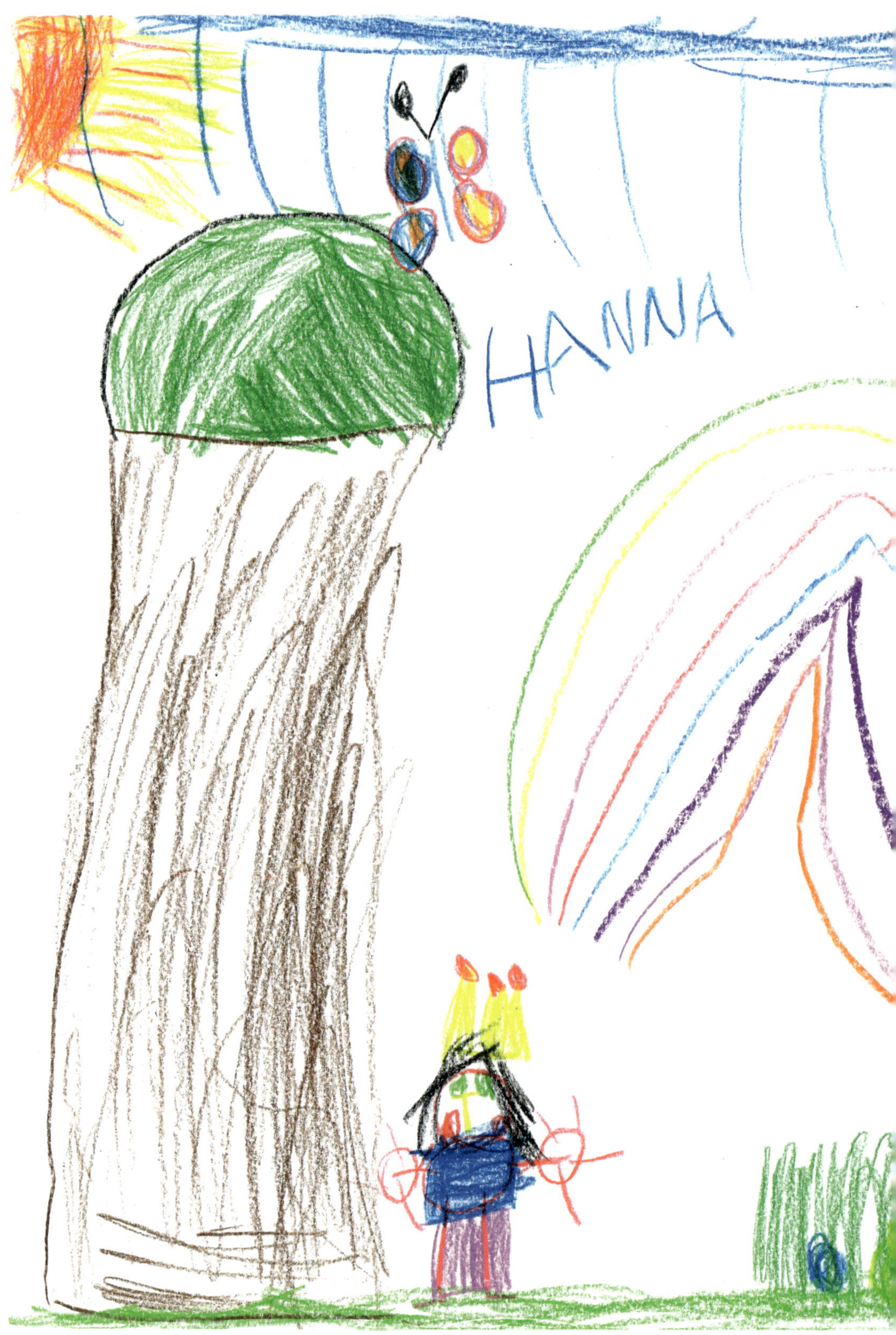
HANNA

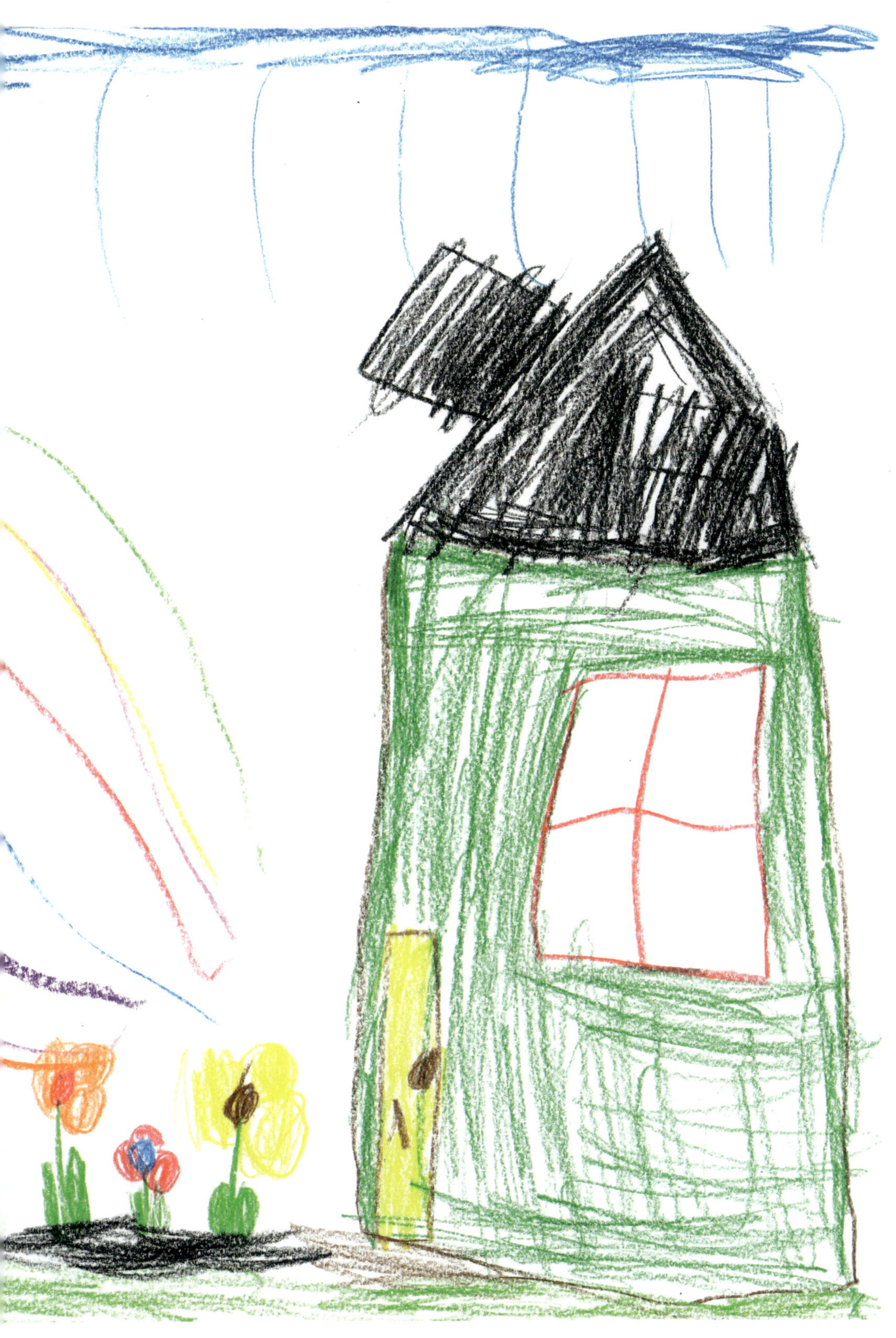

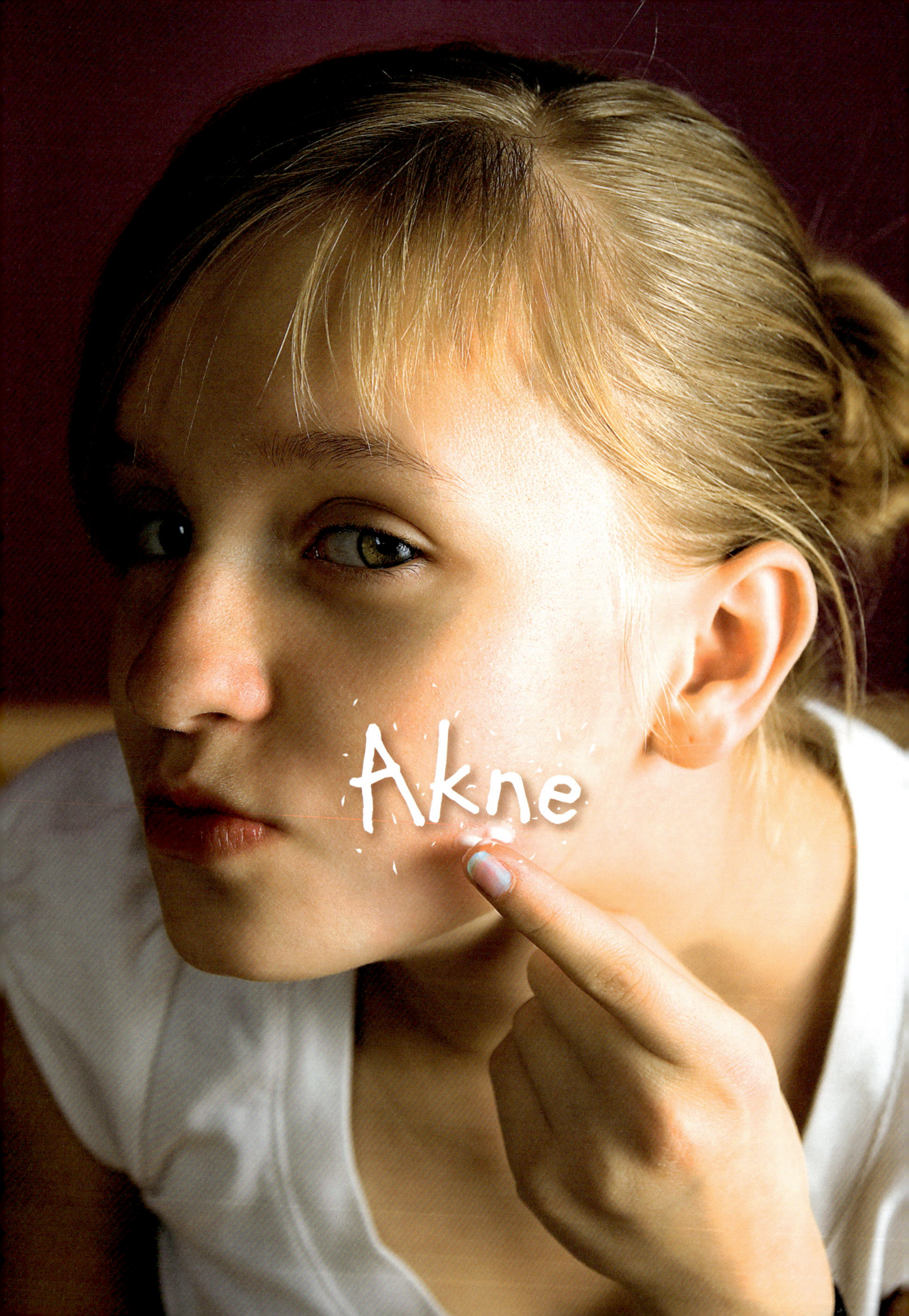
Akne

Gitter-Taping

Akne

Hinweis: Kann den Entzündungsprozess lindern und reduzieren. Kann auch direkt auf den Pickel geklebt werden.

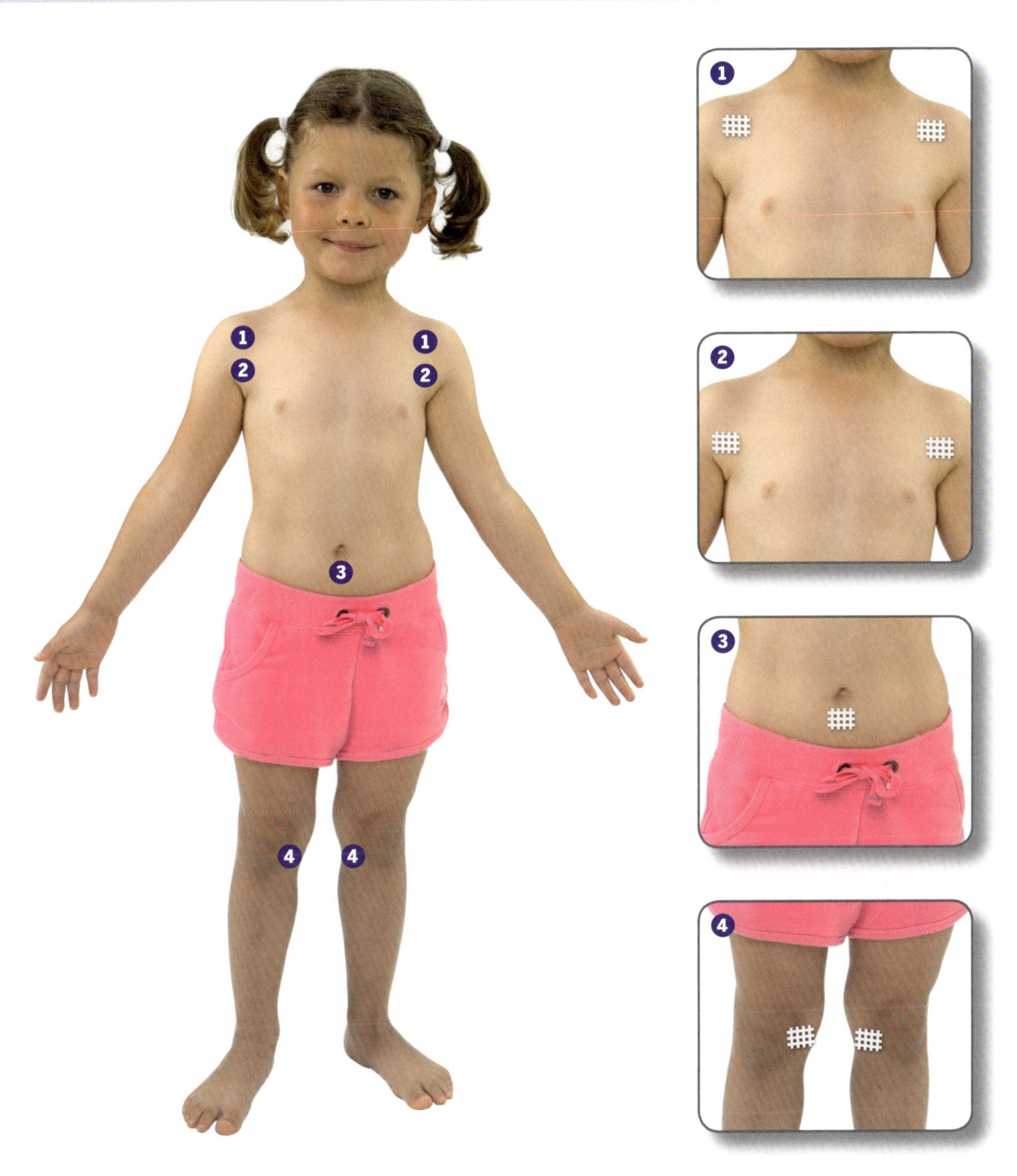

Gitter-Taping

Akne

Hinweis: Kann den Entzündungsprozess lindern und reduzieren. Kann auch direkt auf den Pickel geklebt werden.

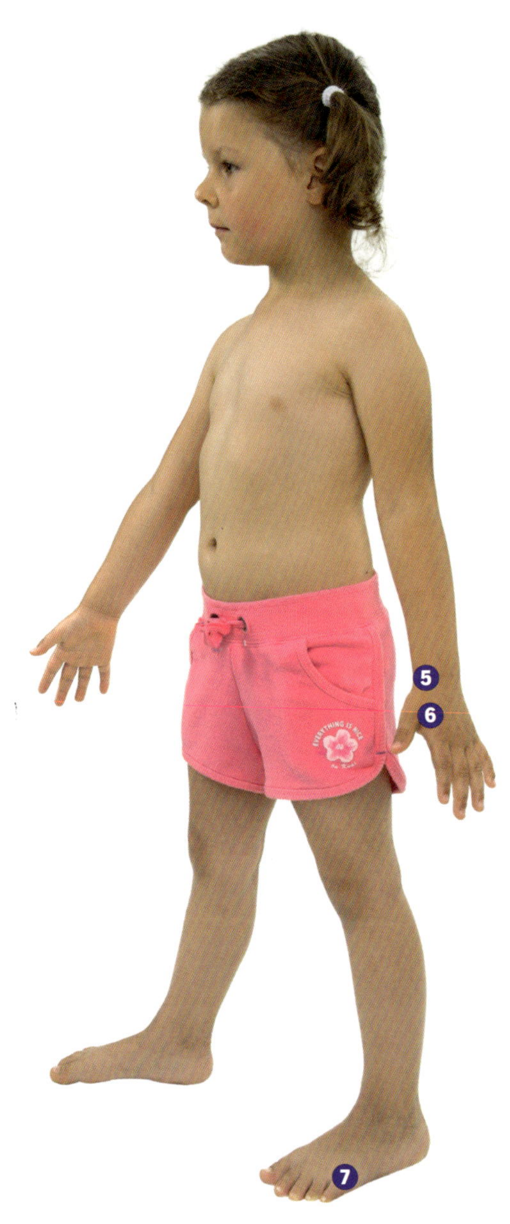

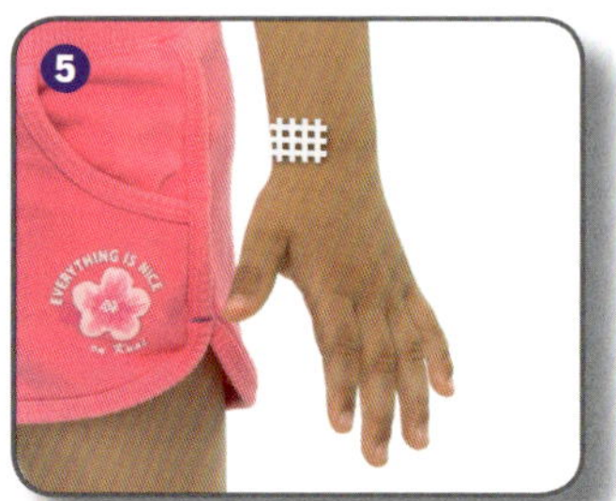

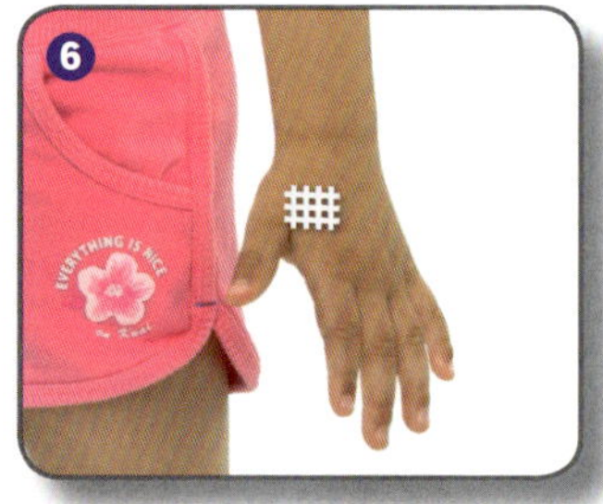

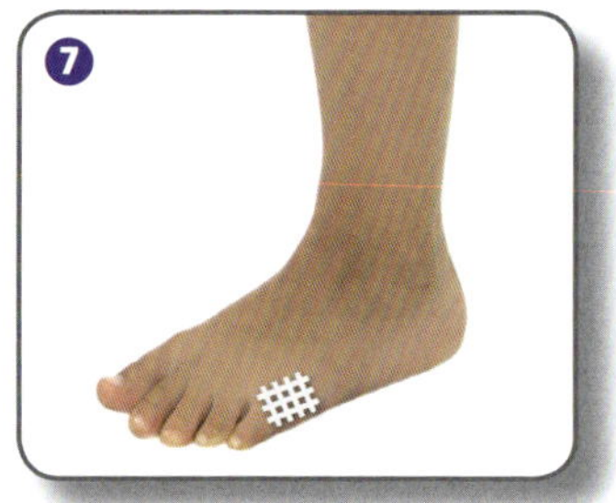

Gitter-Taping

Akne

Hinweis: Kann den Entzündungsprozess lindern und reduzieren. Kann auch direkt auf den Pickel geklebt werden.

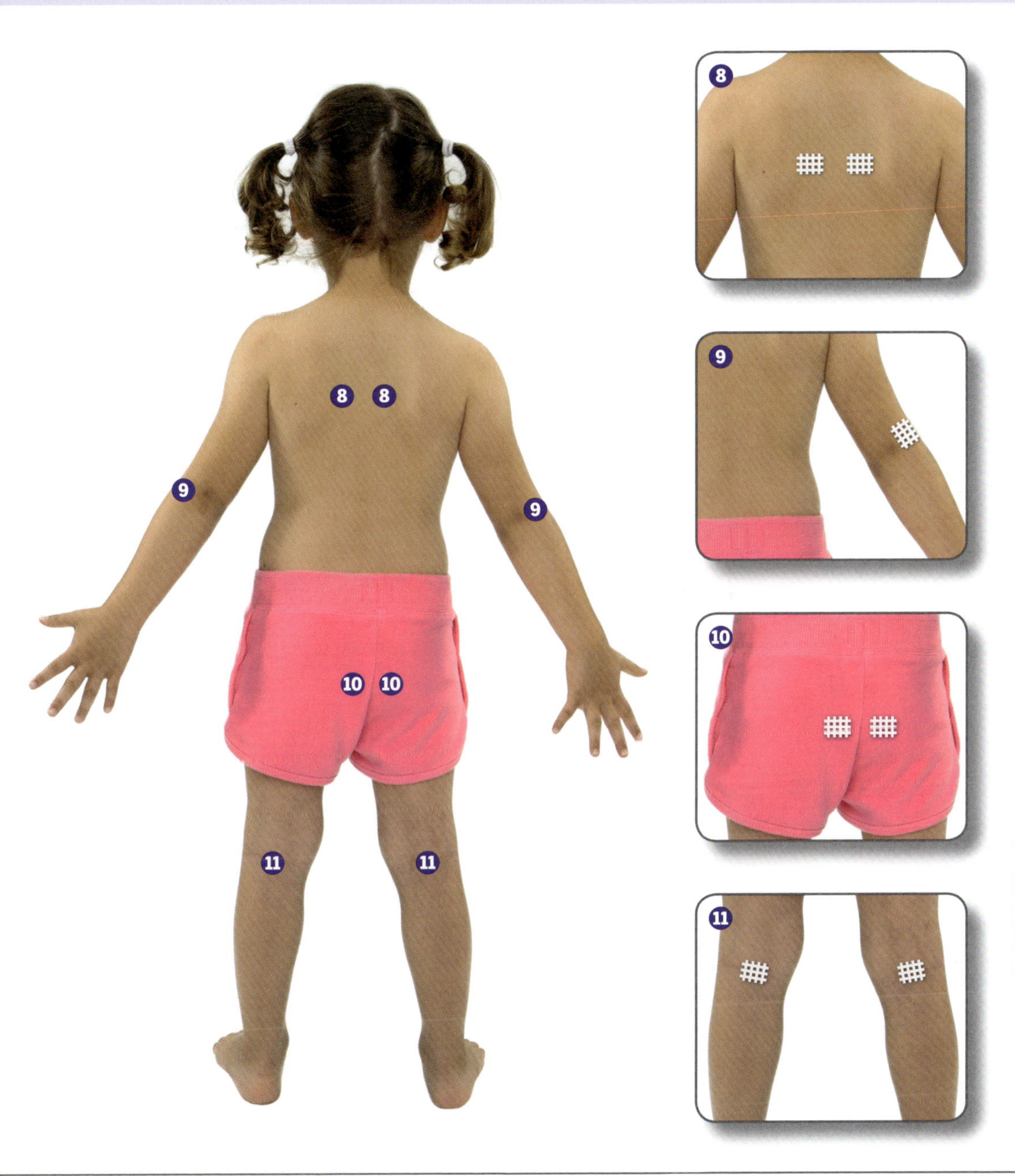

Gitter-Taping

Akne

Hinweis: Kann den Entzündungsprozess lindern und reduzieren. Kann auch direkt auf den Pickel geklebt werden.

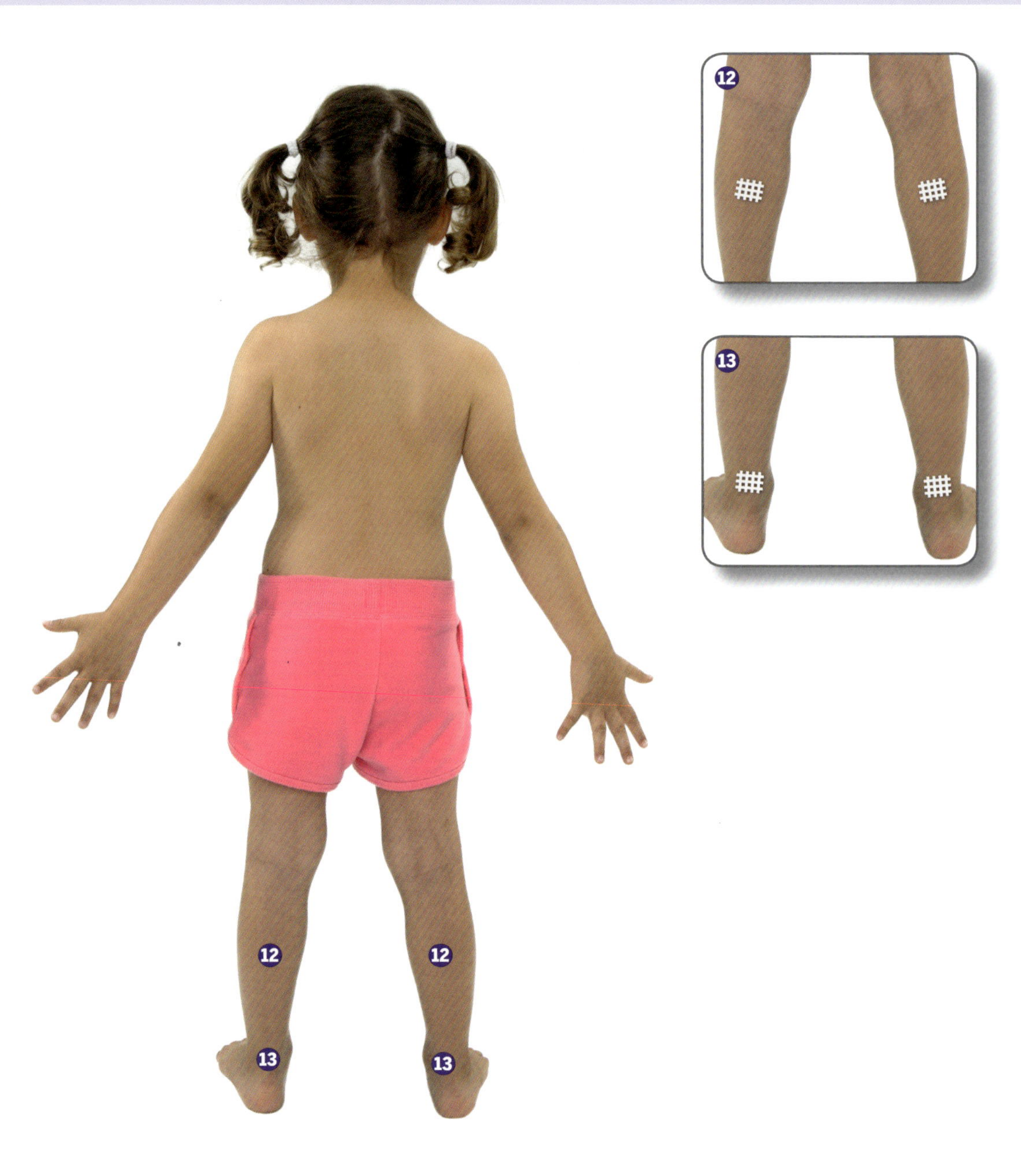

Gitter-Taping

Allergien

Z. B. Pollen, Tierhaare, Sonnenallergie, Hausstaubmilben – Hinweis:
Kann das Allergiegeschehen positiv beeinflussen, indem das Augenjucken nachlässt, das Naselaufen reduziert wird, das Kitzeln im Hals nachlässt, in manchen Fällen kann sich auch die Hautreaktion regulieren.

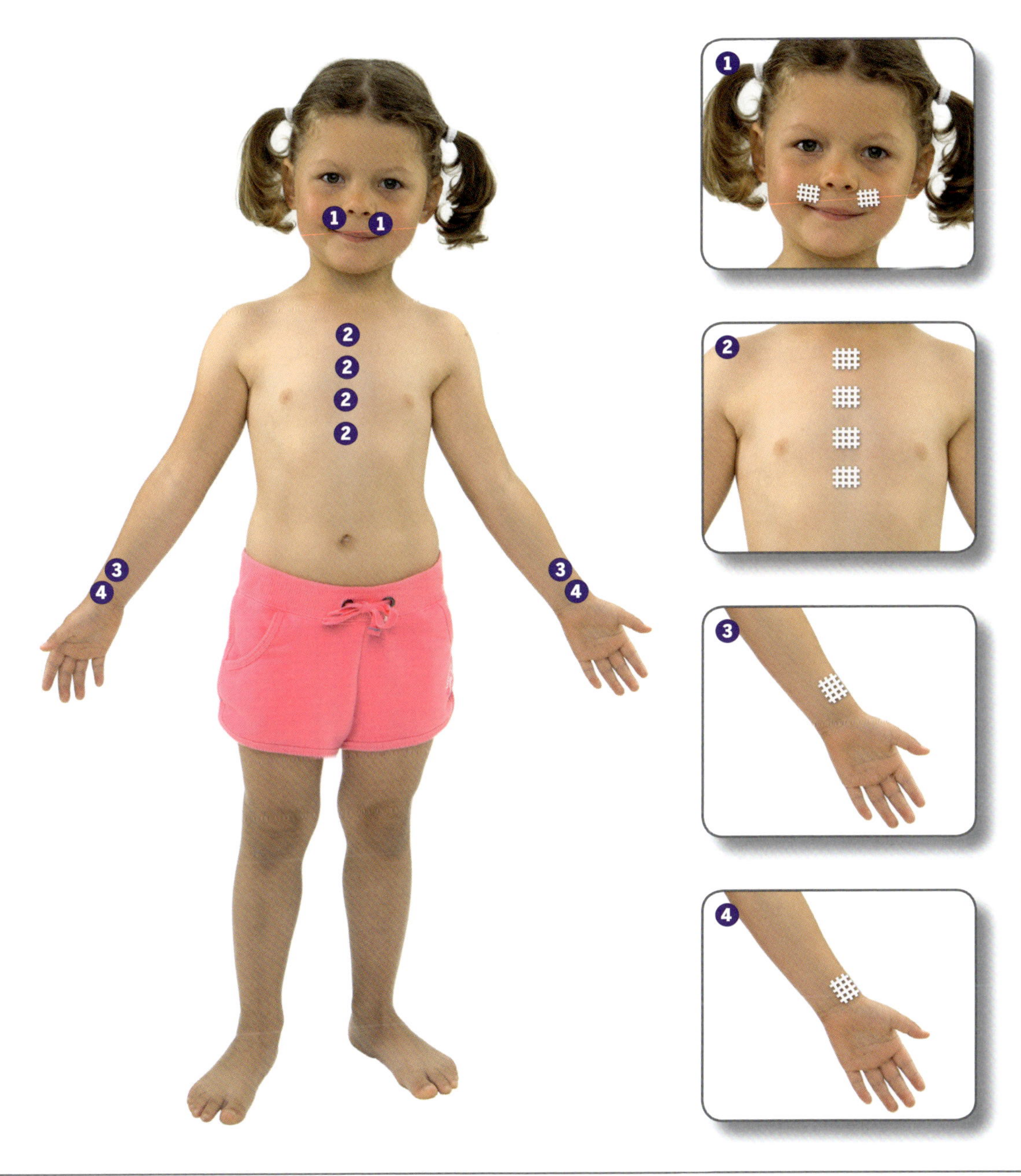

Gitter-Taping

Allergien

Z. B. Pollen, Tierhaare, Sonnenallergie, Hausstaubmilben – Hinweis:
Kann das Allergiegeschehen positiv beeinflussen, indem das Augenjucken nachlässt, das Naselaufen reduziert wird, das Kitzeln im Hals nachlässt, in manchen Fällen kann sich auch die Hautreaktion regulieren.

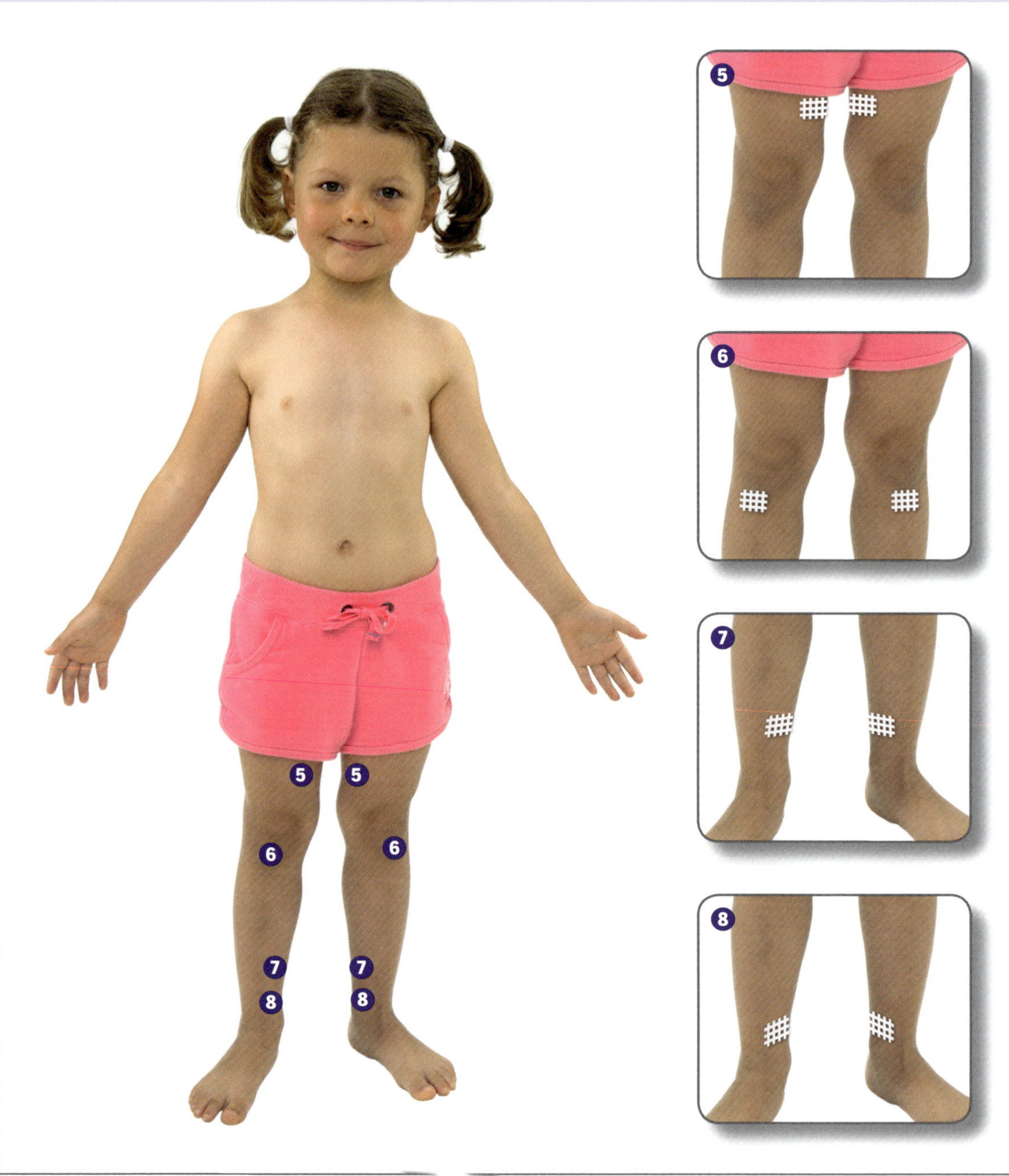

Gitter-Taping

Allergien

Z. B. Pollen, Tierhaare, Sonnenallergie, Hausstaubmilben – Hinweis:
Kann das Allergiegeschehen positiv beeinflussen, indem das Augenjucken nachlässt, das Naselaufen reduziert wird, das Kitzeln im Hals nachlässt, in manchen Fällen kann sich auch die Hautreaktion regulieren.

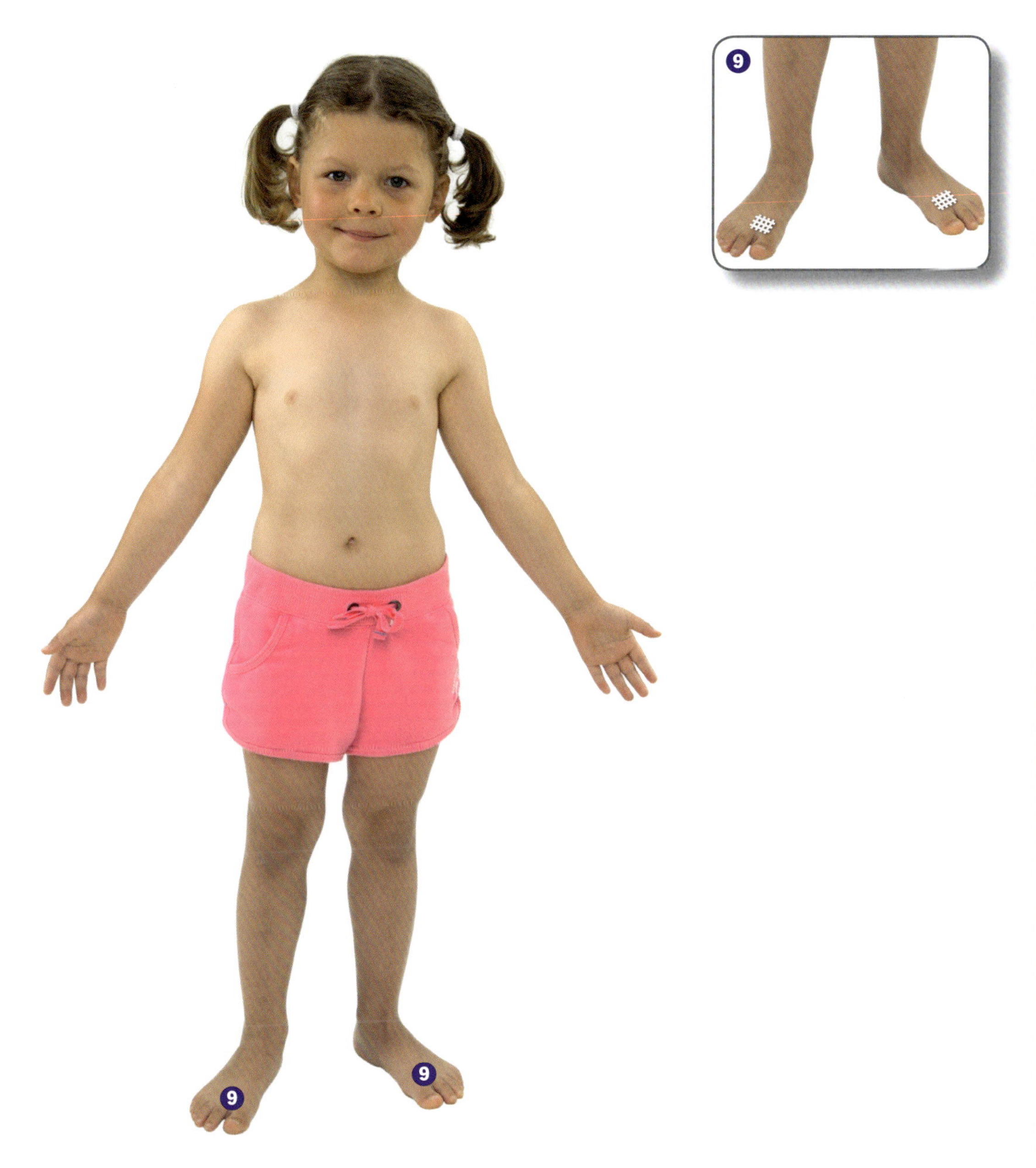

Gitter-Taping

Allergien

Z. B. Pollen, Tierhaare, Sonnenallergie, Hausstaubmilben – Hinweis:
Kann das Allergiegeschehen positiv beeinflussen, indem das Augenjucken nachlässt, das Naselaufen reduziert wird, das Kitzeln im Hals nachlässt, in manchen Fällen kann sich auch die Hautreaktion regulieren.

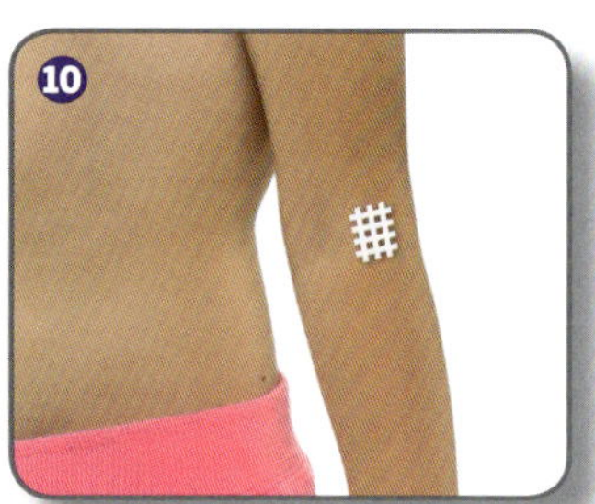

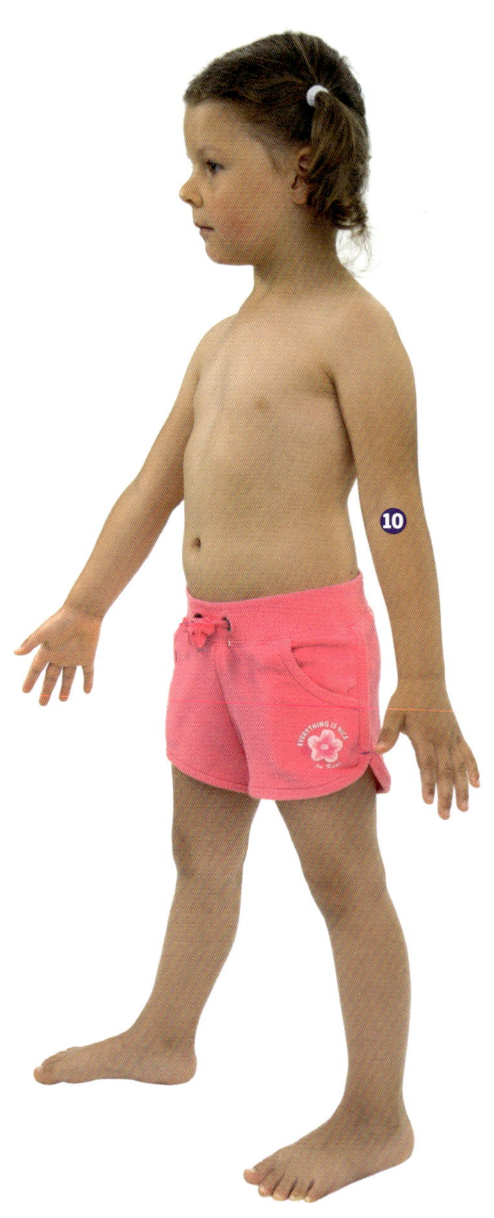

Gitter-Taping

Allergien

Z.B. Pollen, Tierhaare, Sonnenallergie, Hausstaubmilben – Hinweis:
Kann das Allergiegeschehen positiv beeinflussen, indem das Augenjucken nachlässt, das Naselaufen reduziert wird, das Kitzeln im Hals nachlässt, in manchen Fällen kann sich auch die Hautreaktion regulieren.

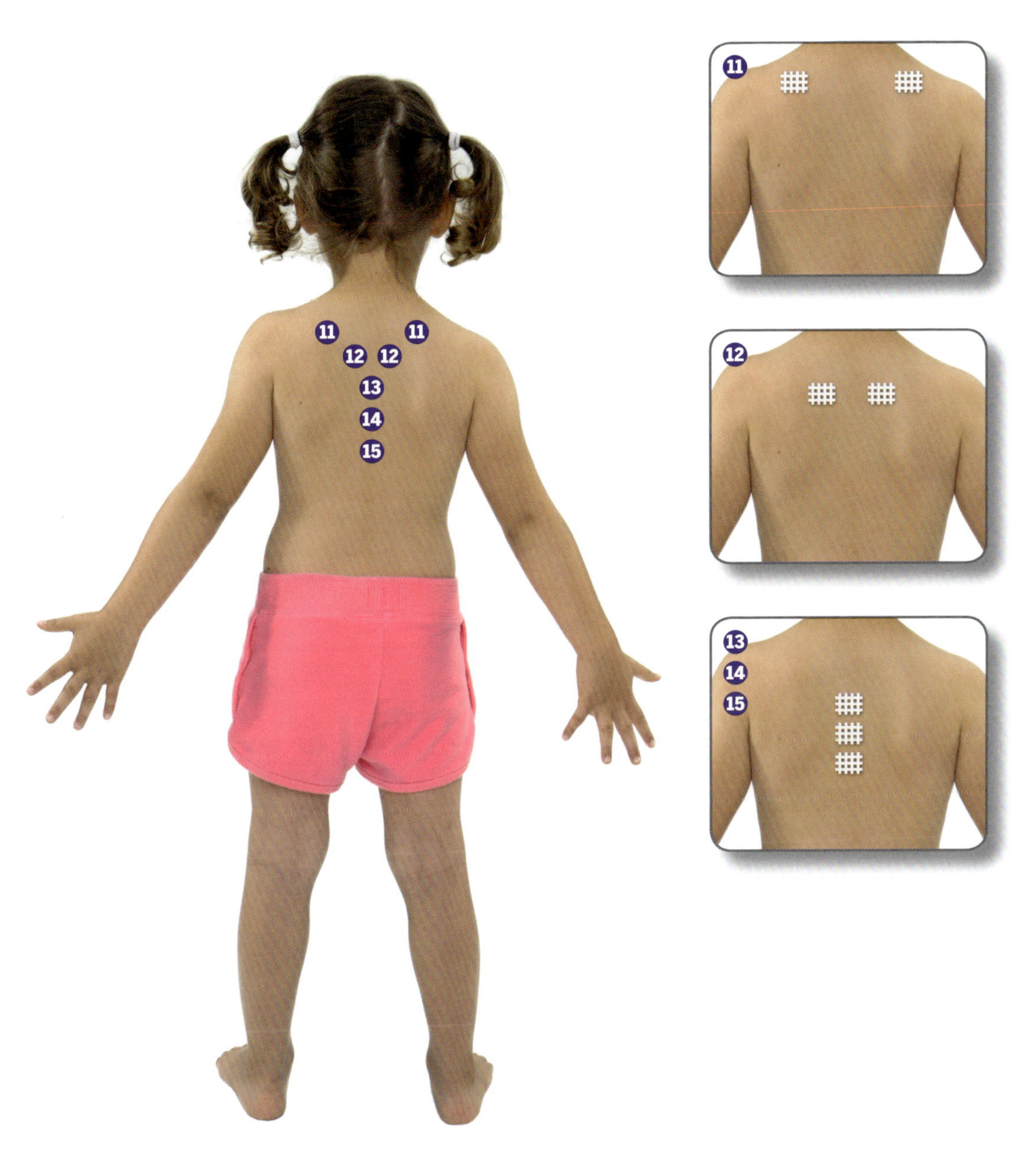

Gitter-Taping

Allergien

Z. B. Pollen, Tierhaare, Sonnenallergie, Hausstaubmilben – Hinweis:
Kann das Allergiegeschehen positiv beeinflussen, indem das Augenjucken nachlässt, das Naselaufen reduziert wird, das Kitzeln im Hals nachlässt, in manchen Fällen kann sich auch die Hautreaktion regulieren.

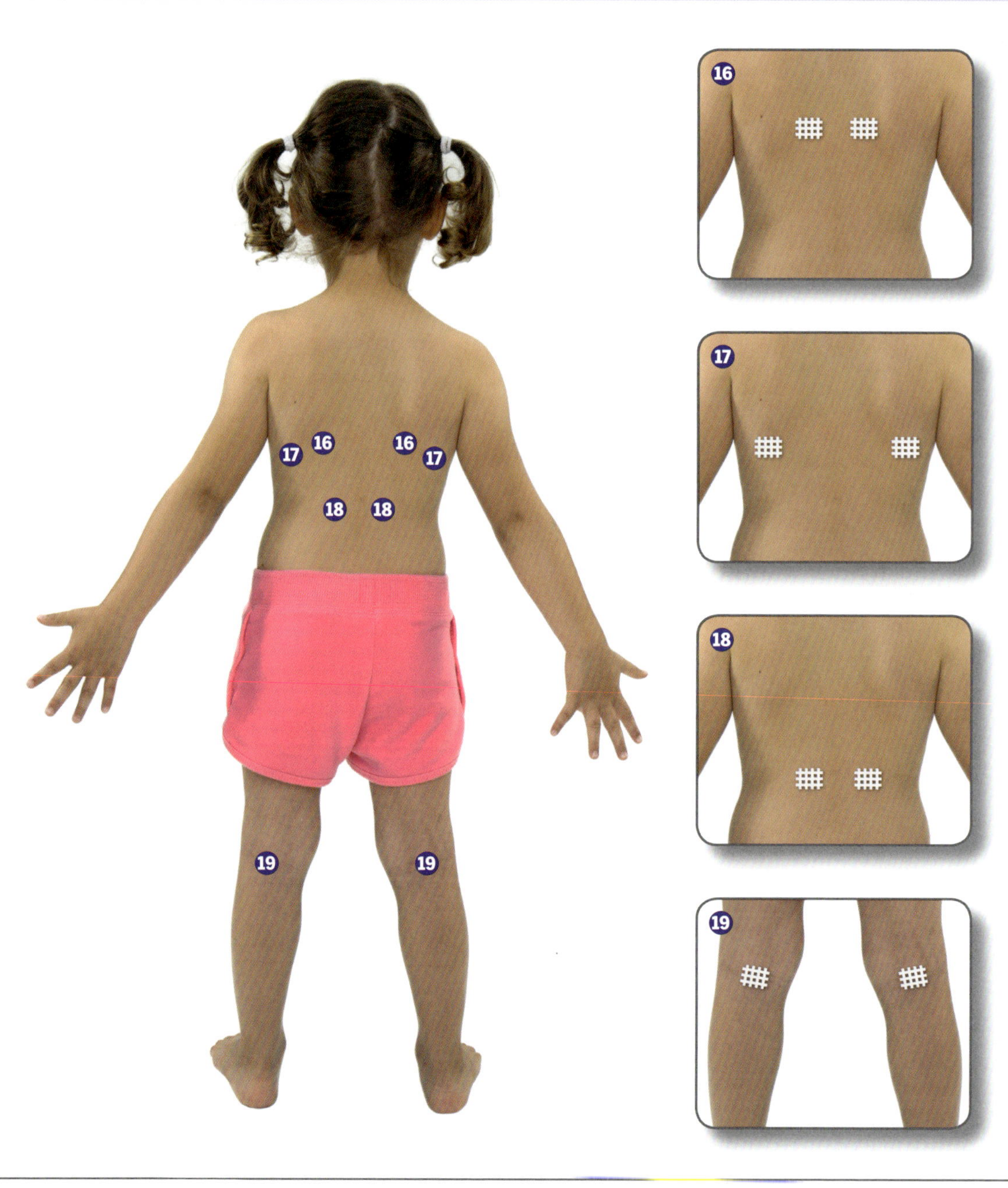

Gitter-Taping

Appetitmangel

Hinweis: Kann Blockaden lösen, und das Verlangen nach Nahrung steigern.

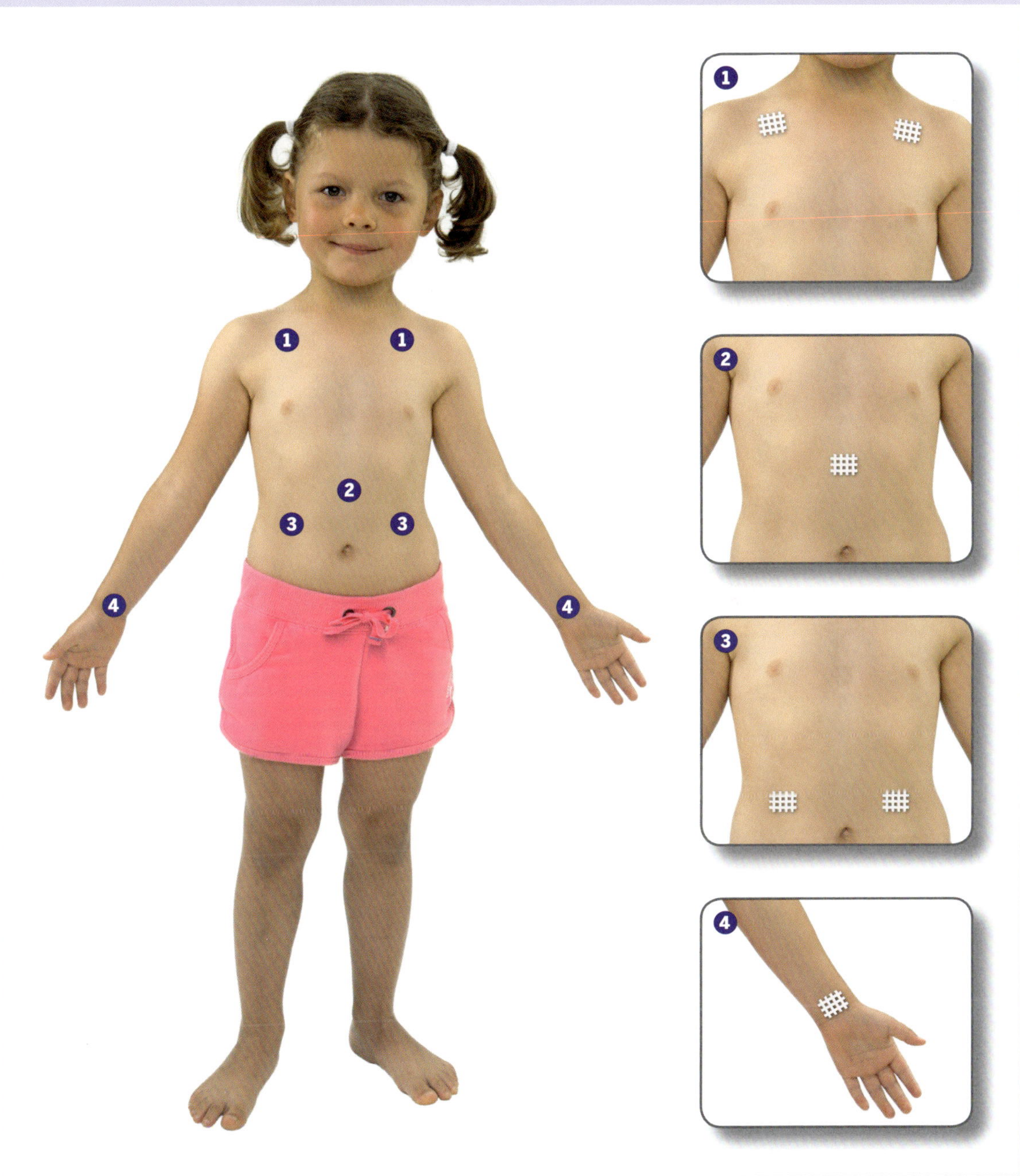

Gitter-Taping

Appetitmangel

Hinweis: Kann Blockaden lösen, und das Verlangen nach Nahrung steigern.

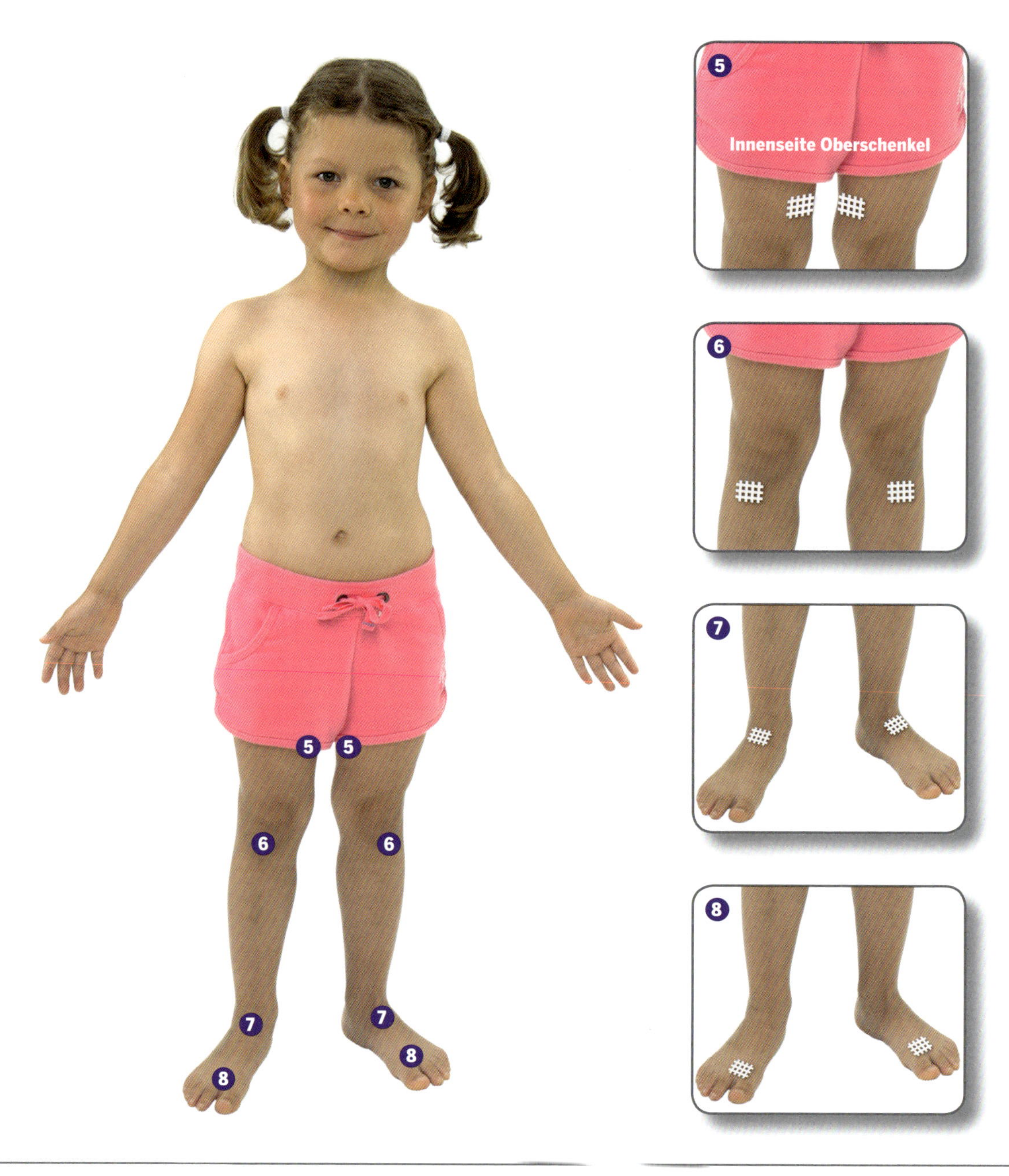

Gitter-Taping

Appetitmangel

Hinweis: Kann Blockaden lösen, und das Verlangen nach Nahrung steigern.

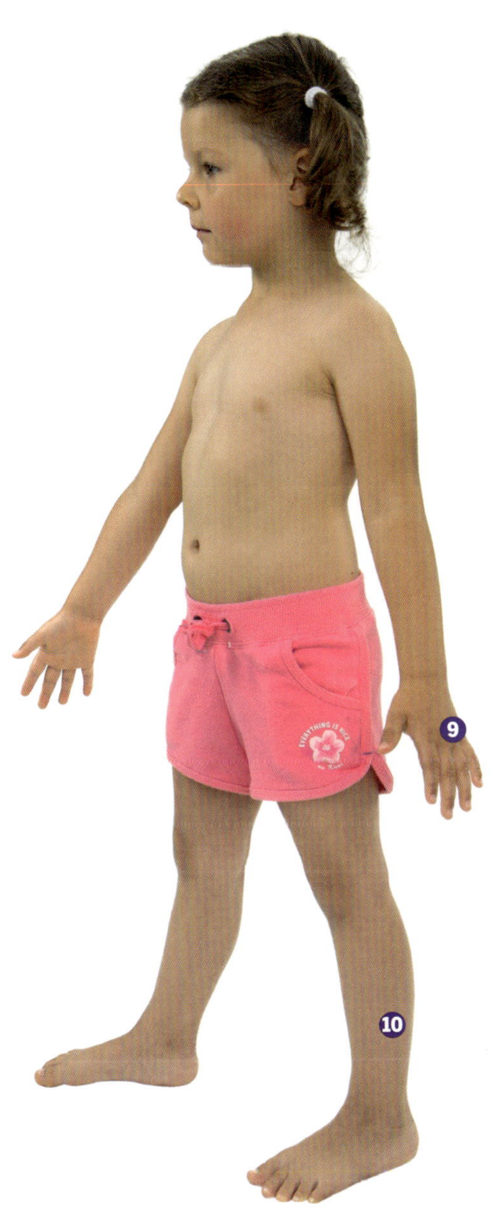

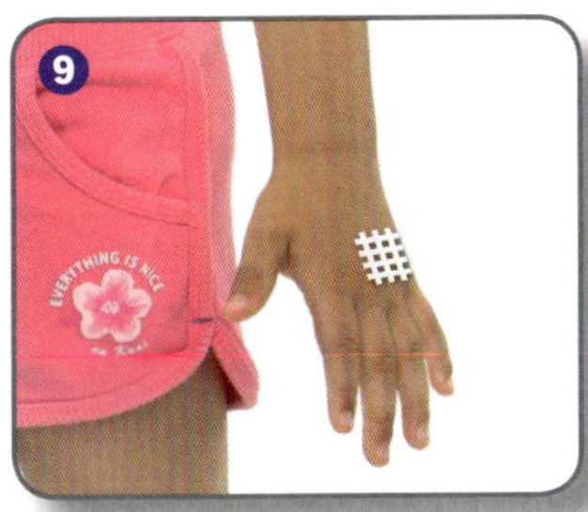

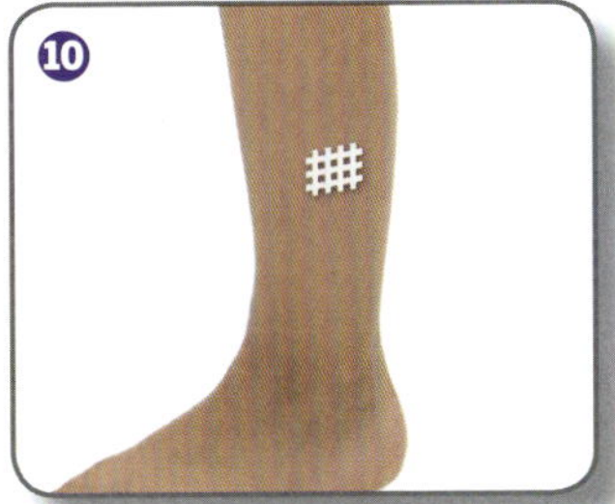

Gitter-Taping

Appetitmangel

Hinweis: Kann Blockaden lösen, und das Verlangen nach Nahrung steigern.

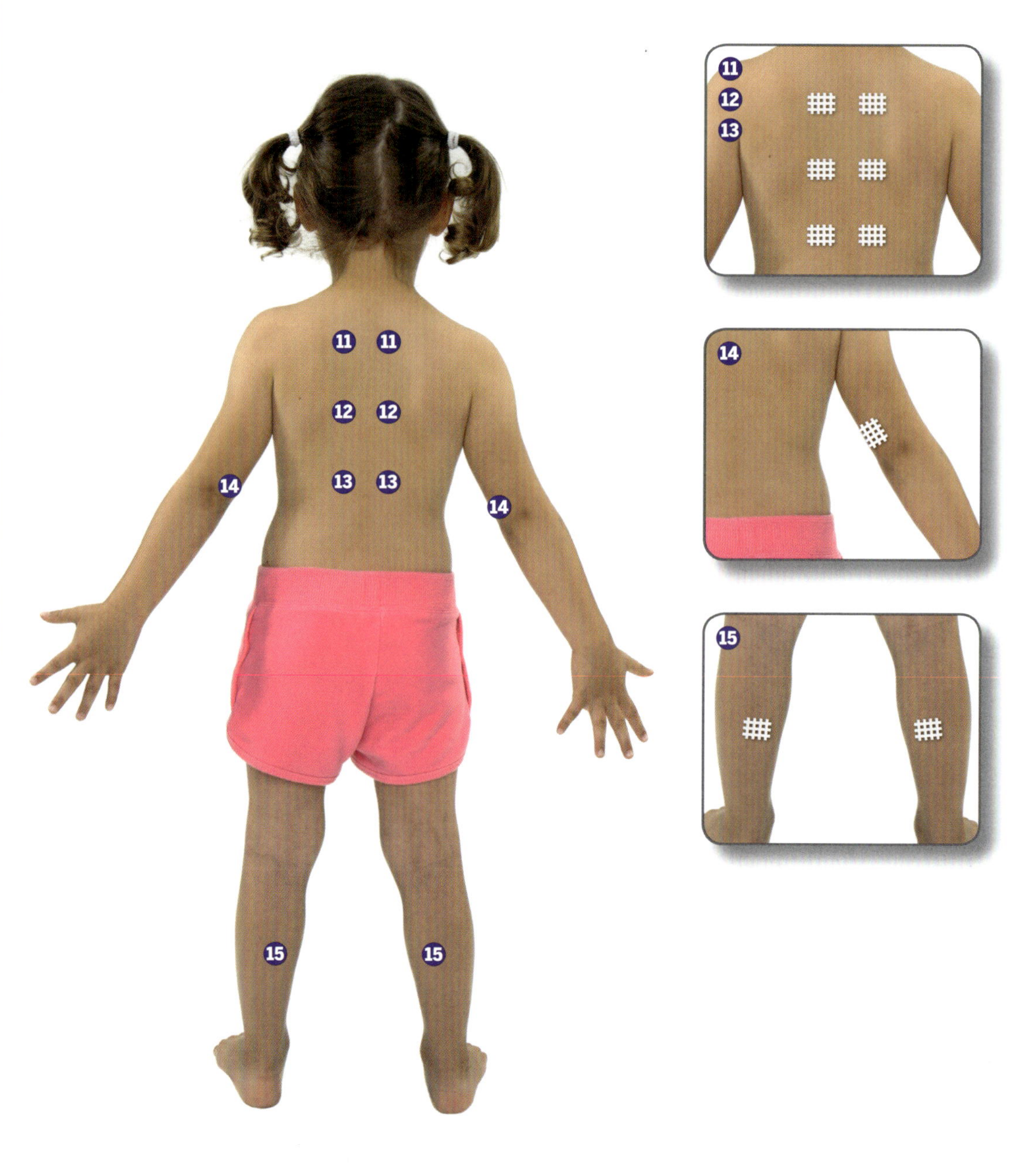

Gitter-Taping

Asthma bronchiale

Hinweis: Kann die Atmung in Ruhe und unter Belastung verbessern.

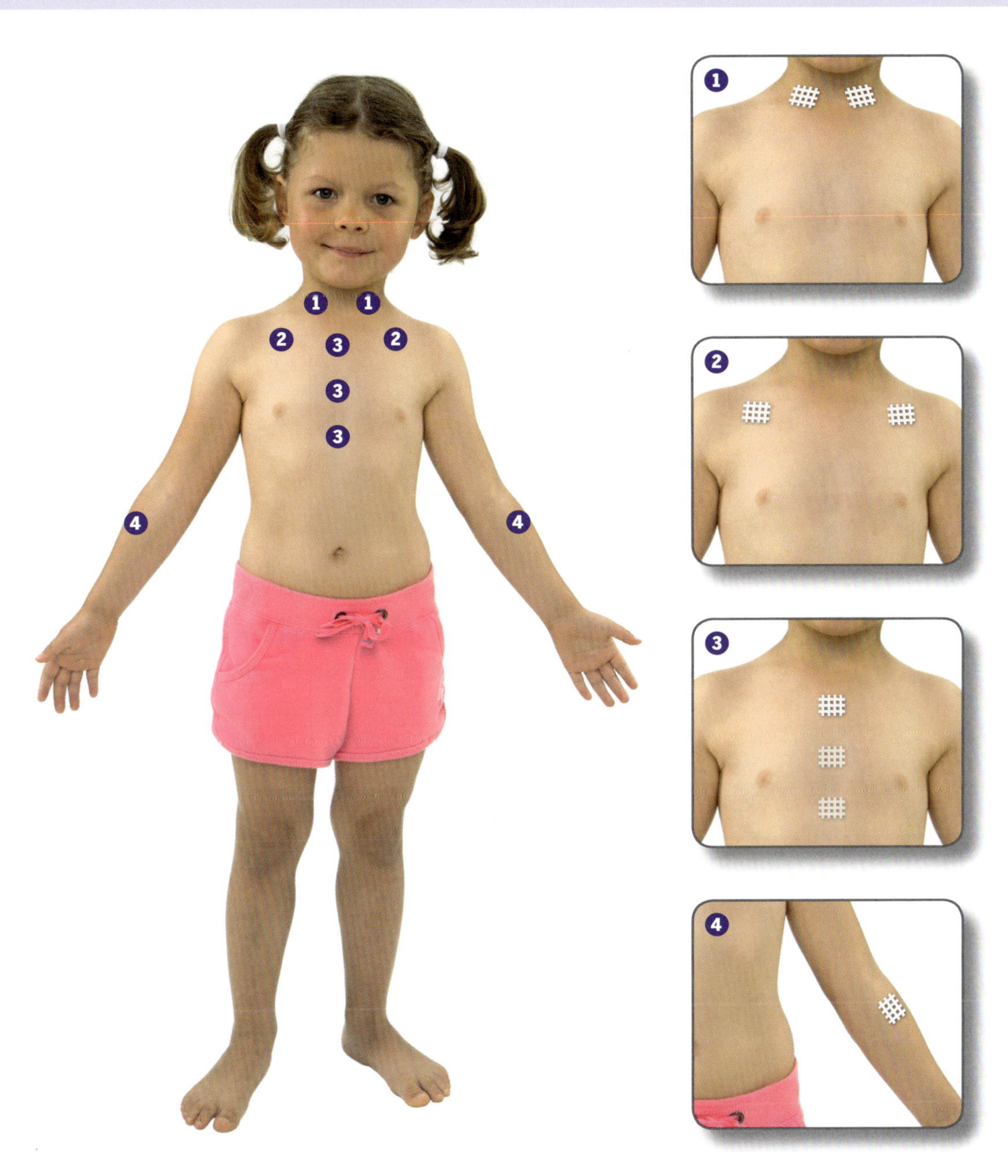

Gitter-Taping

Asthma bronchiale

Hinweis: Kann die Atmung in Ruhe und unter Belastung verbessern.

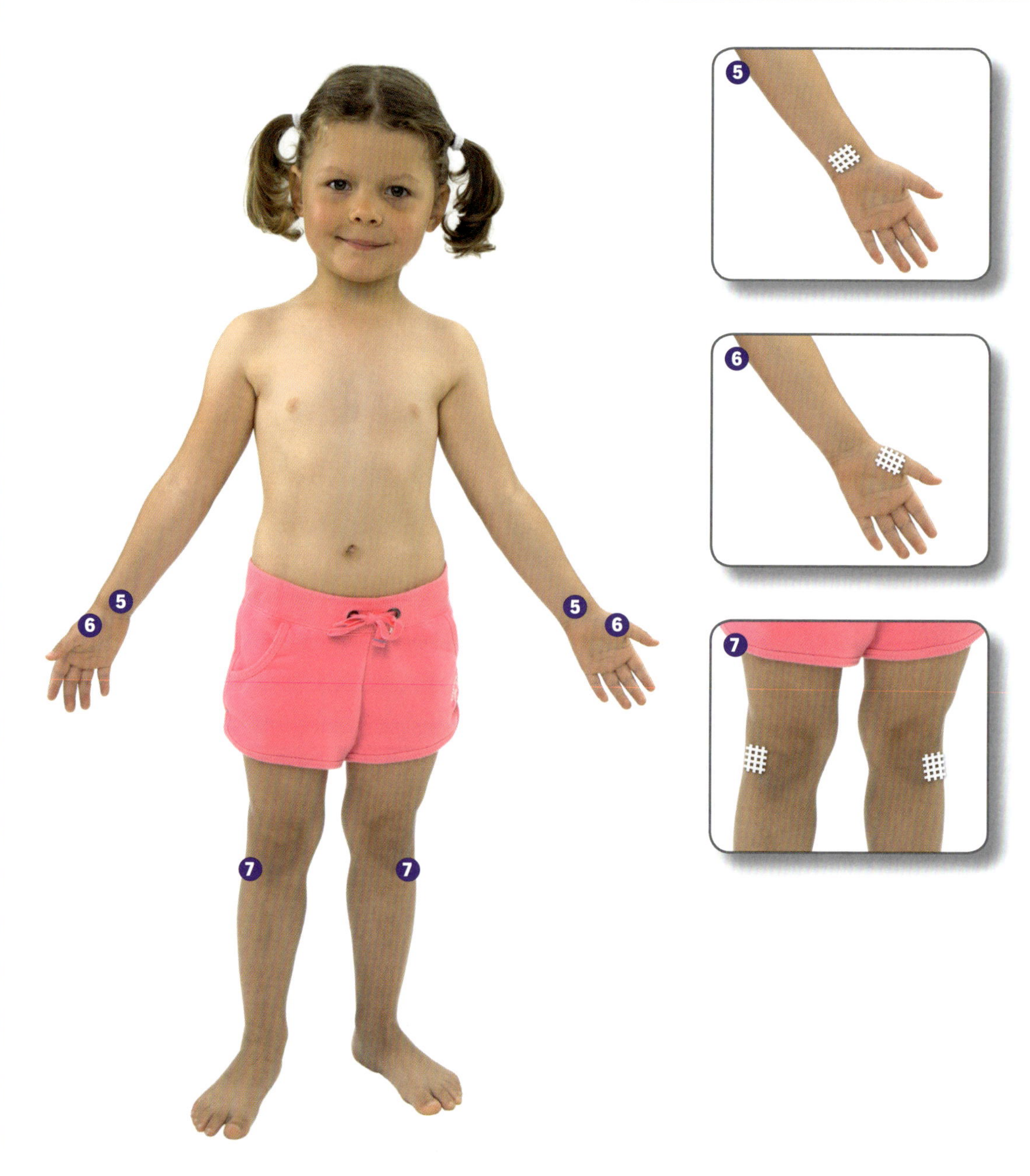

Gitter-Taping

Asthma bronchiale

Hinweis: Kann die Atmung in Ruhe und unter Belastung verbessern.

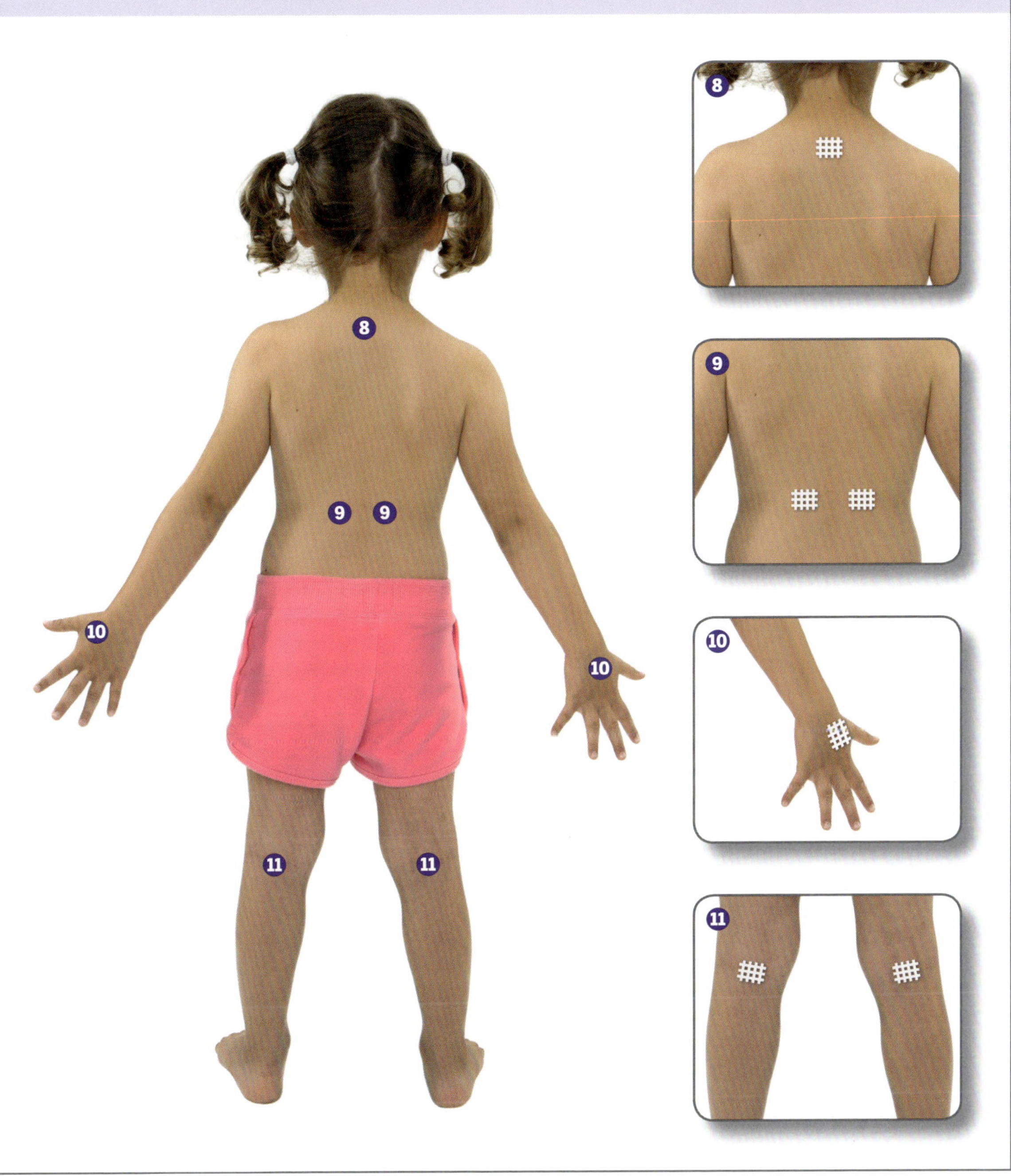

Gitter-Taping

Bauchschmerzen

Hinweis: Kann Verkrampfungen lösen und das normale Körpergeschehen wieder herstellen.

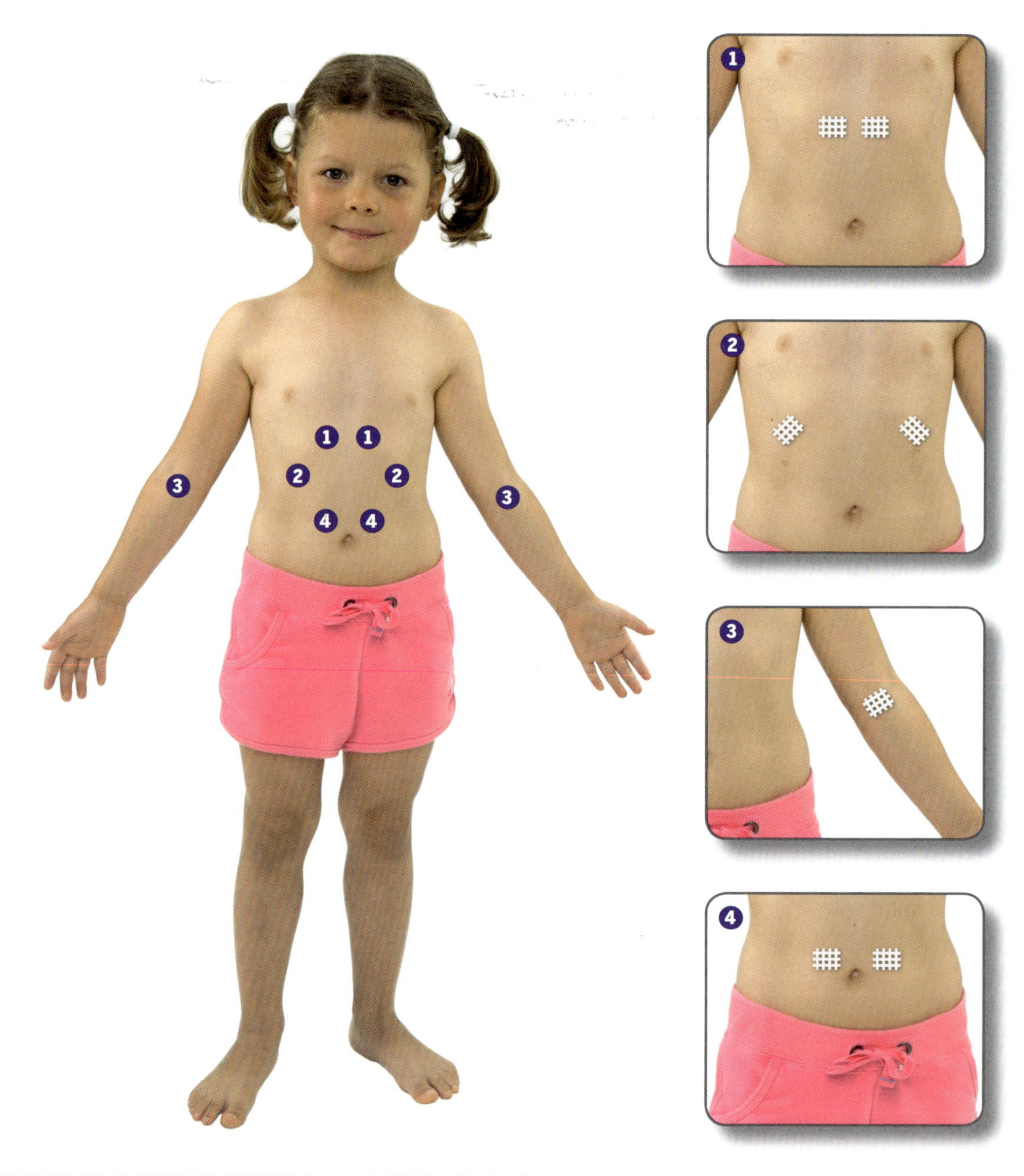

Gitter-Taping

Bauchschmerzen

Hinweis: Kann Verkrampfungen lösen und das normale Körpergeschehen wieder herstellen.

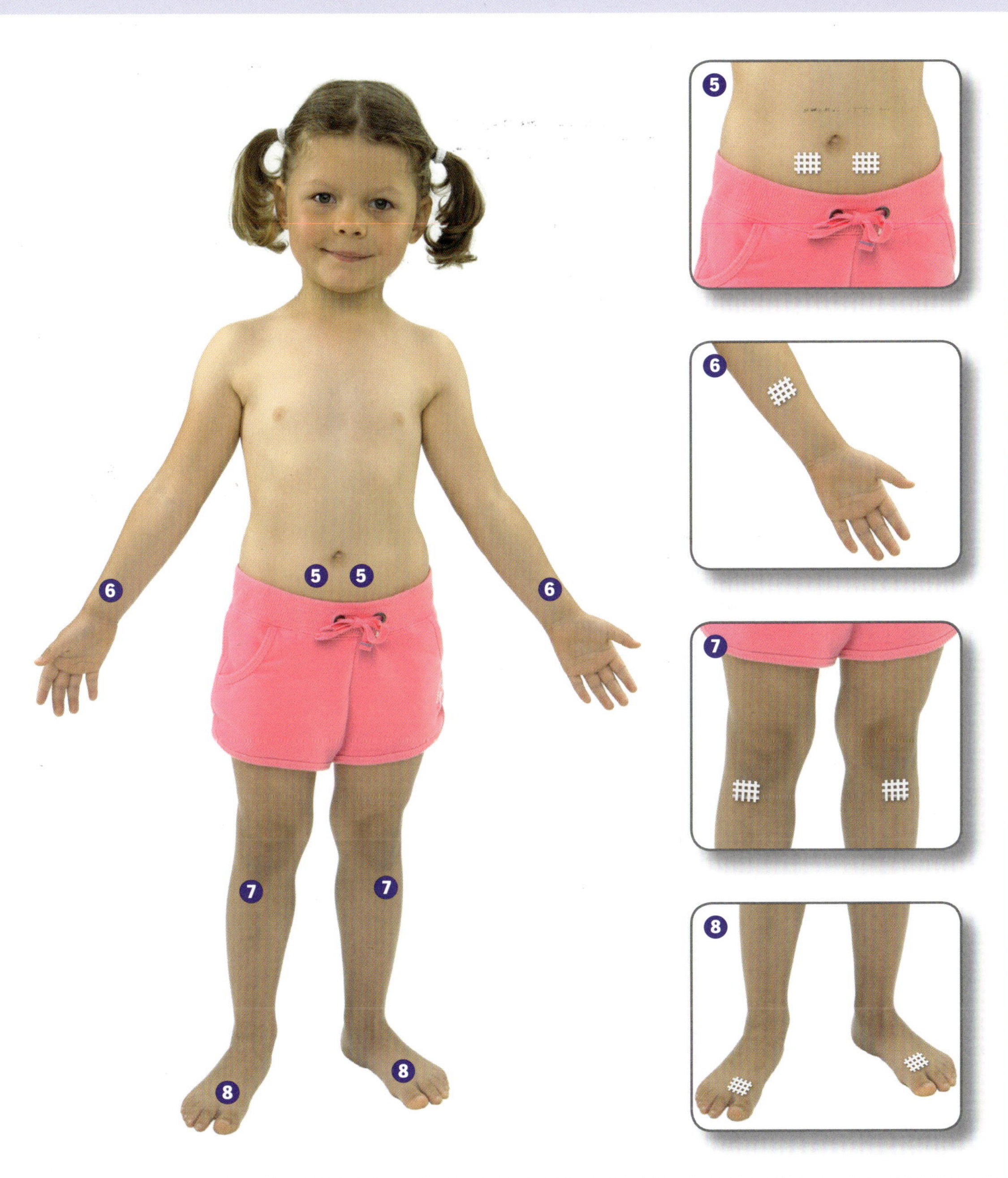

Gitter-Taping

Bauchschmerzen

Hinweis: Kann Verkrampfungen lösen und das normale Körpergeschehen wieder herstellen.

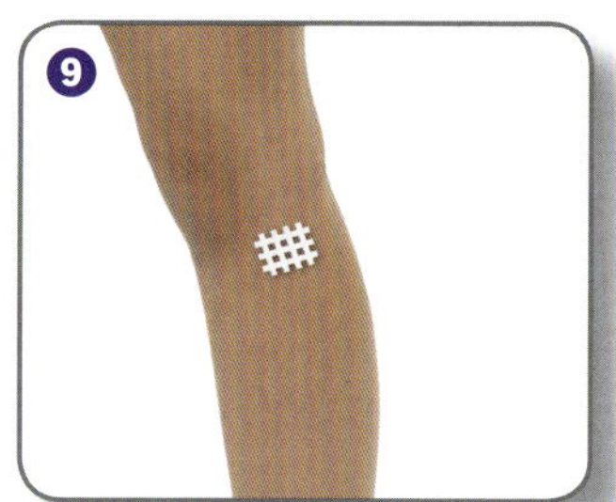

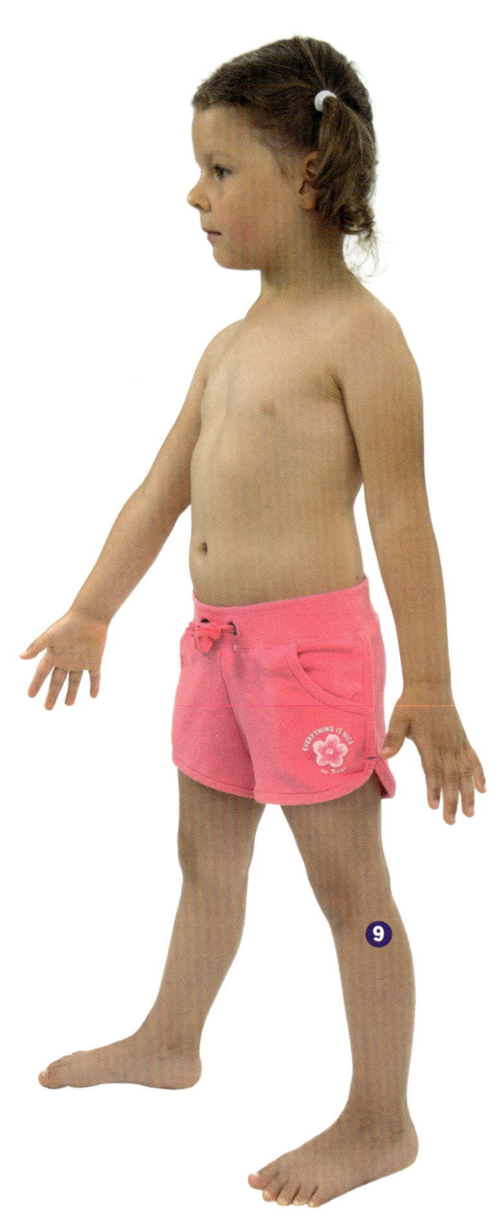

Gitter-Taping

Bauchschmerzen

Hinweis: Kann Verkrampfungen lösen und das normale Körpergeschehen wieder herstellen.

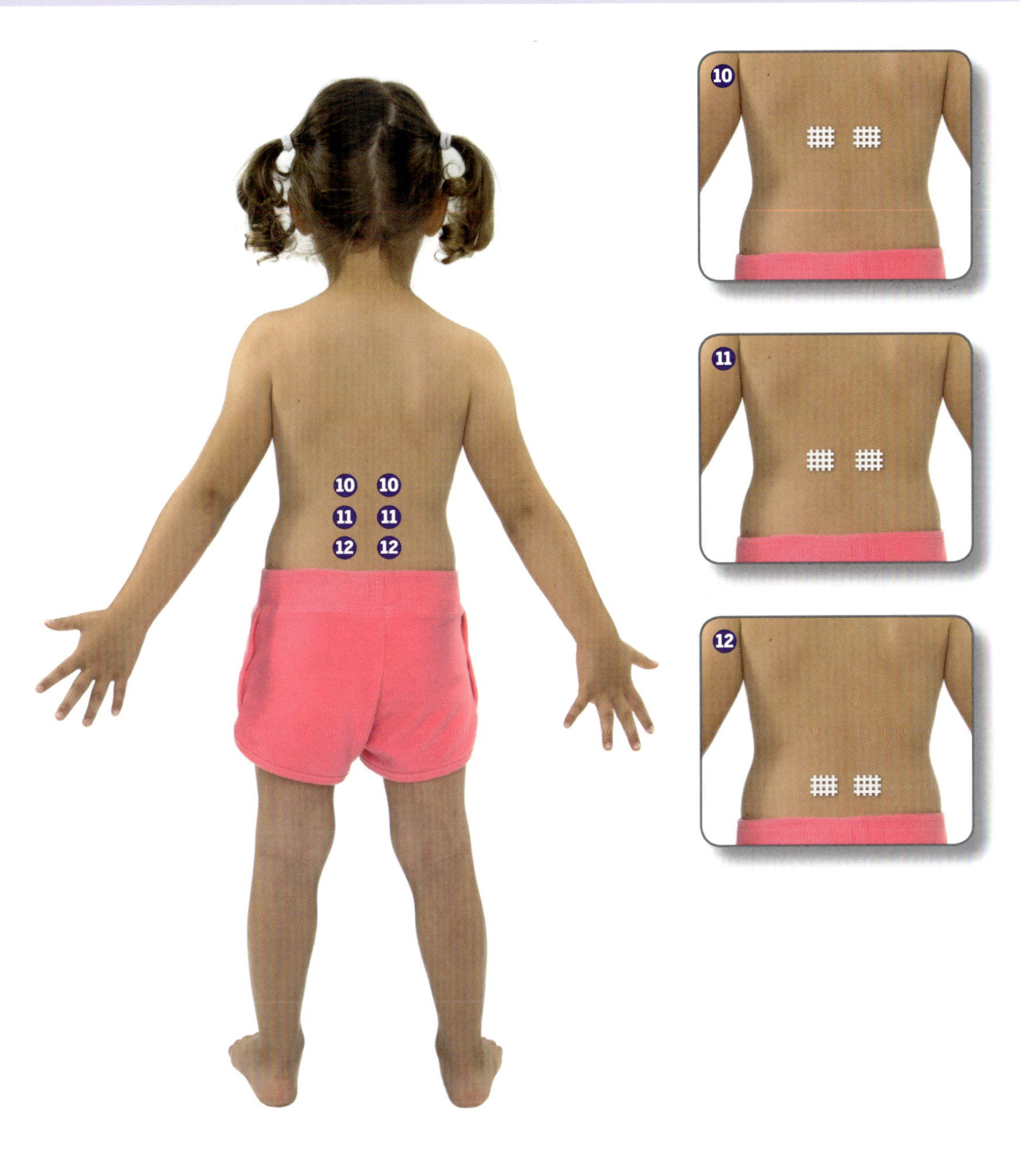

Gitter-Taping

Bettnässen

Hinweis: Kann Blockaden lösen und somit die Funktion der Blase regulieren und wirksam unterstützen.

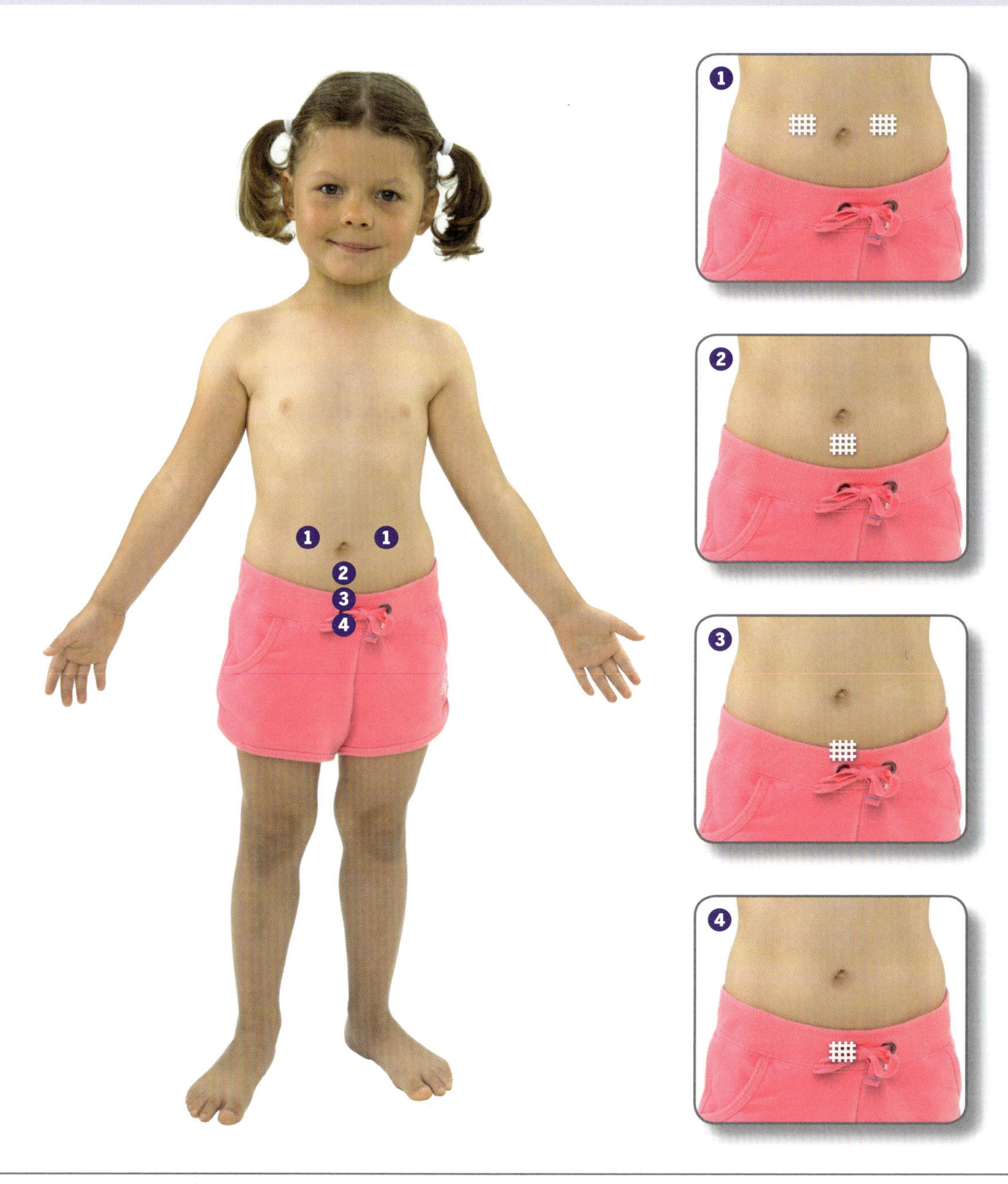

Gitter-Taping

Bettnässen

Hinweis: Kann Blockaden lösen und somit die Funktion der Blase regulieren und wirksam unterstützen.

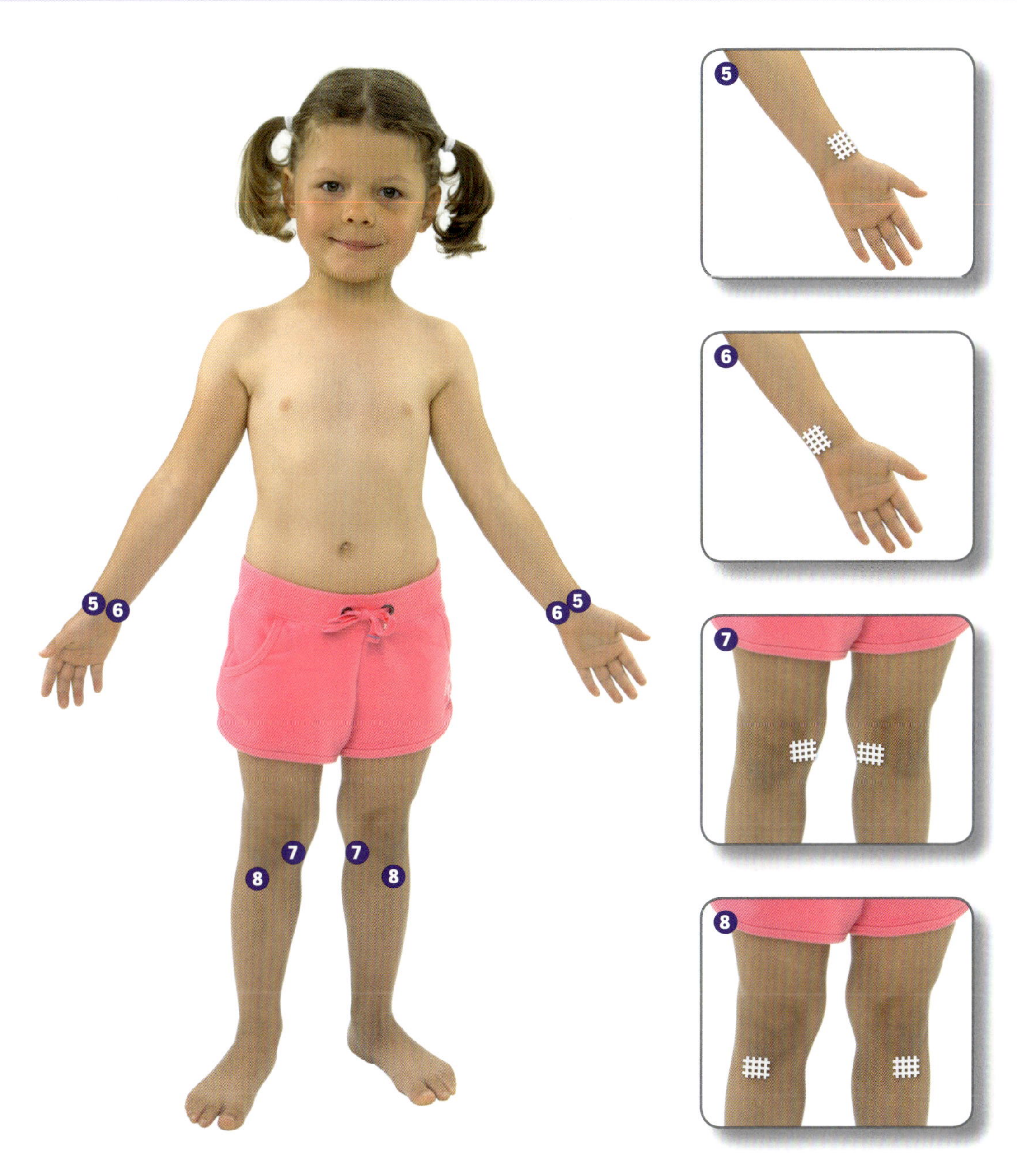

Gitter-Taping

Bettnässen

Hinweis: Kann Blockaden lösen und somit die Funktion der Blase regulieren und wirksam unterstützen.

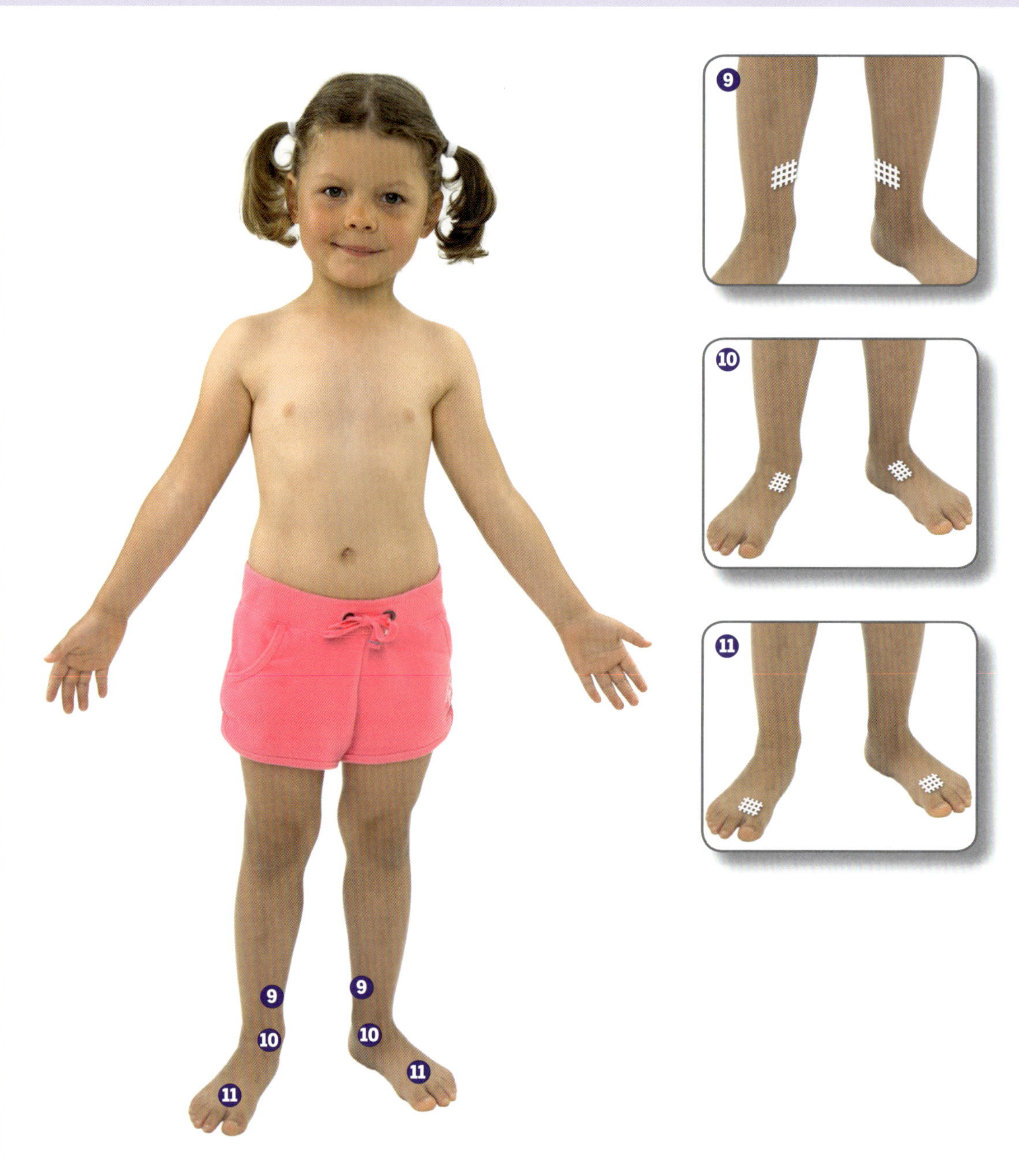

Gitter-Taping

Bettnässen

Hinweis: Kann Blockaden lösen und somit die Funktion der Blase regulieren und wirksam unterstützen.

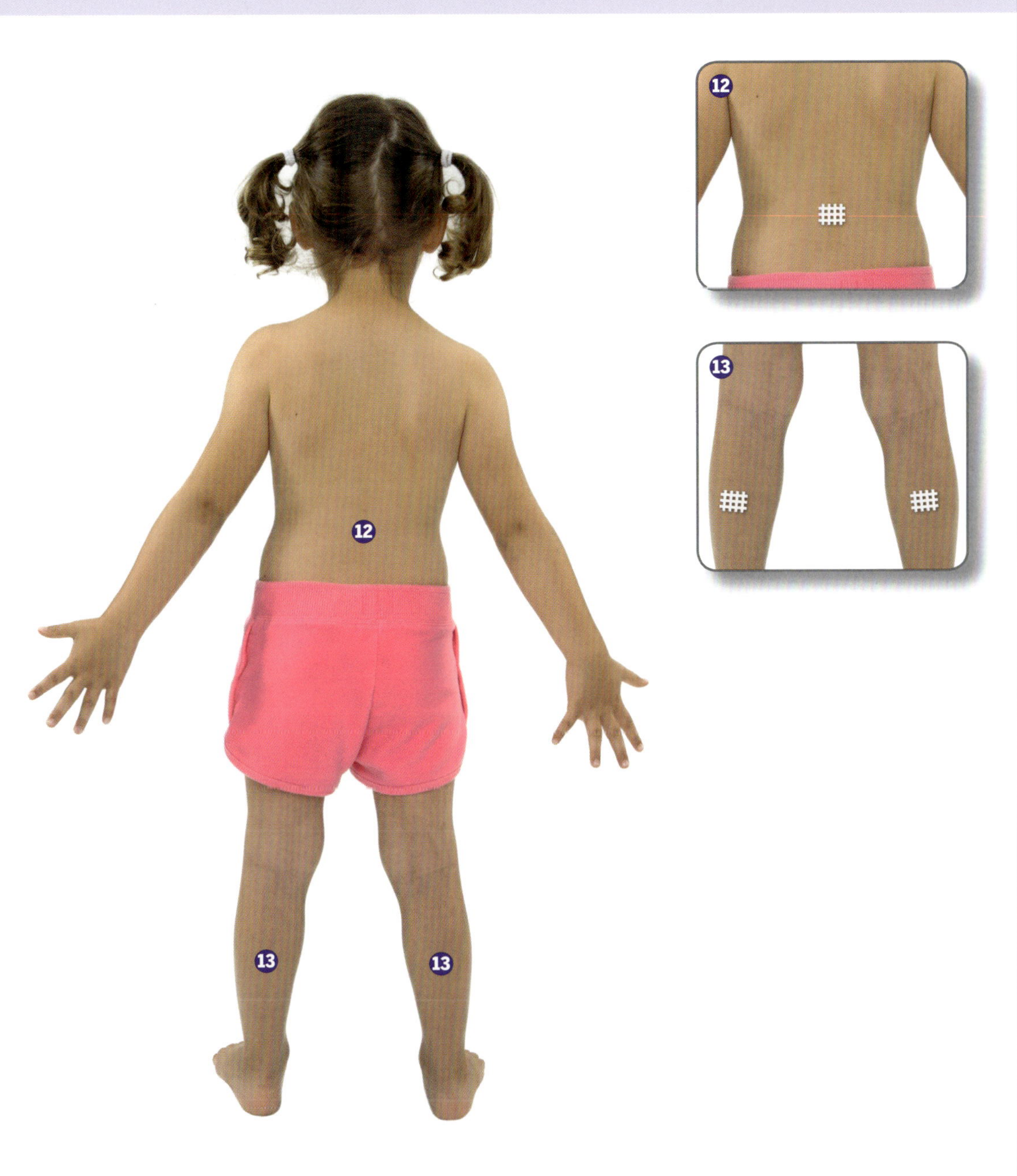

Gitter-Taping

Bettnässen

Hinweis: Kann Blockaden lösen und somit die Funktion der Blase regulieren und wirksam unterstützen.

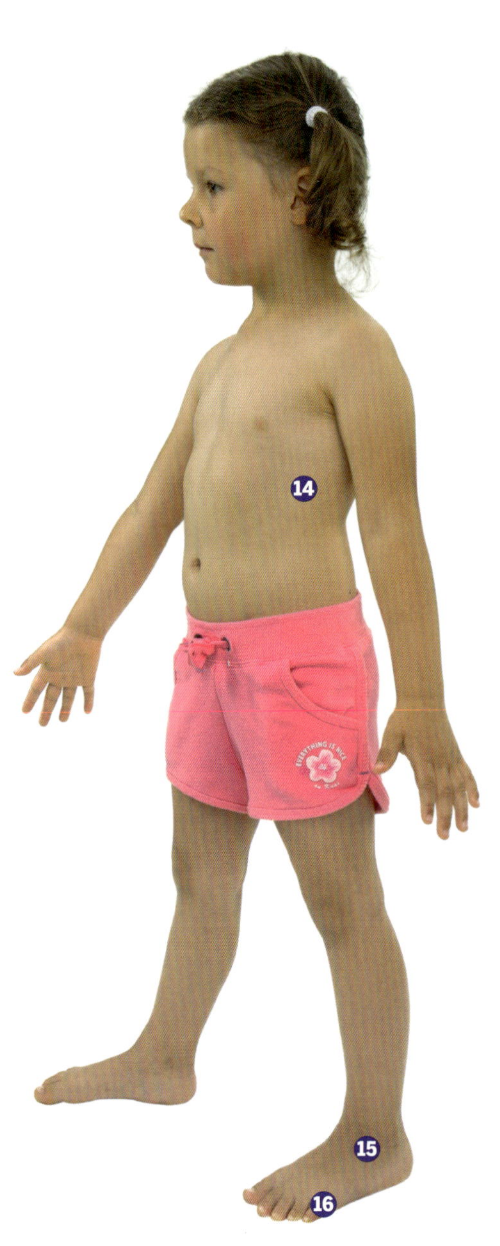

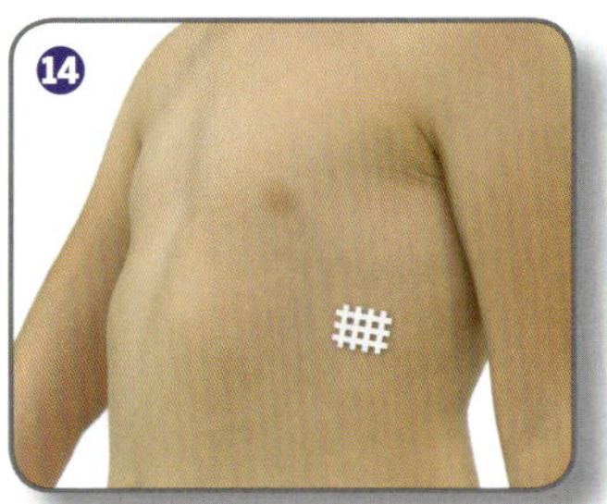

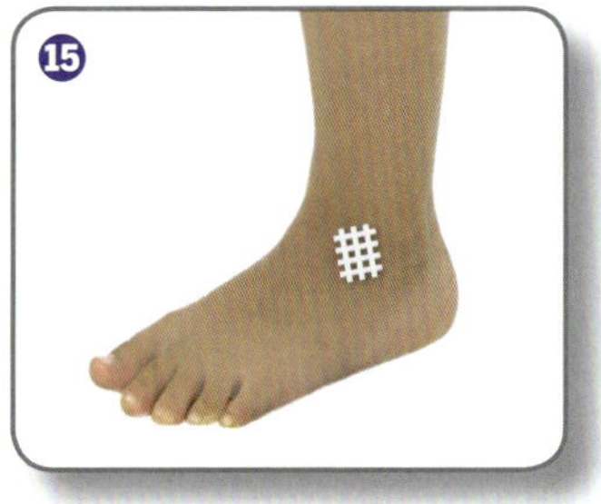

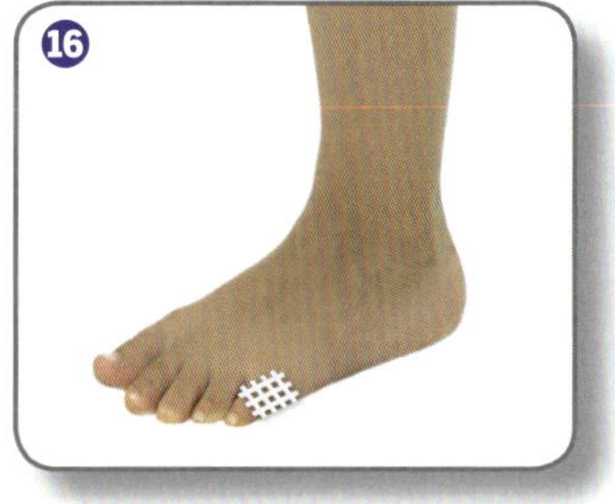

Gitter-Taping

Bettnässen

Hinweis: Kann Blockaden lösen und somit die Funktion der Blase regulieren und wirksam unterstützen.

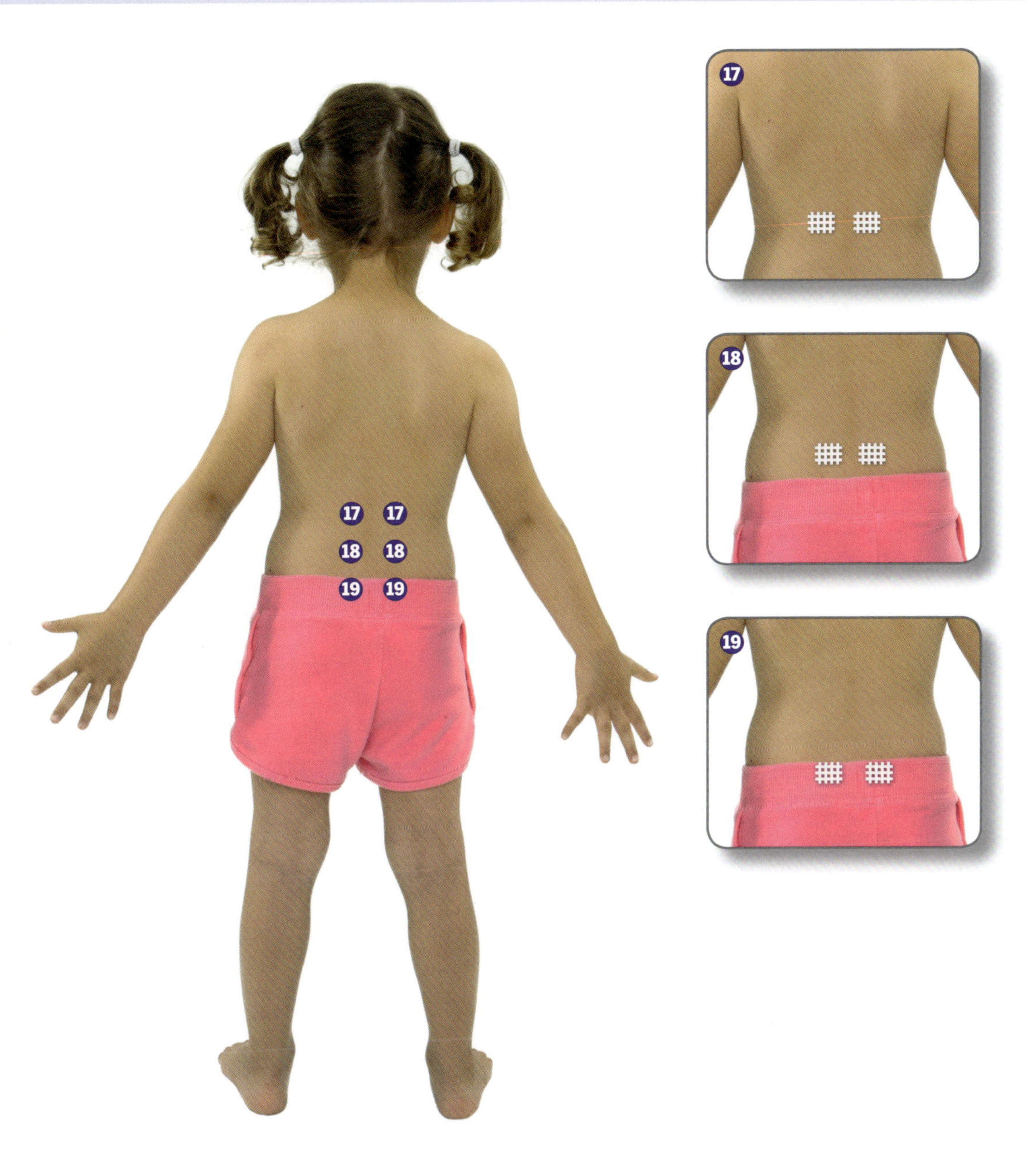

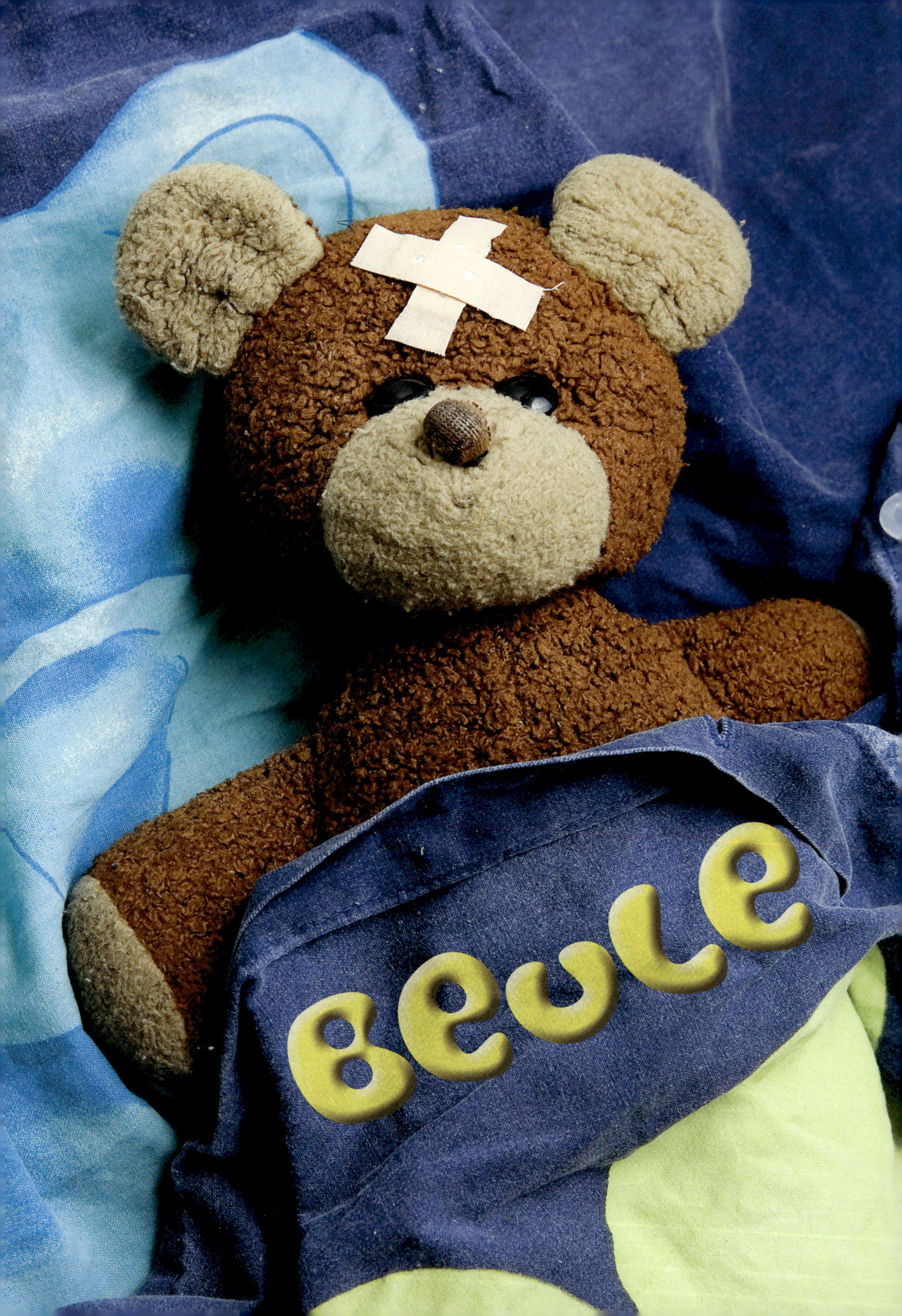
Beule

Gitter-Taping

Beule/blauer Fleck

Hinweis: Gitterpflaster direkt auf den blauen Fleck kleben. Reduziert die Schmerzen, beschleunigt das Abschwellen (oder verhindert bei rechtzeitigem Aufkleben ein Anschwellen) und unterstützt den Abheilungsprozess.

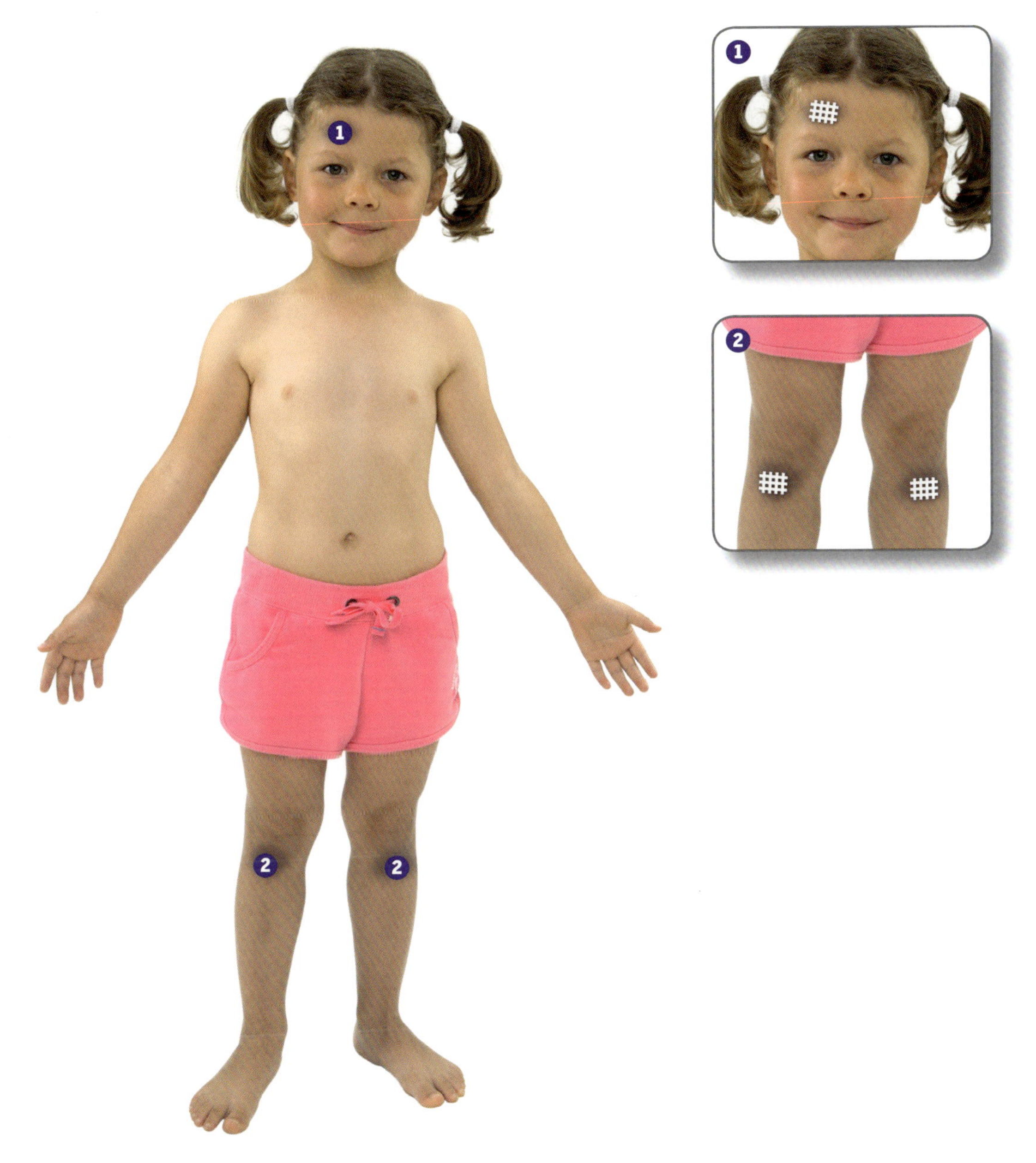

Gitter-Taping

Blähungen

Hinweis: Durch Lösen von Blockaden kann der Darm oftmals wieder besser arbeiten.

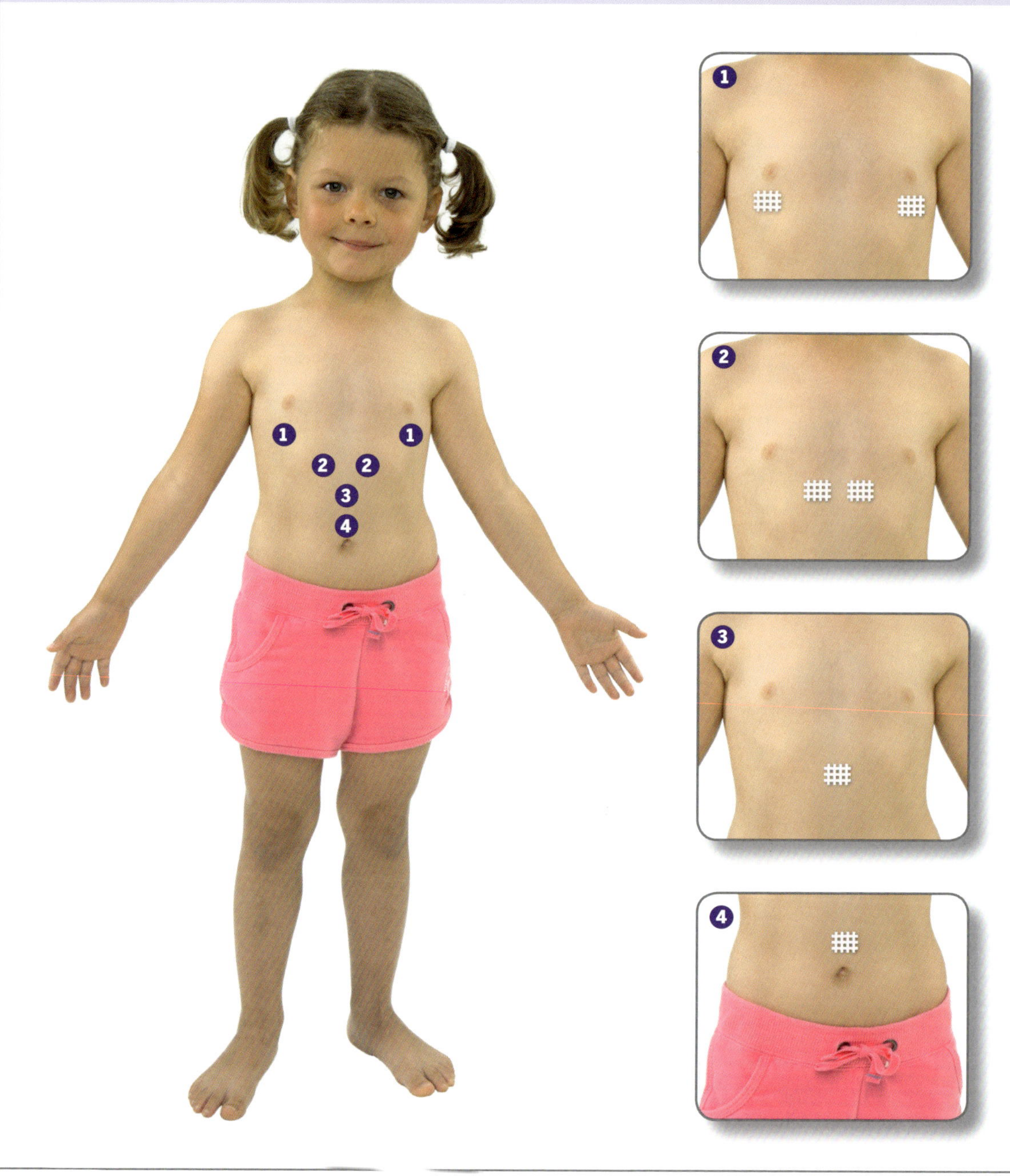

Gitter-Taping

Blähungen

Hinweis: Durch Lösen von Blockaden kann der Darm oftmals wieder besser arbeiten.

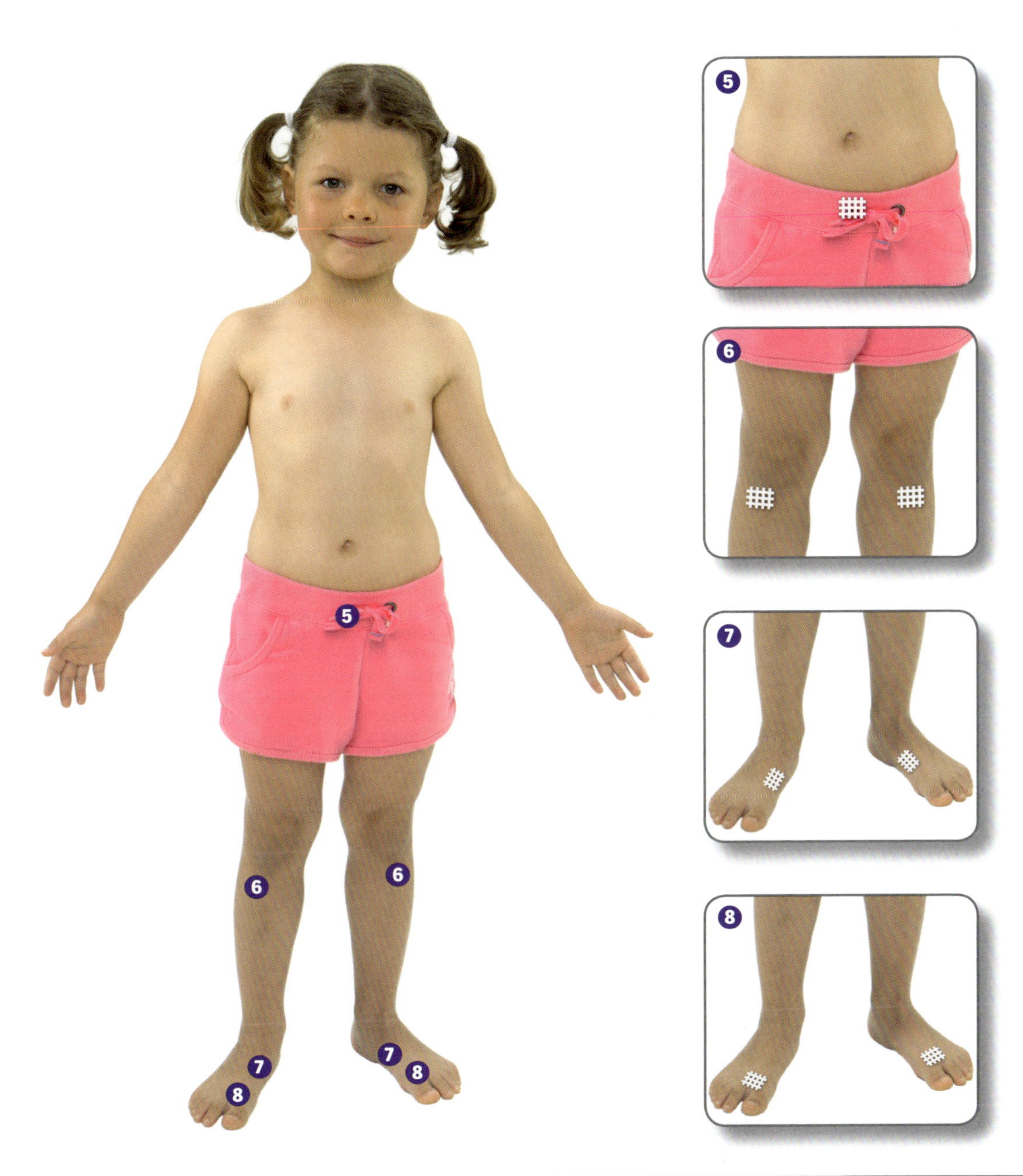

Gitter-Taping

Blähungen

Hinweis: Durch Lösen von Blockaden kann der Darm oftmals wieder besser arbeiten.

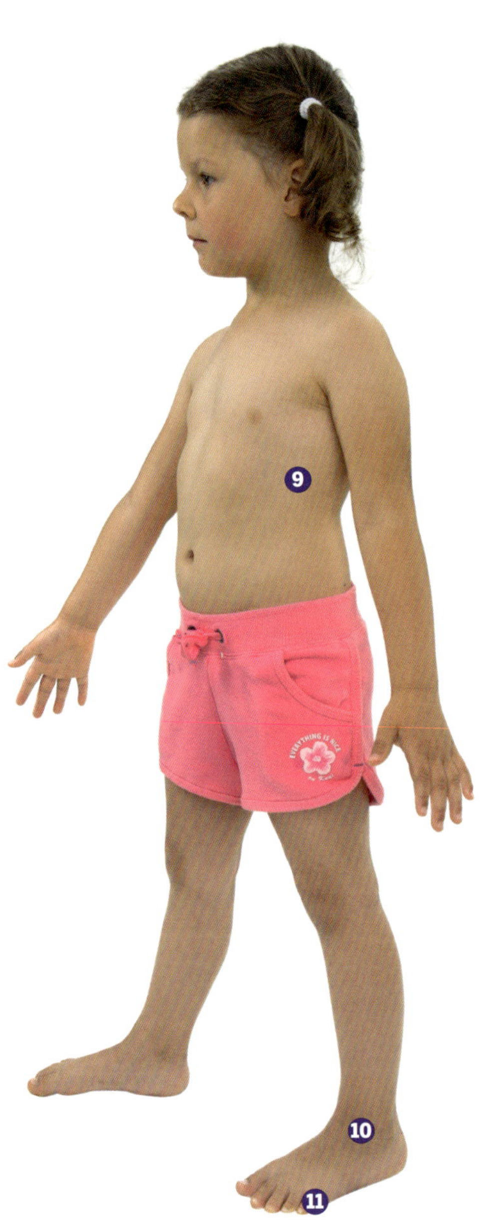

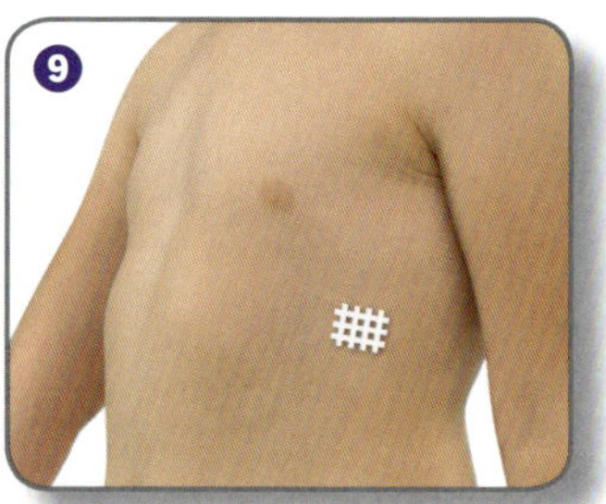

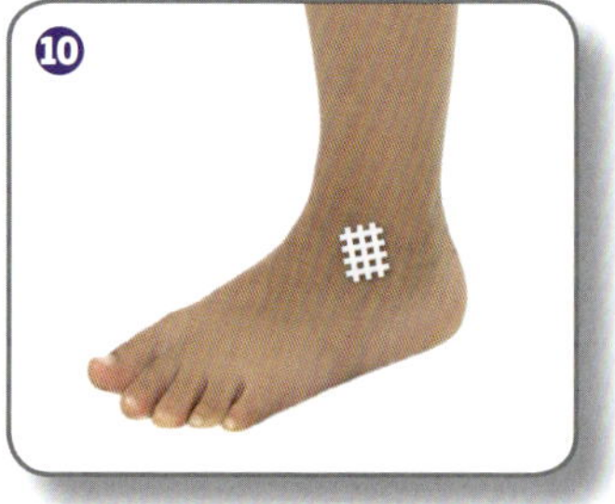

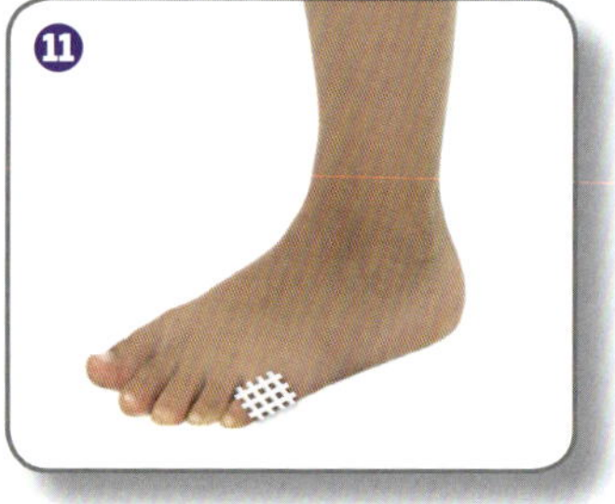

Gitter-Taping

Blähungen

Hinweis: Durch Lösen von Blockaden kann der Darm oftmals wieder besser arbeiten.

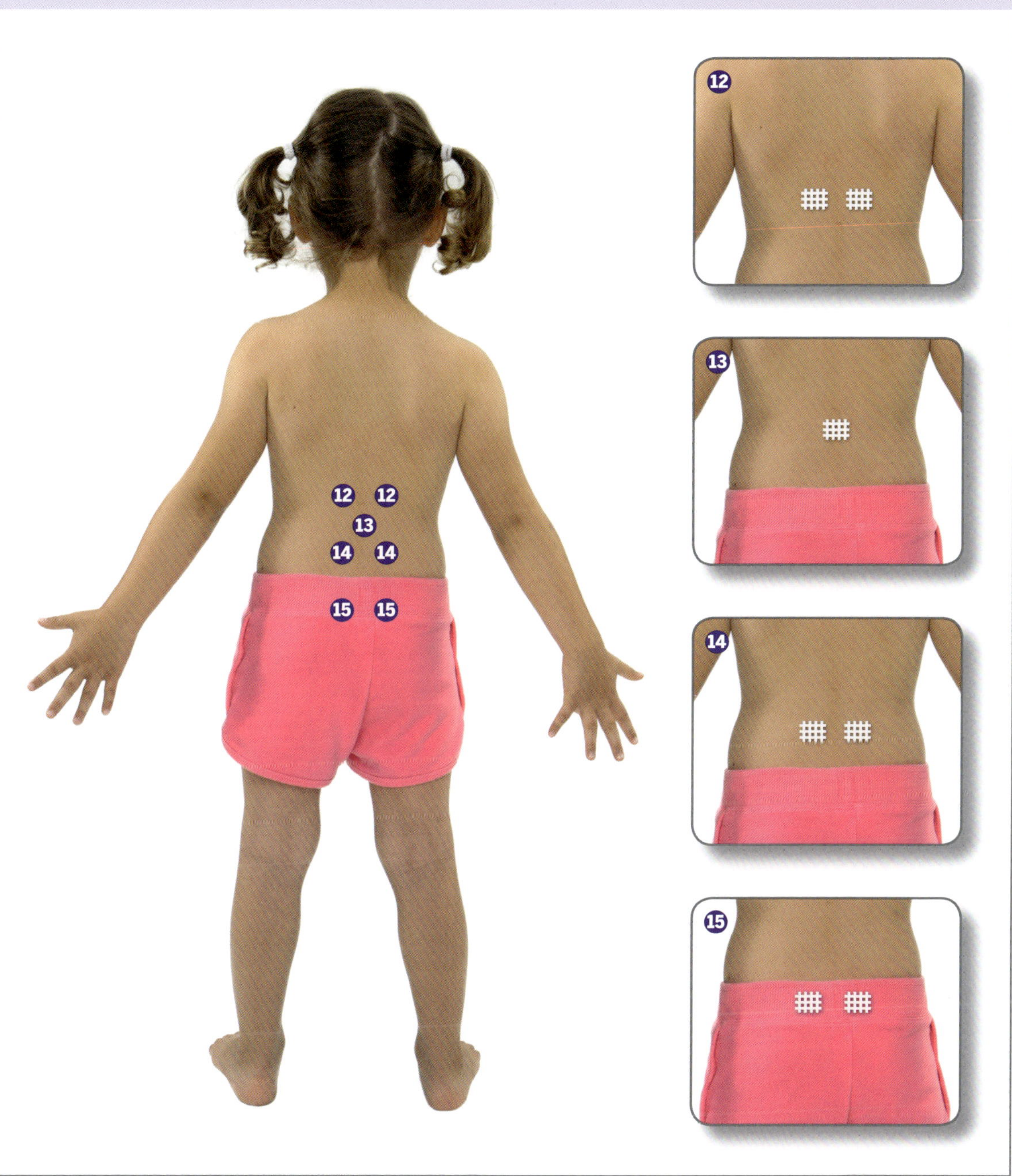

Gitter-Taping

Blähungen

Hinweis: Durch Lösen von Blockaden kann der Darm oftmals wieder besser arbeiten.

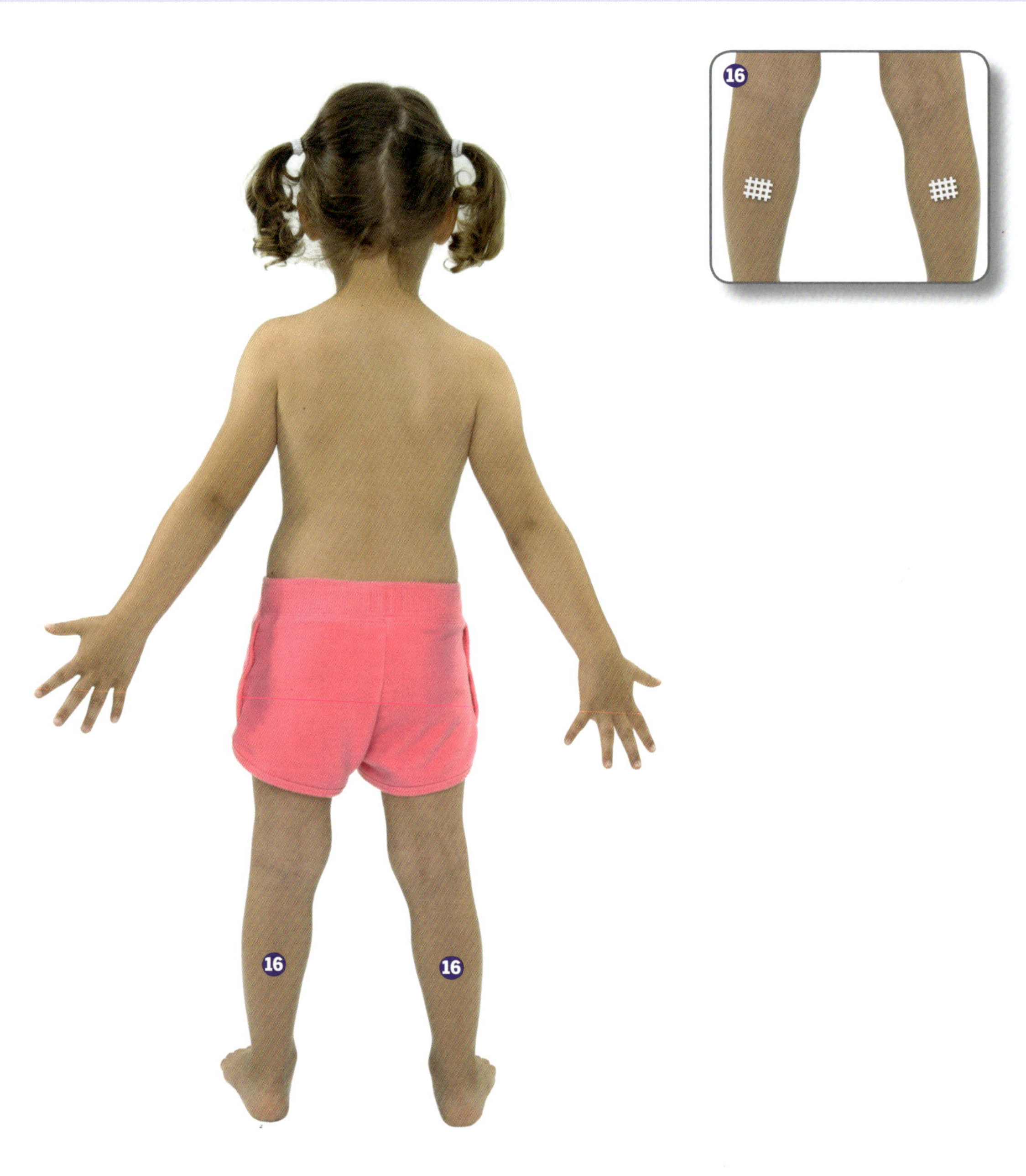

Gitter-Taping

Bronchitis akut

Hinweis: Kann die Ausheilungszeit unterstützen und die Symptome lindern. Unterstützt die Schlafphase, kann den Husten lösen und die Atmungsorgane regulieren.

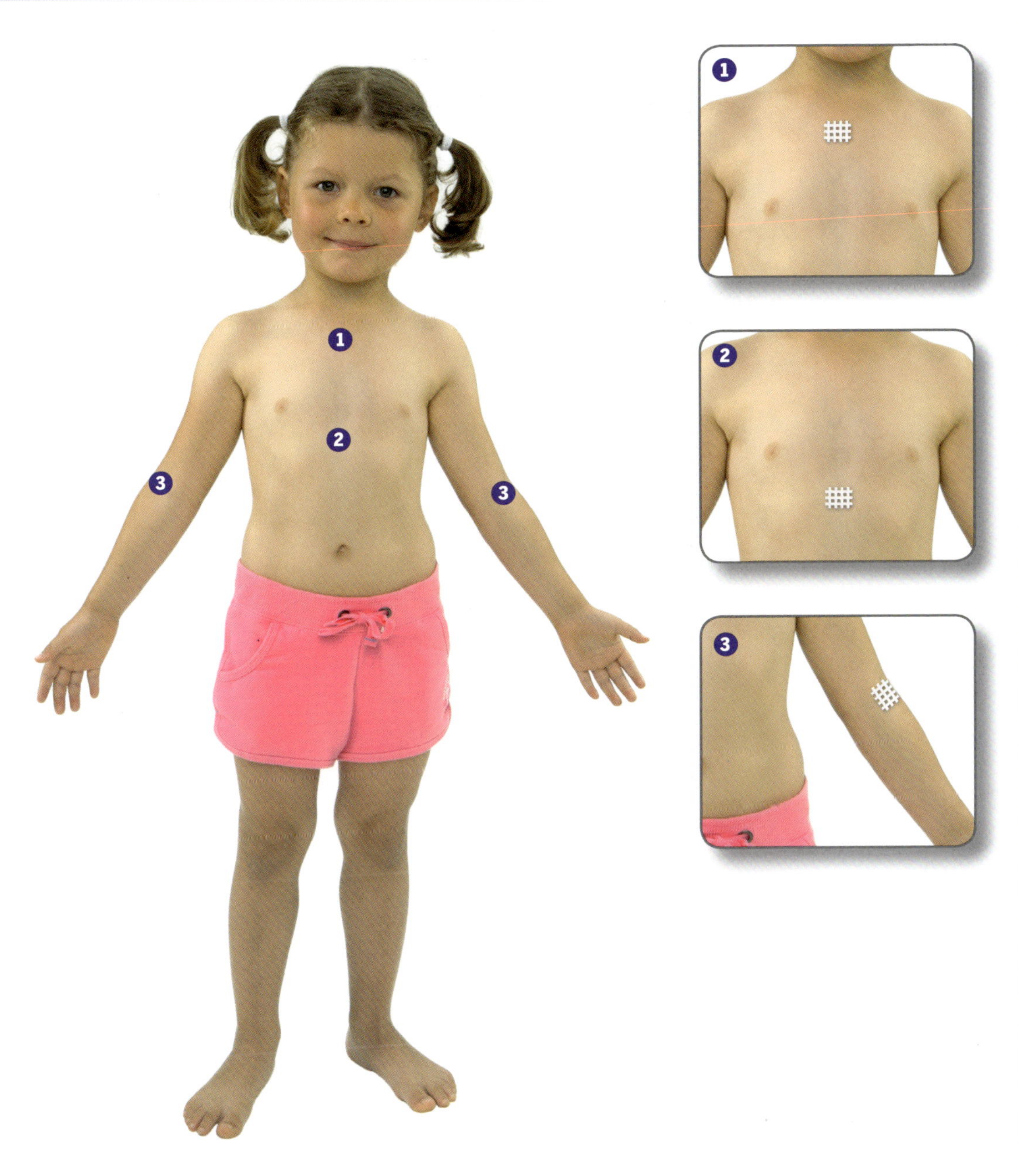

Gitter-Taping

Bronchitis akut

Hinweis: Kann die Ausheilungszeit unterstützen und die Symptome lindern. Unterstützt die Schlafphase, kann den Husten lösen und die Atmungsorgane regulieren.

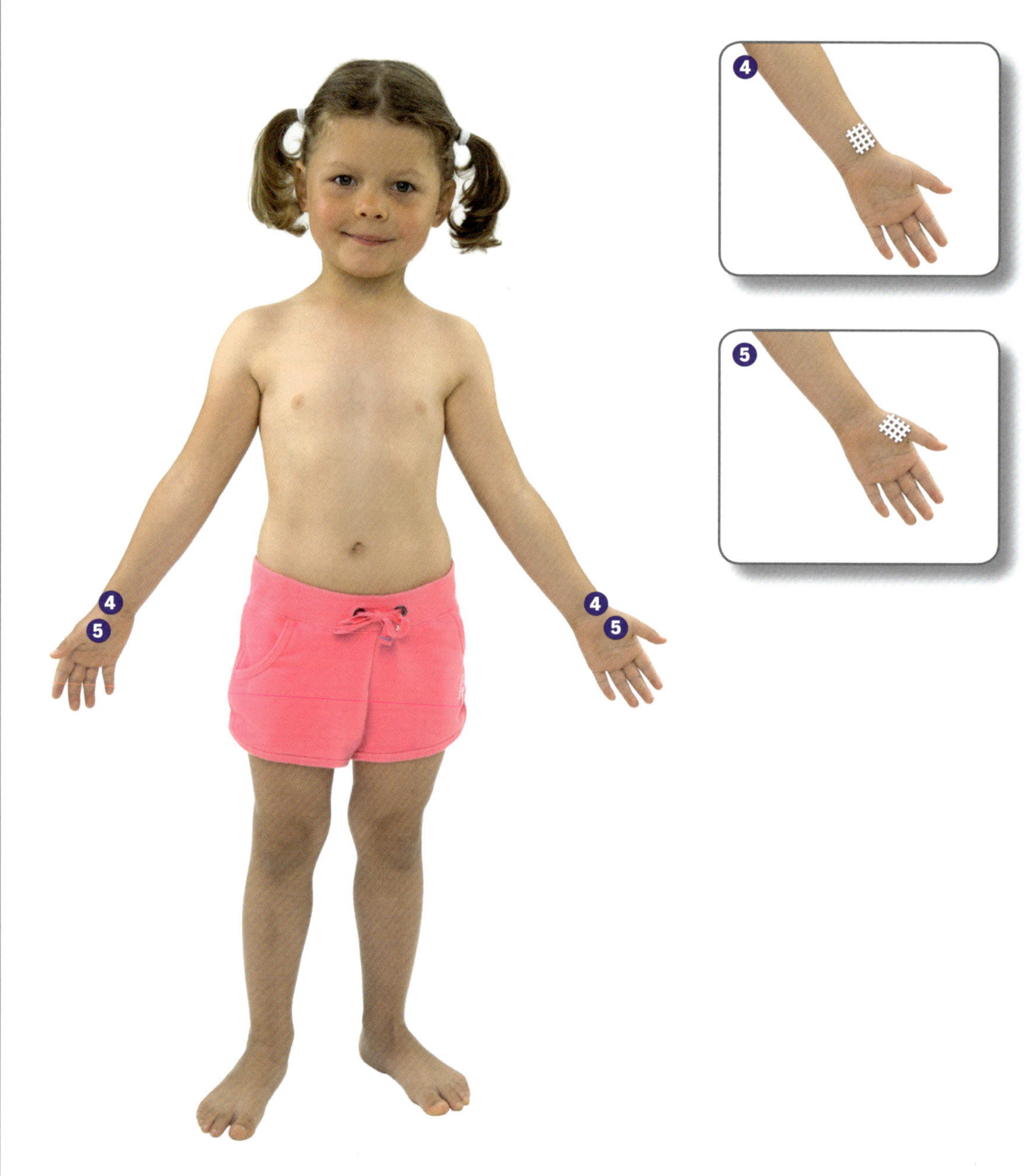

Gitter-Taping

Bronchitis akut

Hinweis: Kann die Ausheilungszeit unterstützen und die Symptome lindern. Unterstützt die Schlafphase, kann den Husten lösen und die Atmungsorgane regulieren.

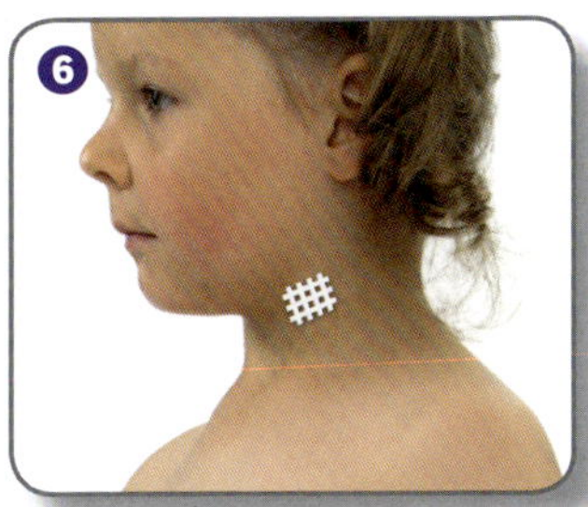

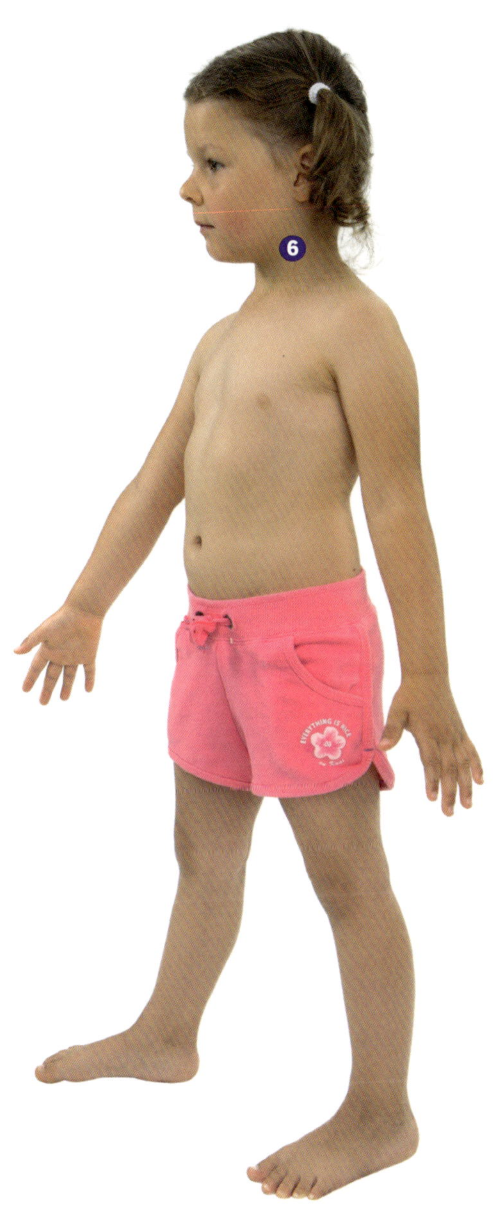

Gitter-Taping

Bronchitis akut

Hinweis: Kann die Ausheilungszeit unterstützen und die Symptome lindern. Unterstützt die Schlafphase, kann den Husten lösen und die Atmungsorgane regulieren.

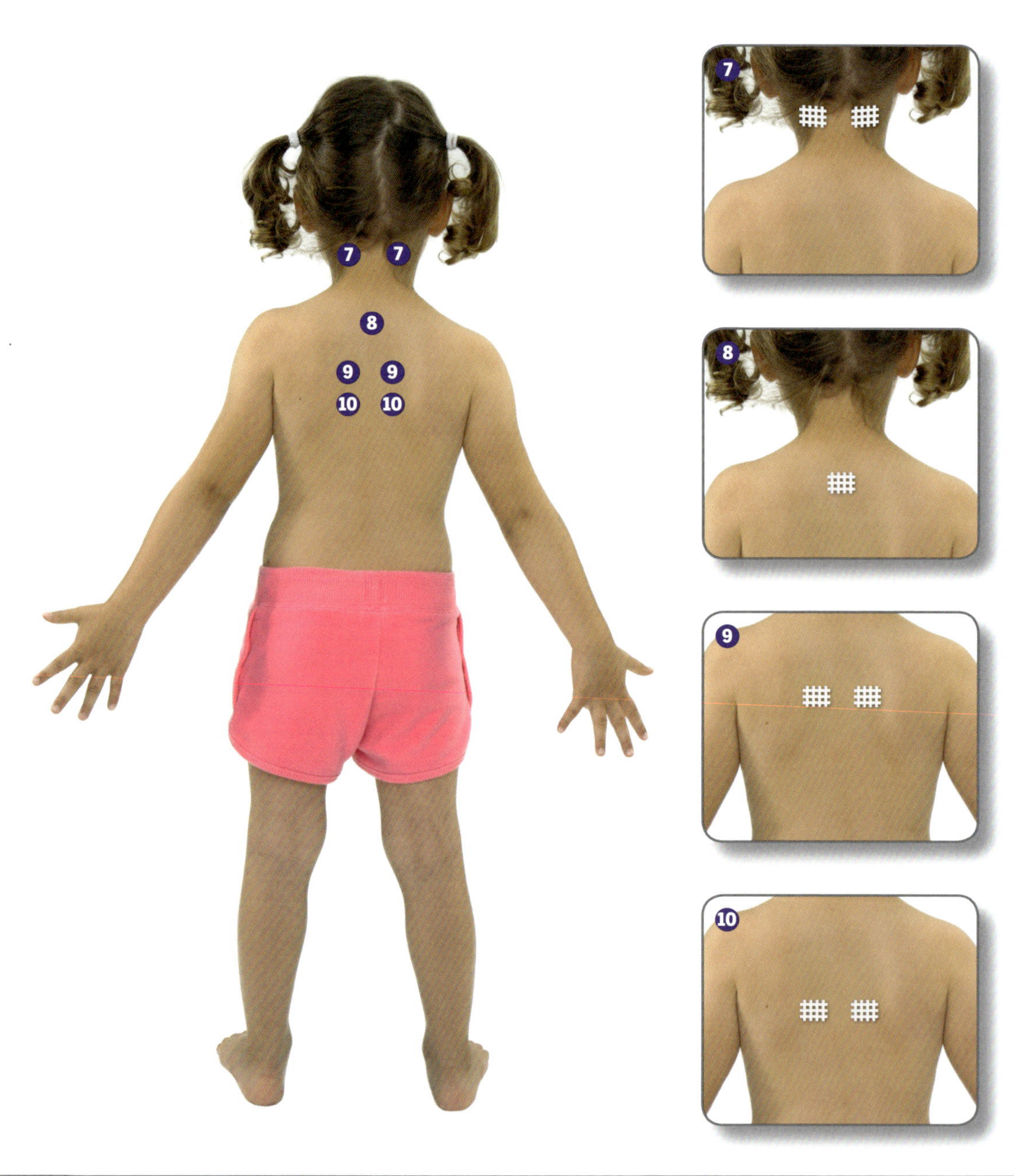

Gitter-Taping

Bronchitis akut

Hinweis: Kann die Ausheilungszeit unterstützen und die Symptome lindern. Unterstützt die Schlafphase, kann den Husten lösen und die Atmungsorgane regulieren.

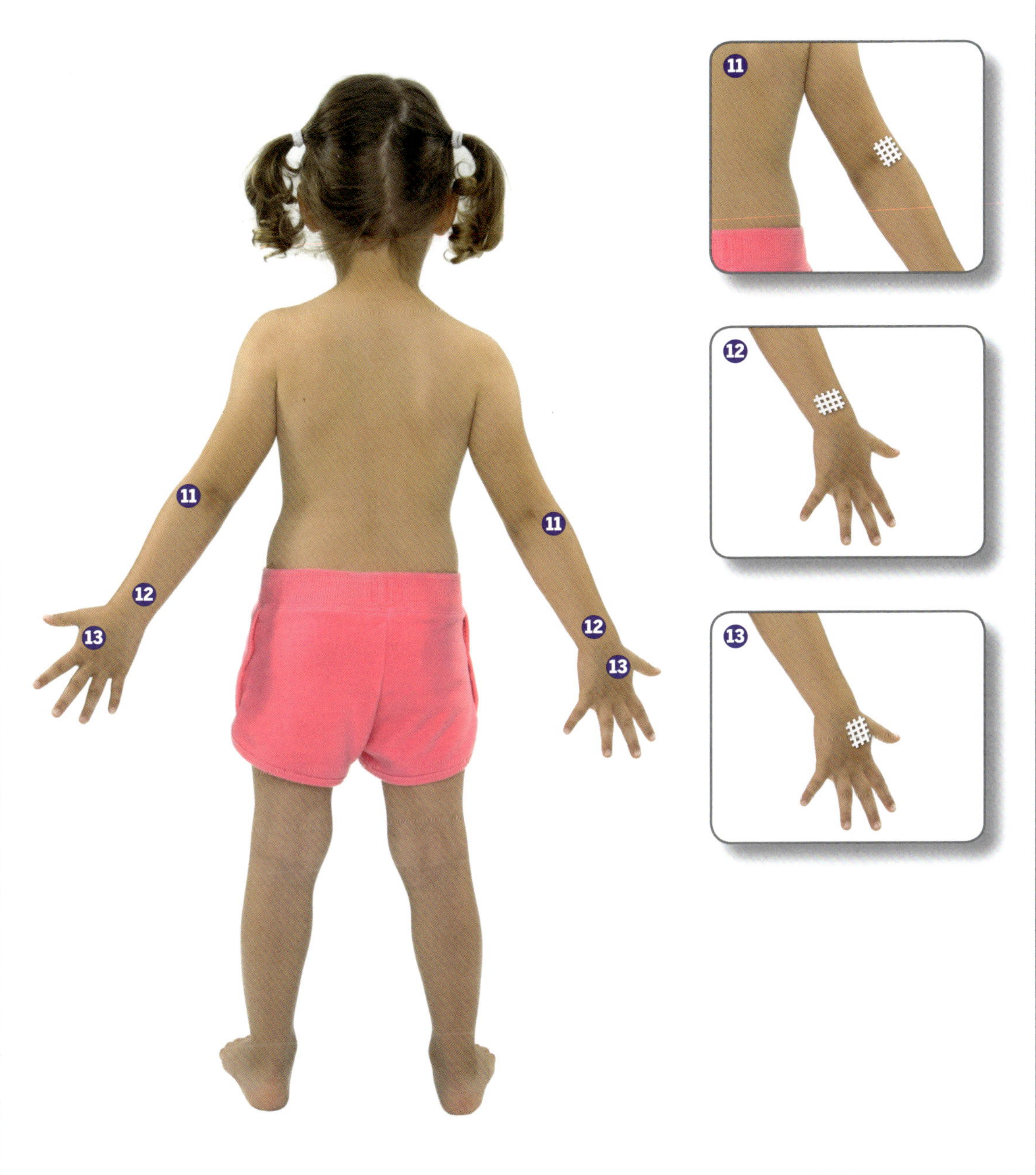

Bronchitis

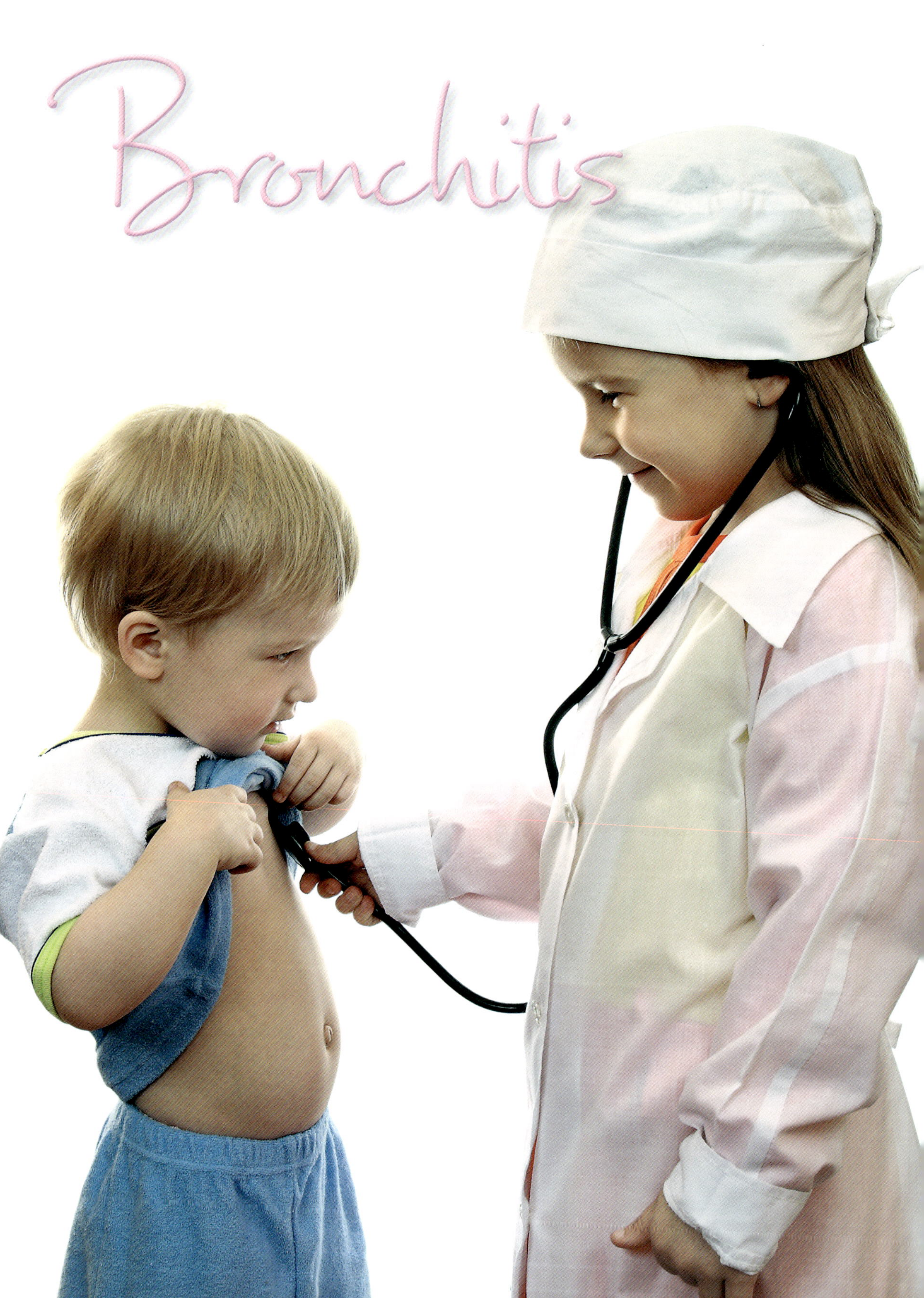

Gitter-Taping

Bronchitis chronisch

Hinweis: Durch Lösen von Blockaden, kann der Körper selbst eingreifen und ist in der Lage die Symptome oftmals selbst auszuheilen.

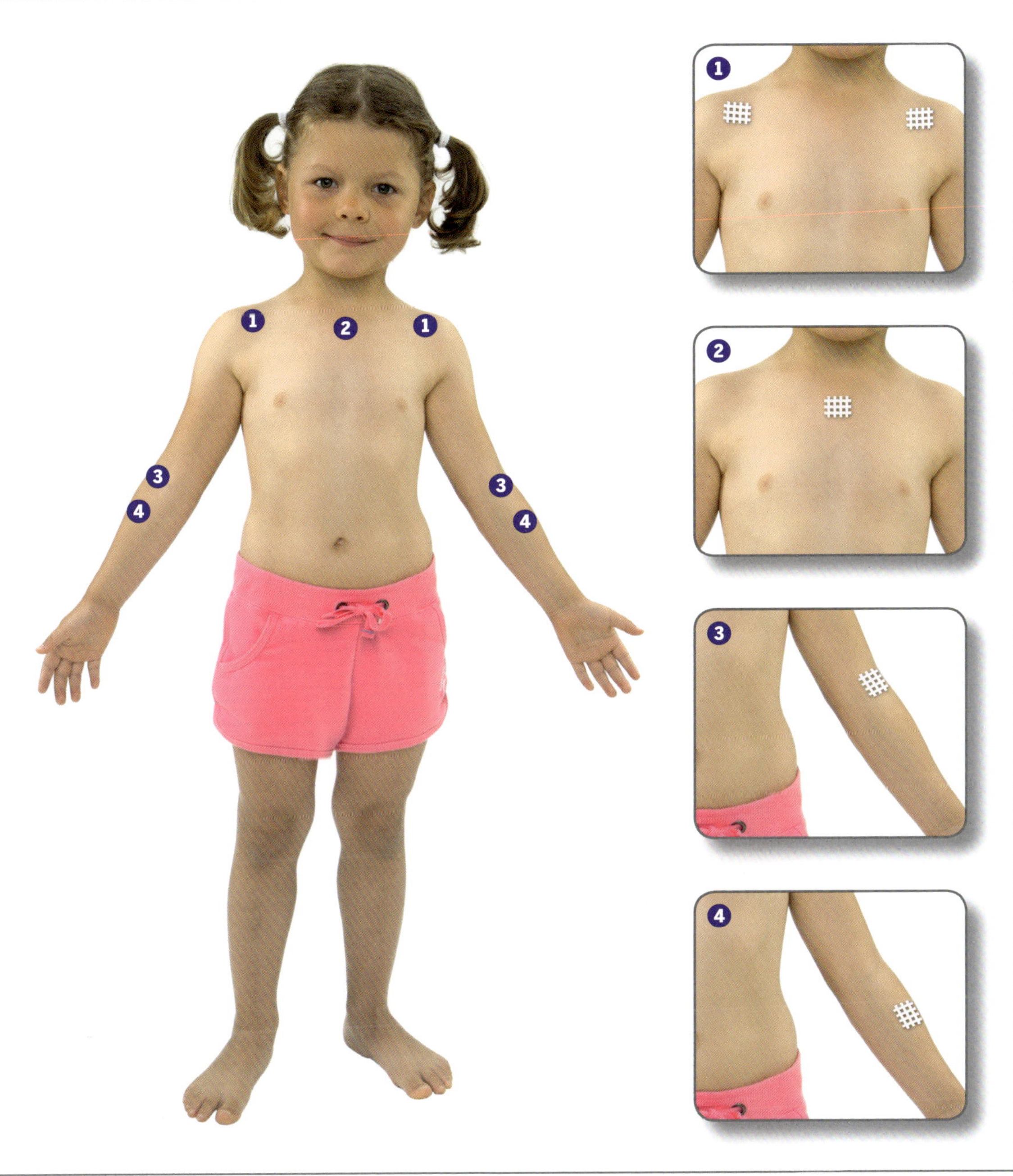

Gitter-Taping

Bronchitis chronisch

Hinweis: Durch Lösen von Blockaden, kann der Körper selbst eingreifen und ist in der Lage die Symptome oftmals selbst auszuheilen.

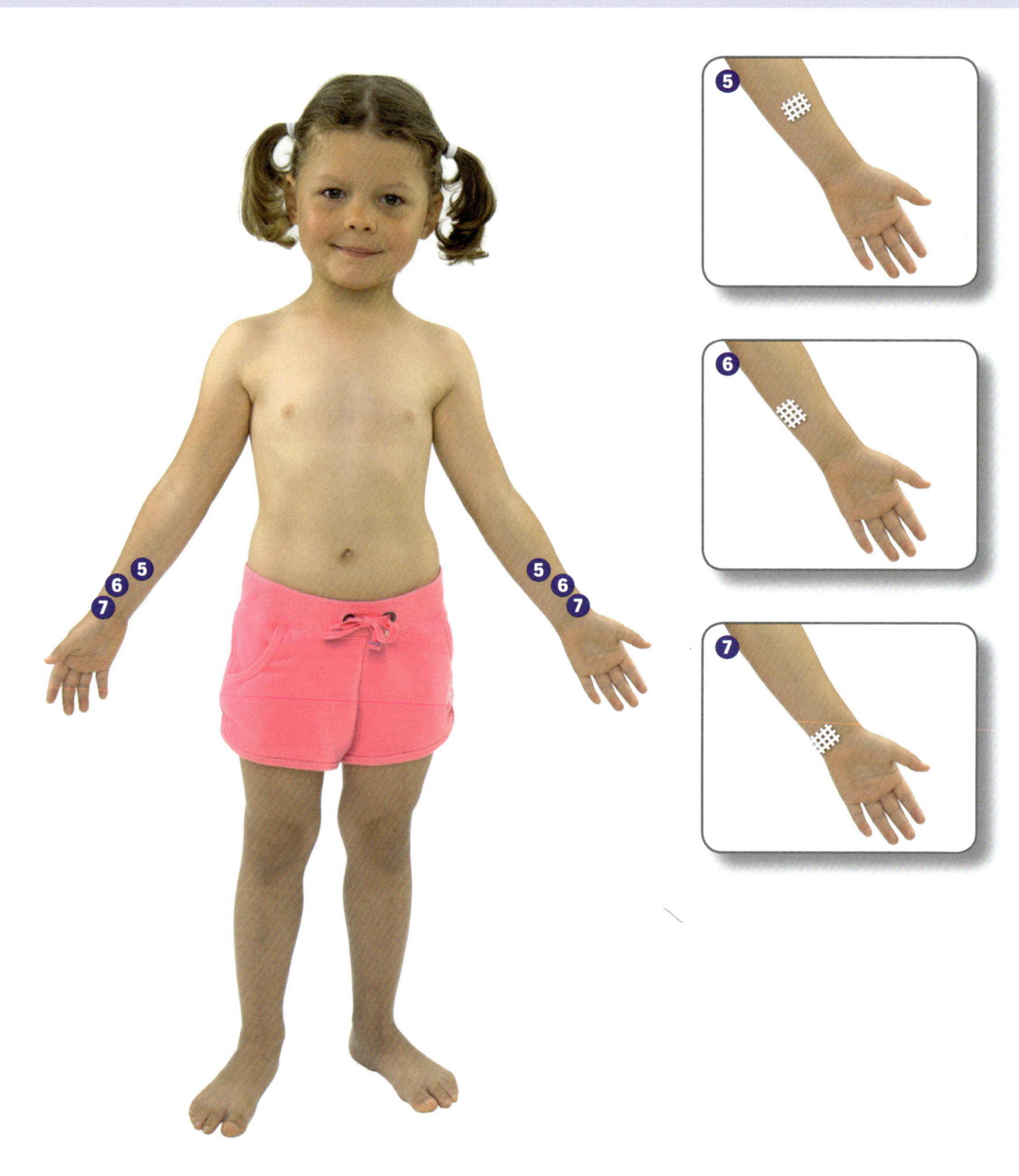

Gitter-Taping

Bronchitis chronisch

Hinweis: Durch Lösen von Blockaden, kann der Körper selbst eingreifen und ist in der Lage die Symptome oftmals selbst auszuheilen.

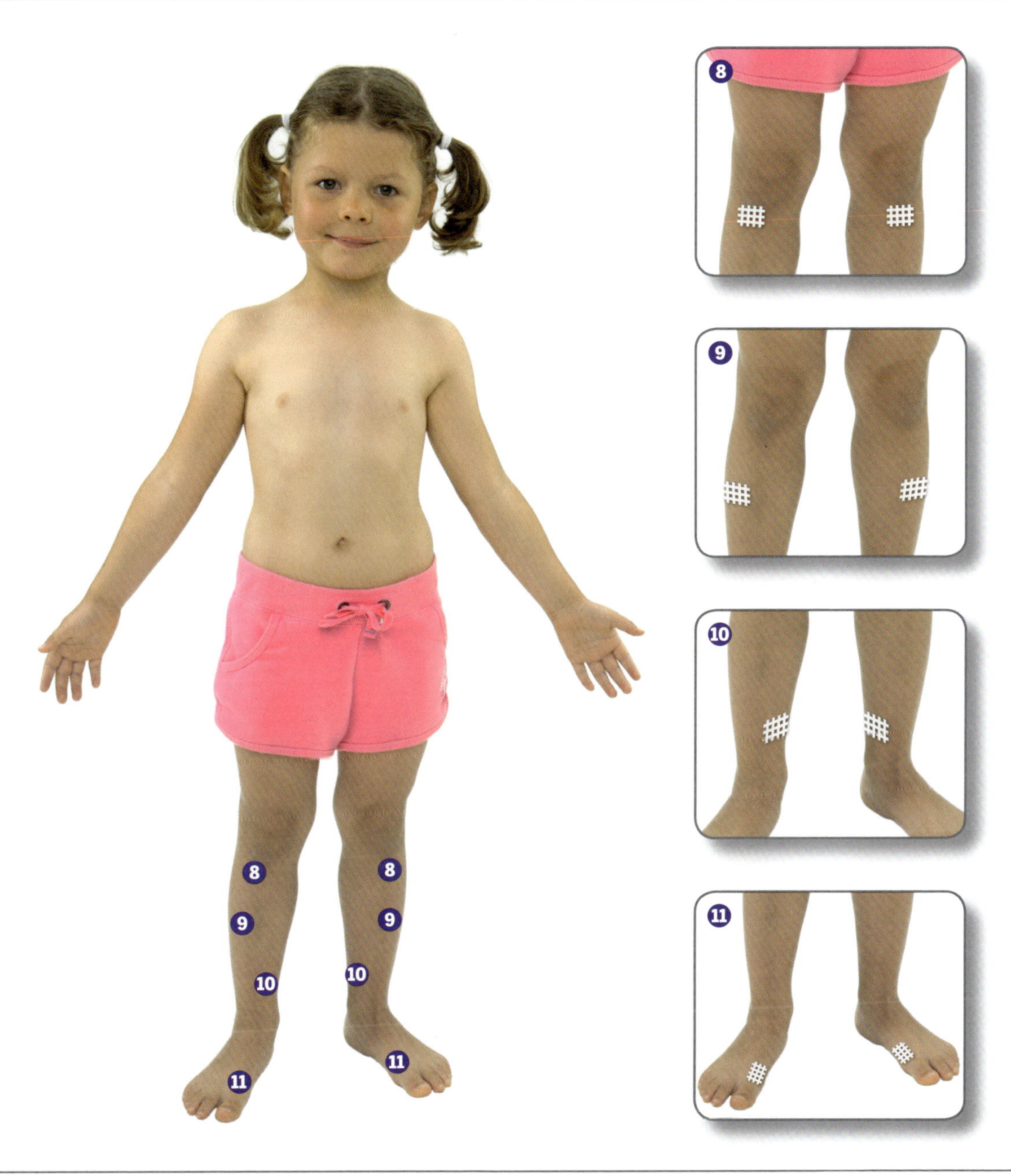

Gitter-Taping

Bronchitis chronisch

Hinweis: Durch Lösen von Blockaden, kann der Körper selbst eingreifen und ist in der Lage die Symptome oftmals selbst auszuheilen.

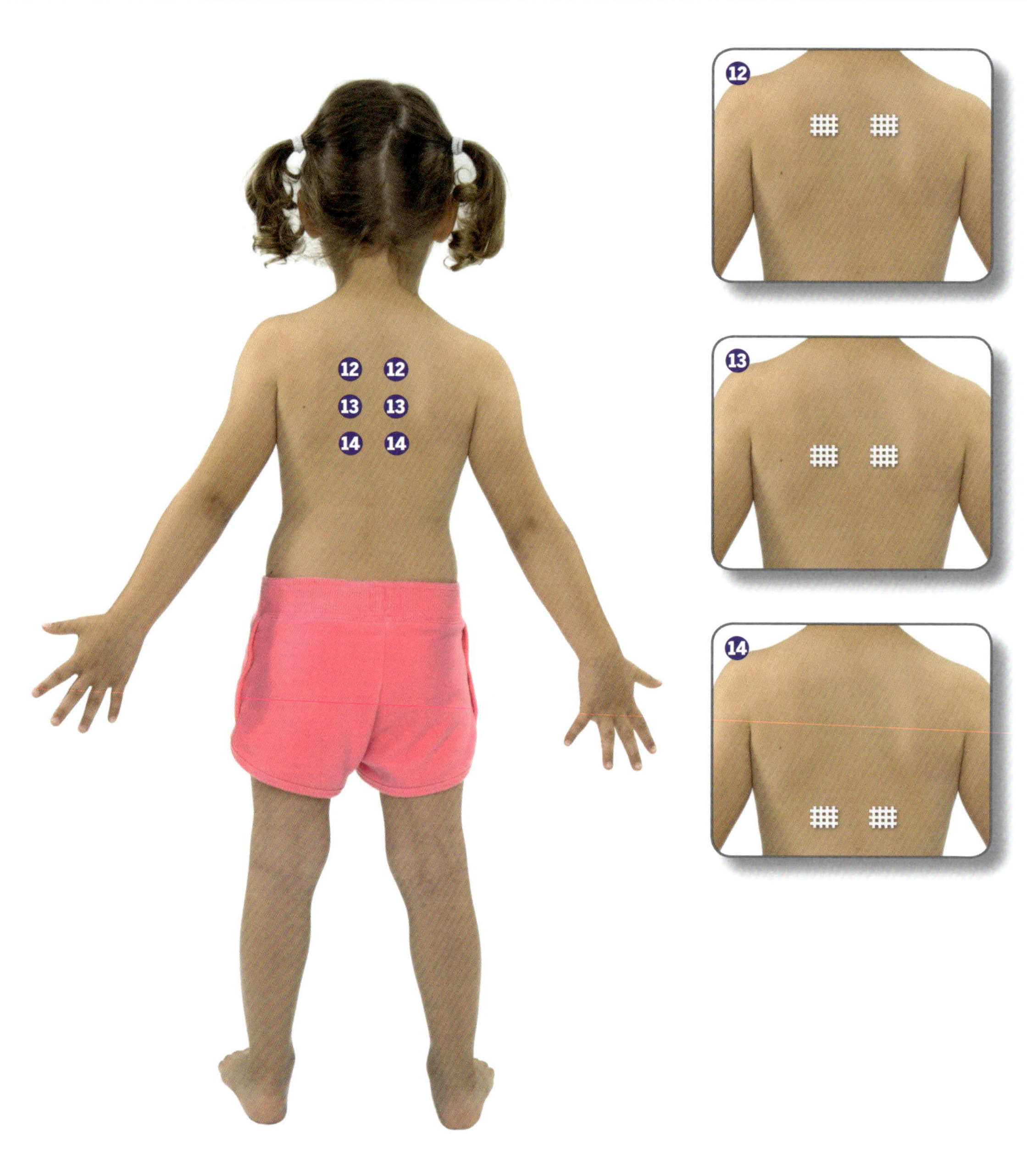

Gitter-Taping

Depressive Verstimmungen

Hinweis: Kann den Gemütszustand wieder aufhellen und den Körper wieder ins Gleichgewicht bringen.

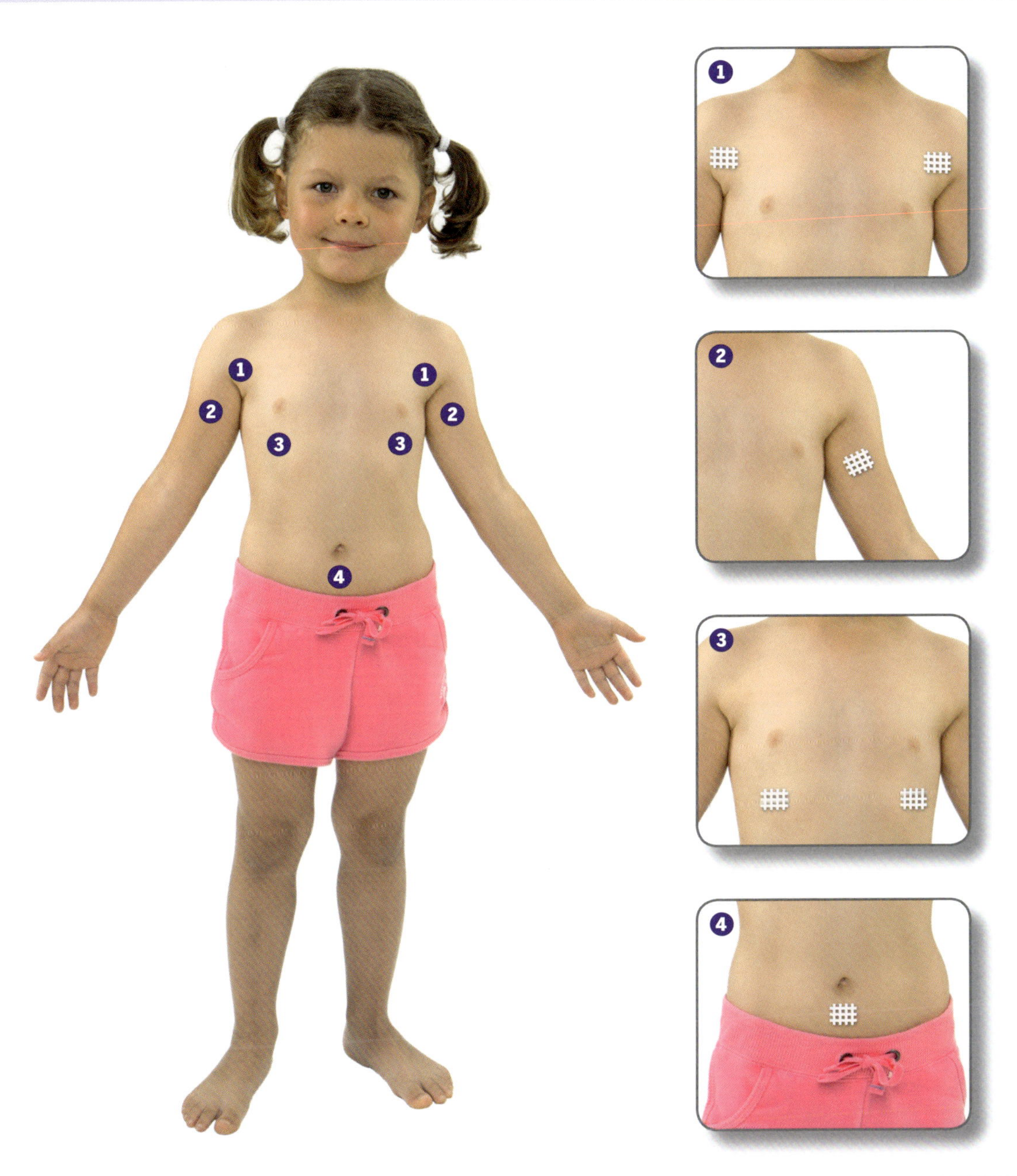

Gitter-Taping

Depressive Verstimmungen

Hinweis: Kann den Gemütszustand wieder aufhellen und den Körper wieder ins Gleichgewicht bringen.

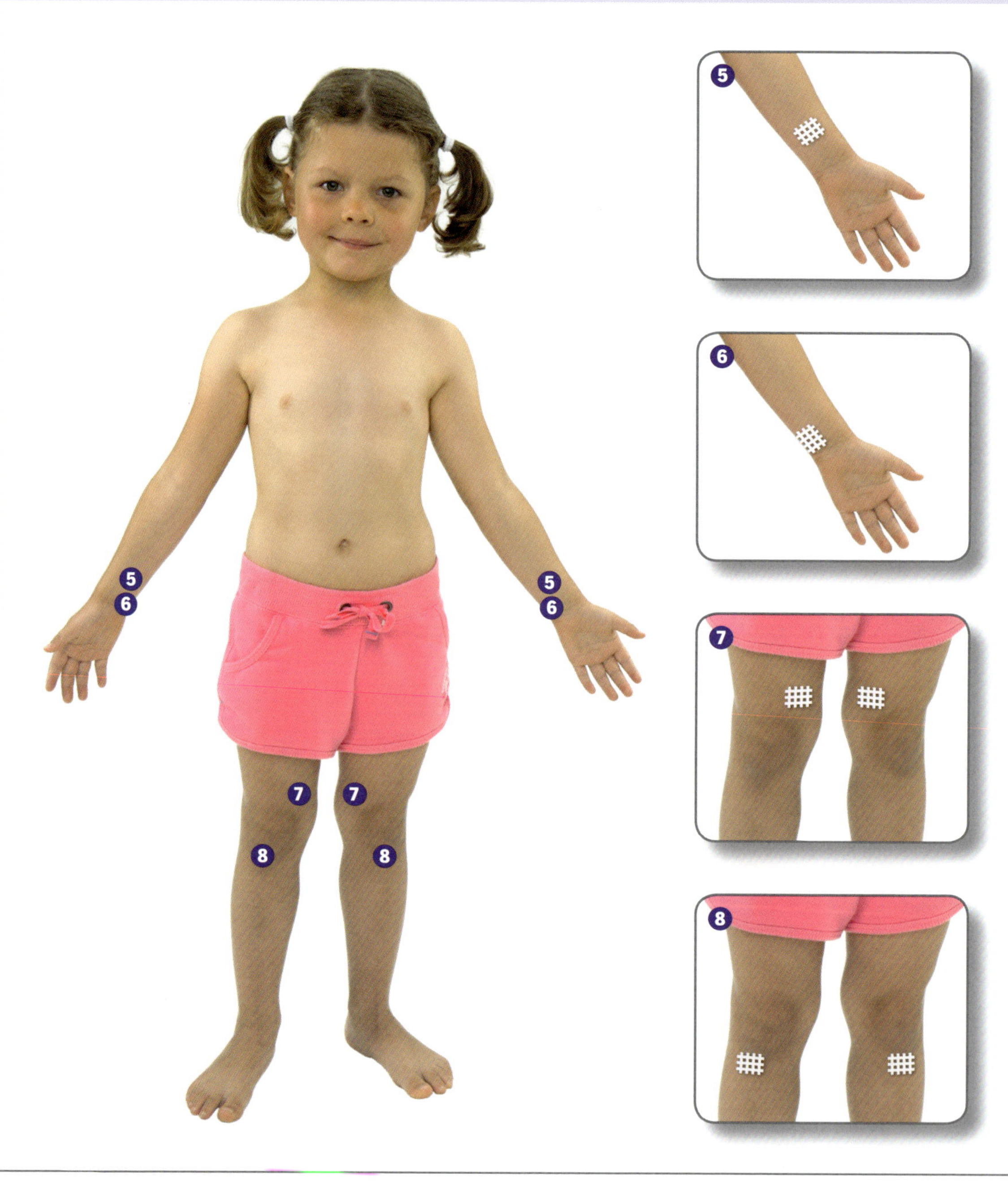

Gitter-Taping

Depressive Verstimmungen

Hinweis: Kann den Gemütszustand wieder aufhellen und den Körper wieder ins Gleichgewicht bringen.

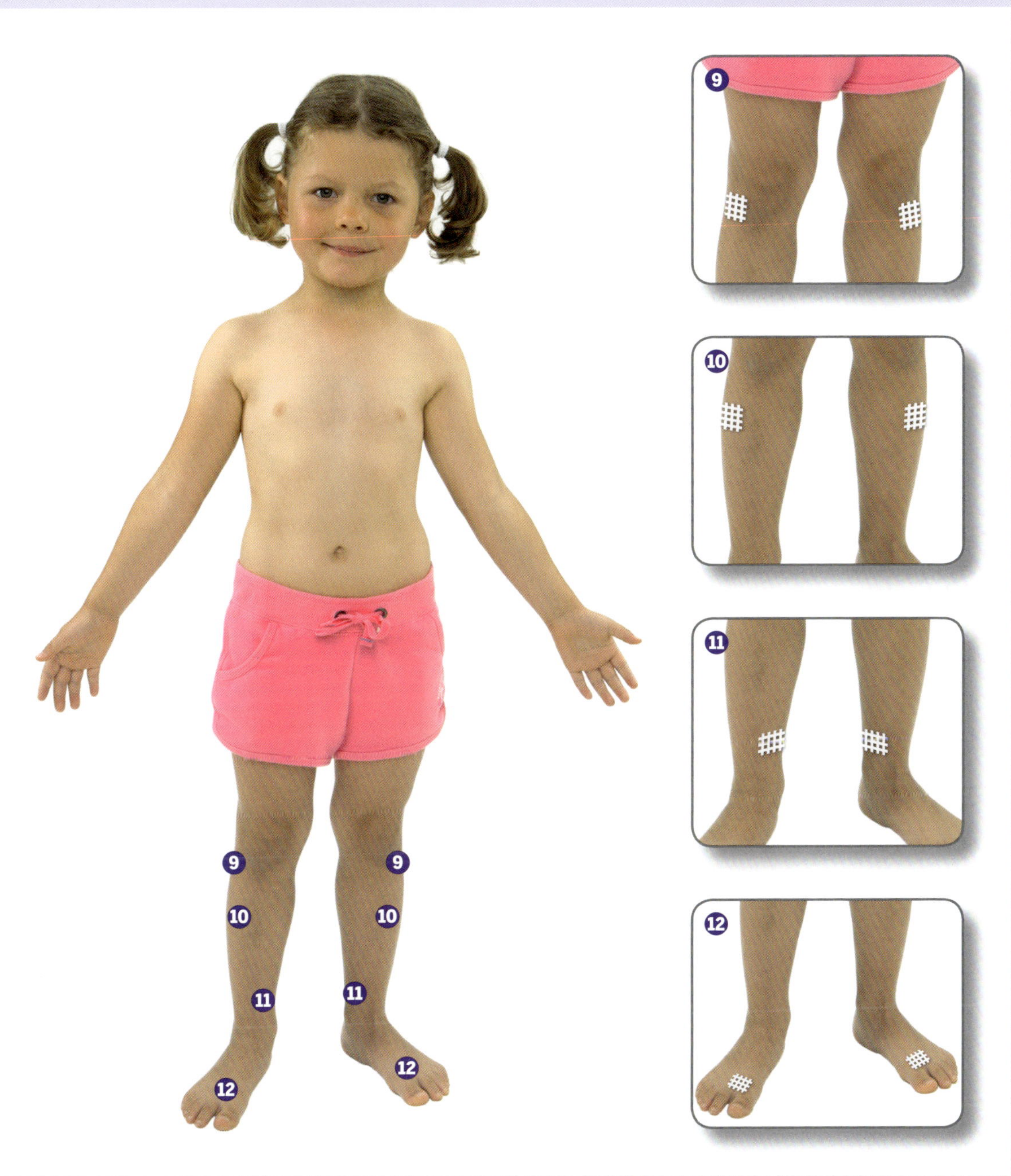

Gitter-Taping

Depressive Verstimmungen

Hinweis: Kann den Gemütszustand wieder aufhellen und den Körper wieder ins Gleichgewicht bringen.

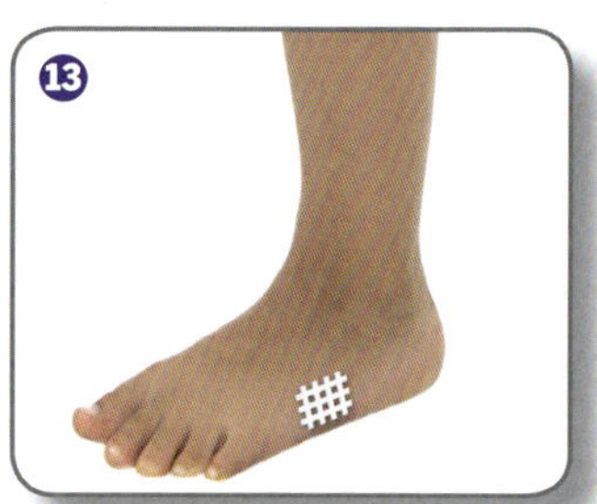

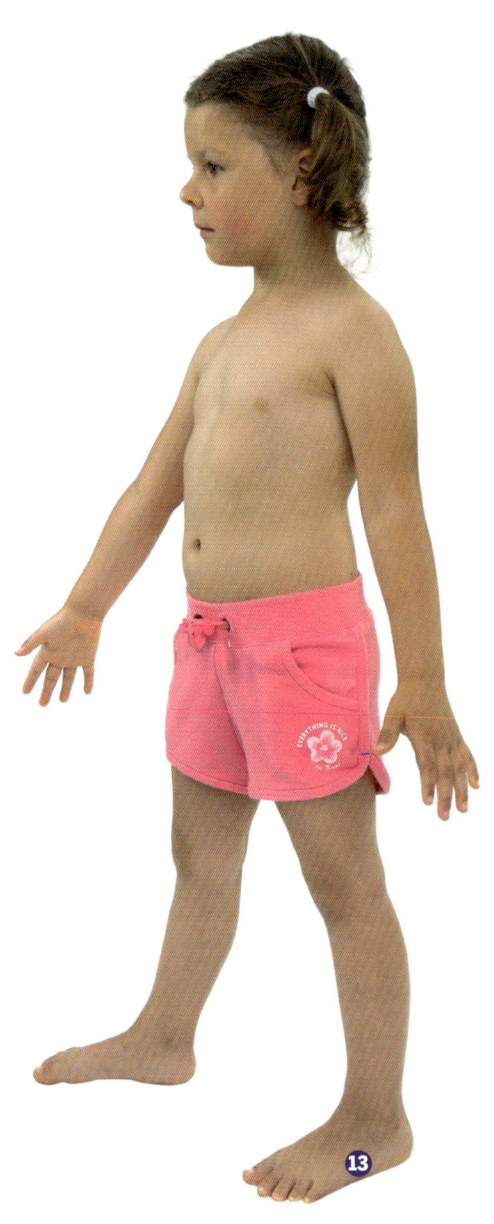

Gitter-Taping

Depressive Verstimmungen

Hinweis: Kann den Gemütszustand wieder aufhellen und den Körper wieder ins Gleichgewicht bringen.

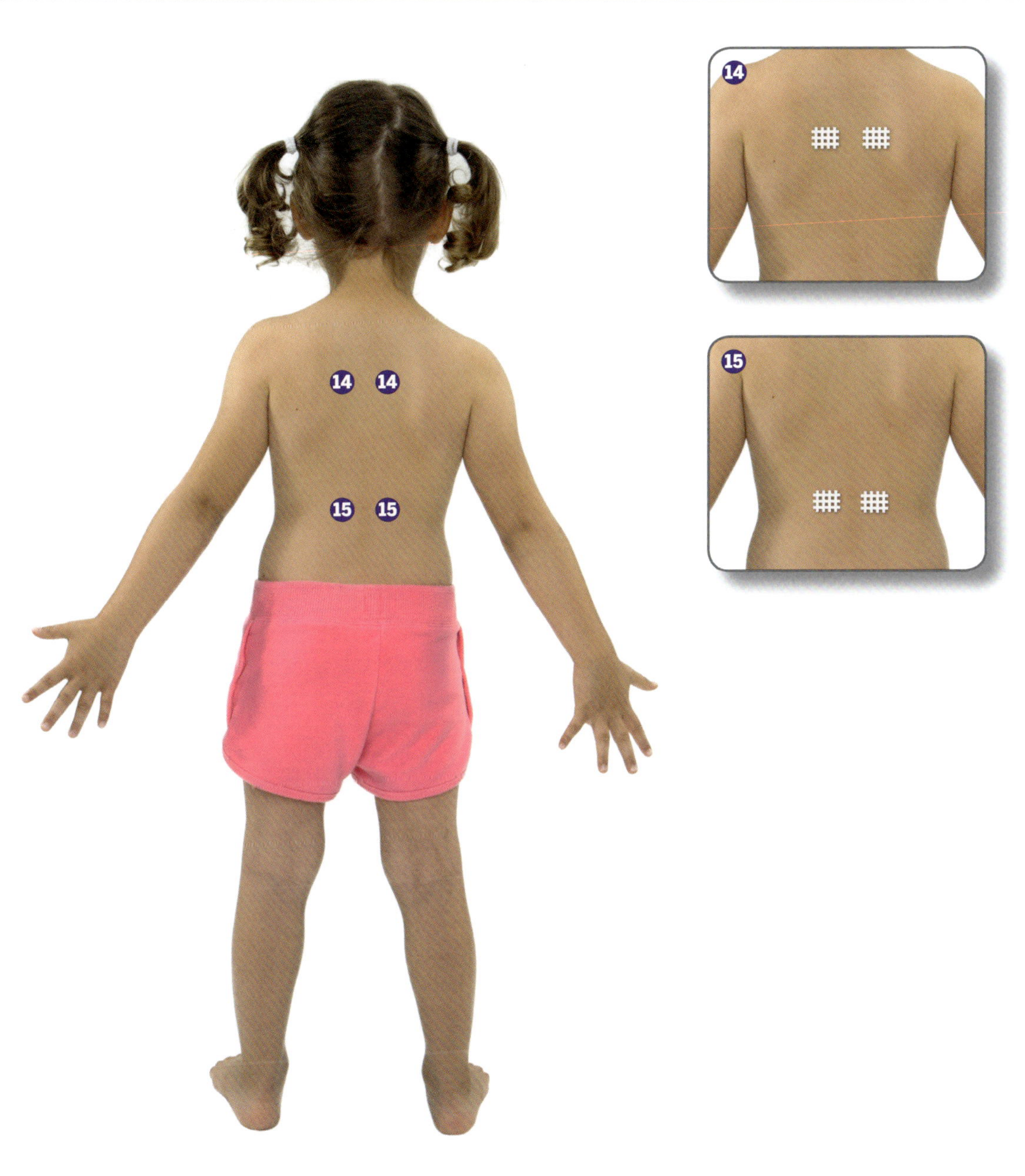

Durchfall

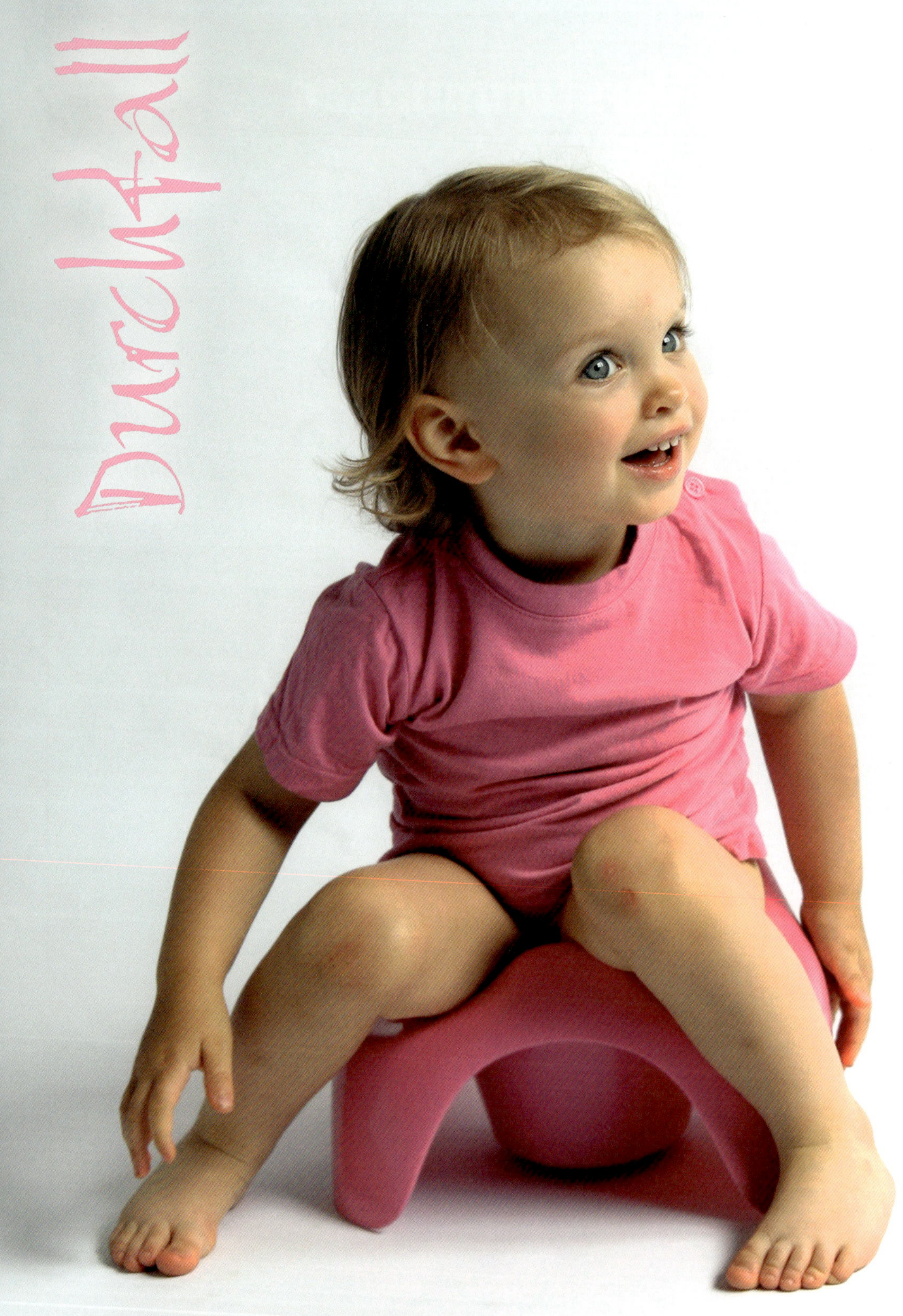

Gitter-Taping

Durchfall

Hinweis: Bitte bei langanhaltendem Durchfall den Arzt aufsuchen.
Kann die Darmtätigkeit durch Lösen von Blockaden regulieren.

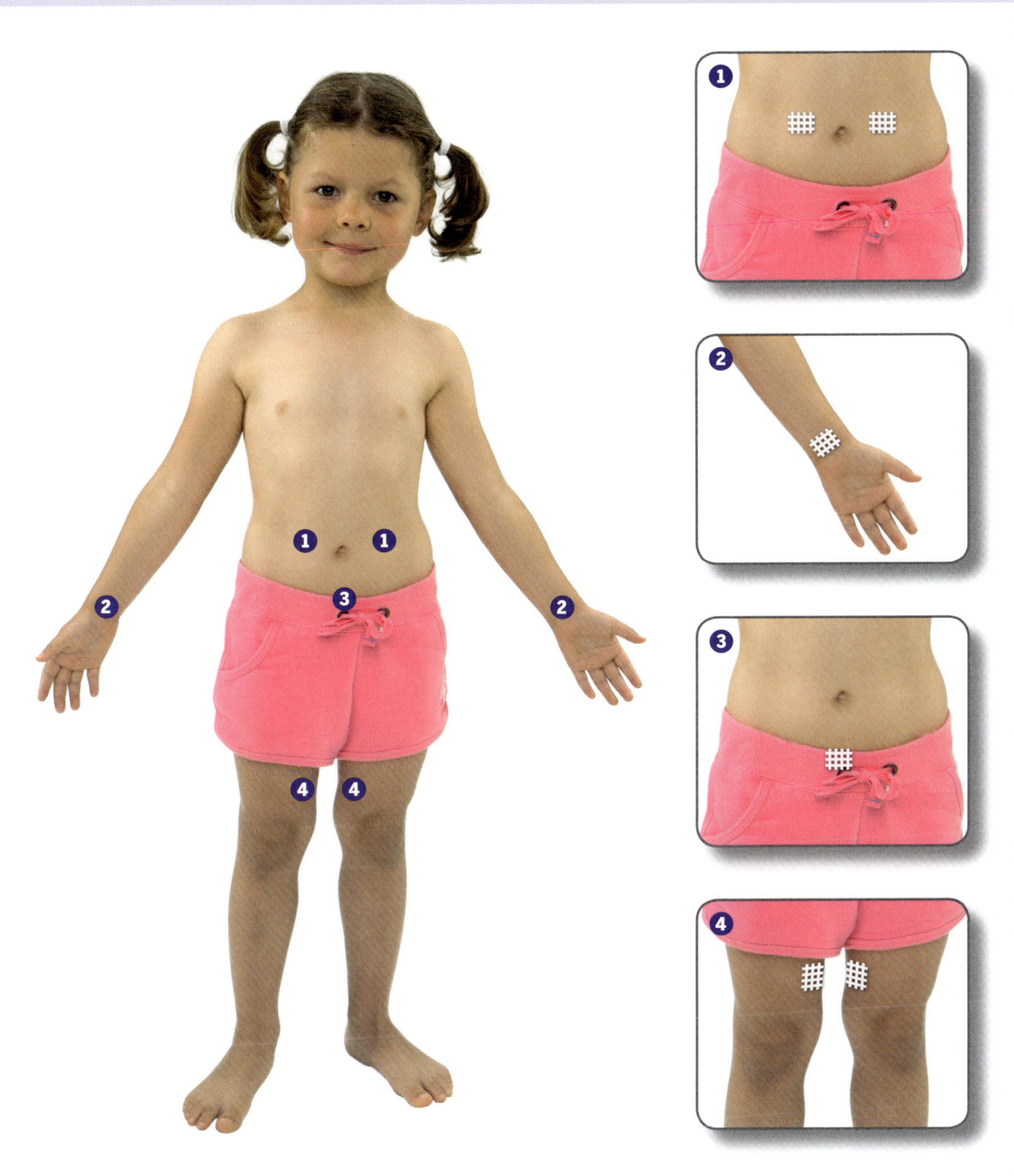

Gitter-Taping

Durchfall

Hinweis: Bitte bei langanhaltendem Durchfall den Arzt aufsuchen.
Kann die Darmtätigkeit durch Lösen von Blockaden regulieren.

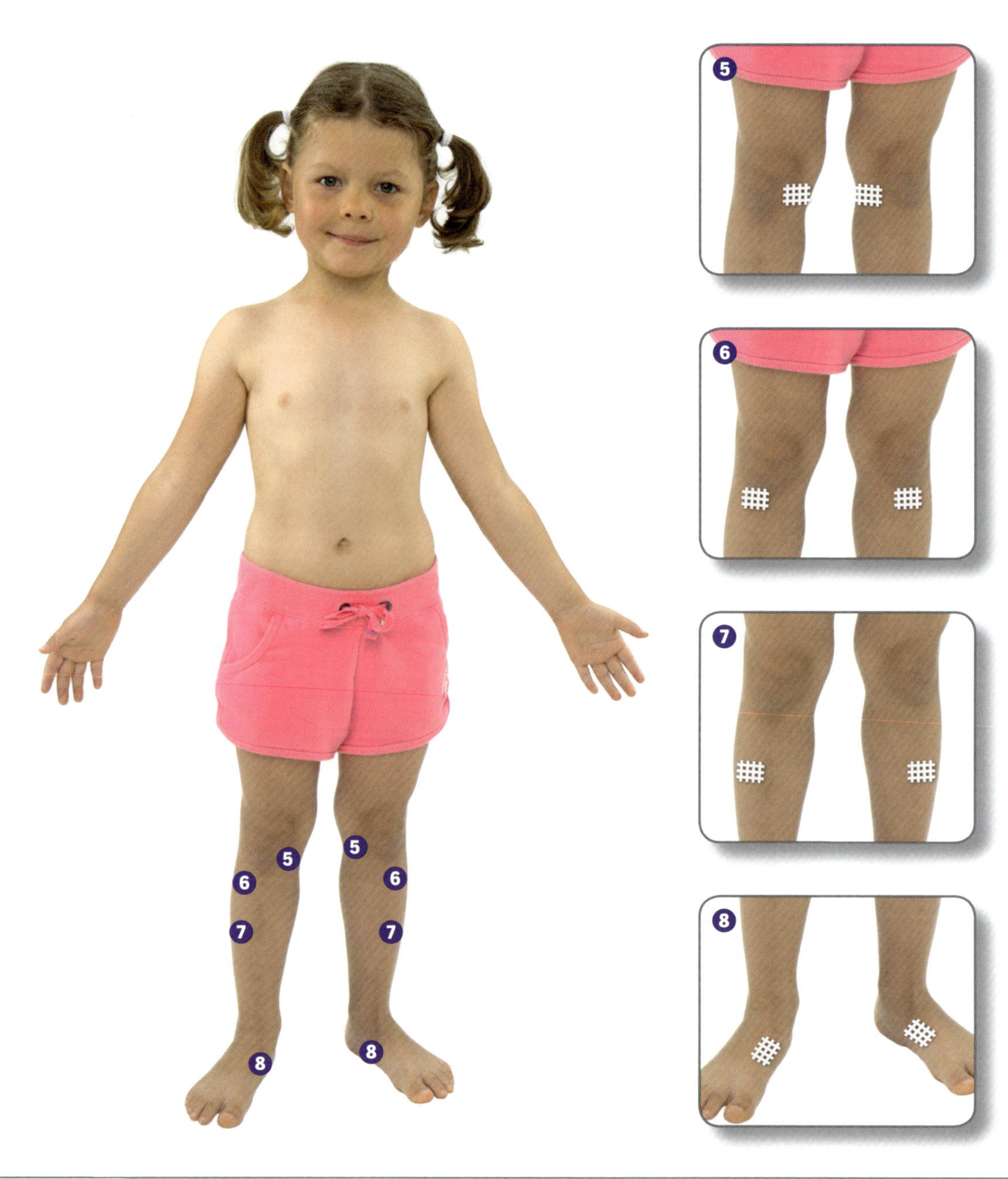

Gitter-Taping

Durchfall

Hinweis: Bitte bei langanhaltendem Durchfall den Arzt aufsuchen.
Kann die Darmtätigkeit durch Lösen von Blockaden regulieren.

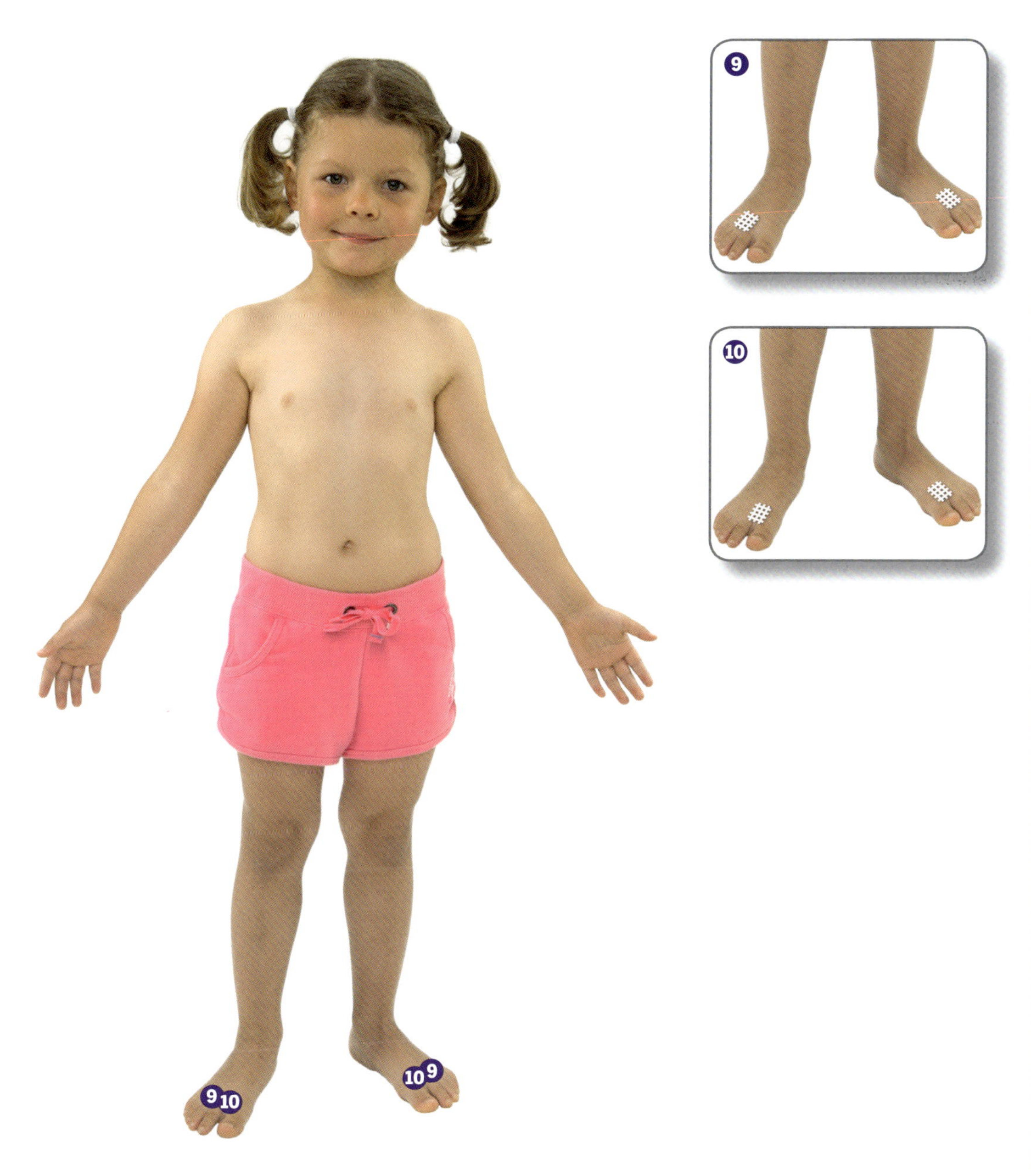

Gitter-Taping

Durchfall

Hinweis: Bitte bei langanhaltendem Durchfall den Arzt aufsuchen.
Kann die Darmtätigkeit durch Lösen von Blockaden regulieren.

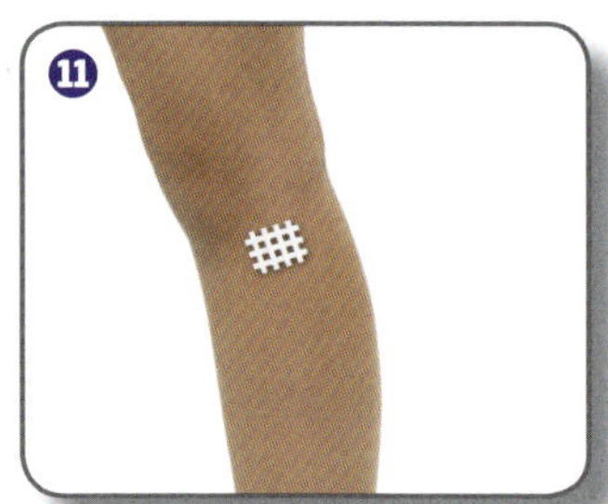

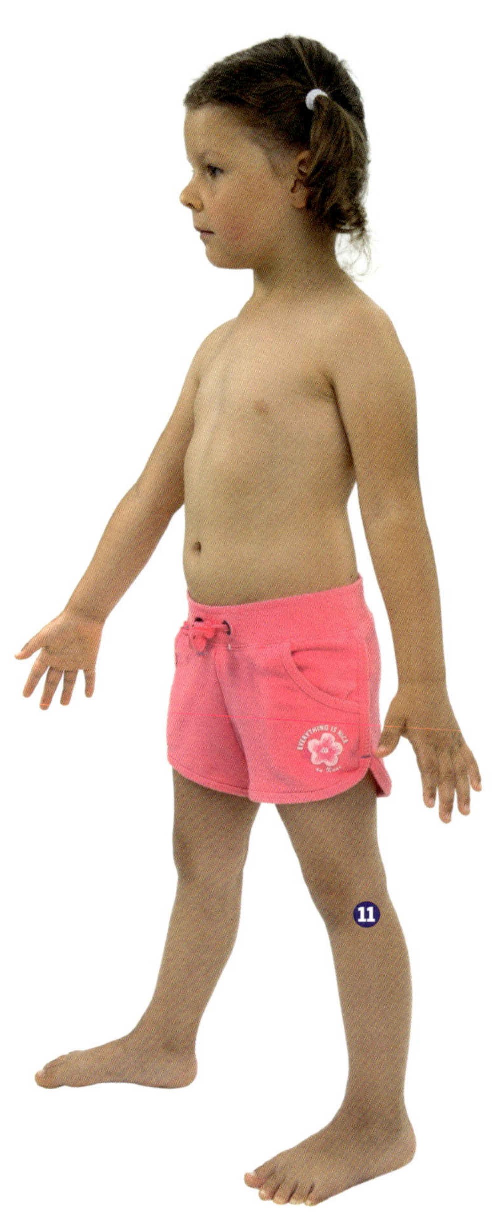

Gitter-Taping

Durchfall

Hinweis: Bitte bei langanhaltendem Durchfall den Arzt aufsuchen.
Kann die Darmtätigkeit durch Lösen von Blockaden regulieren.

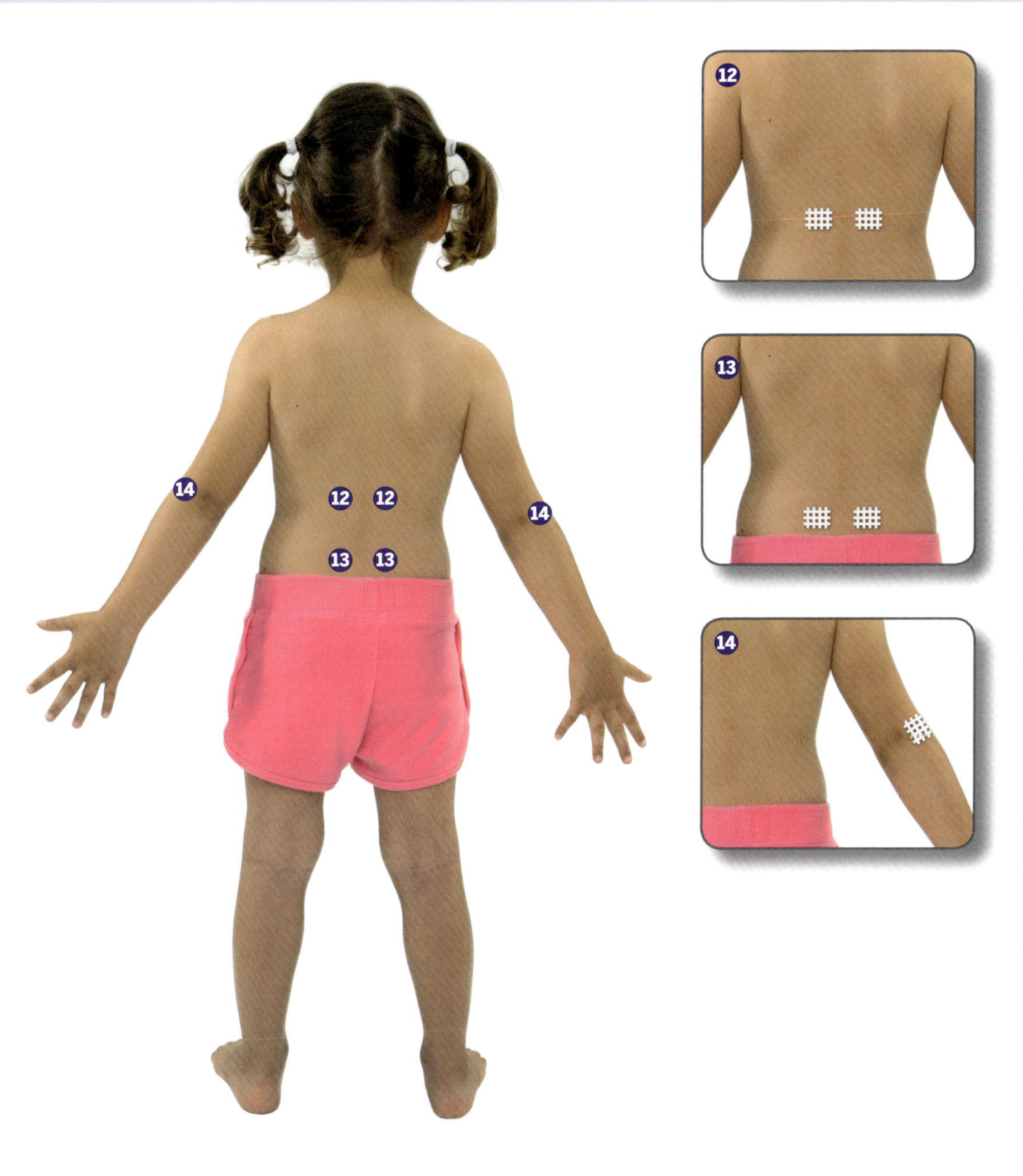

Gitter-Taping

Erbrechen

Hinweis: Bitte langanhaltendes Erbrechen ärztlich abklären lassen. Ansonsten kann der Körper oftmals schnell wieder die normale Funktion durch Lösen von Blockaden wiederherstellen.

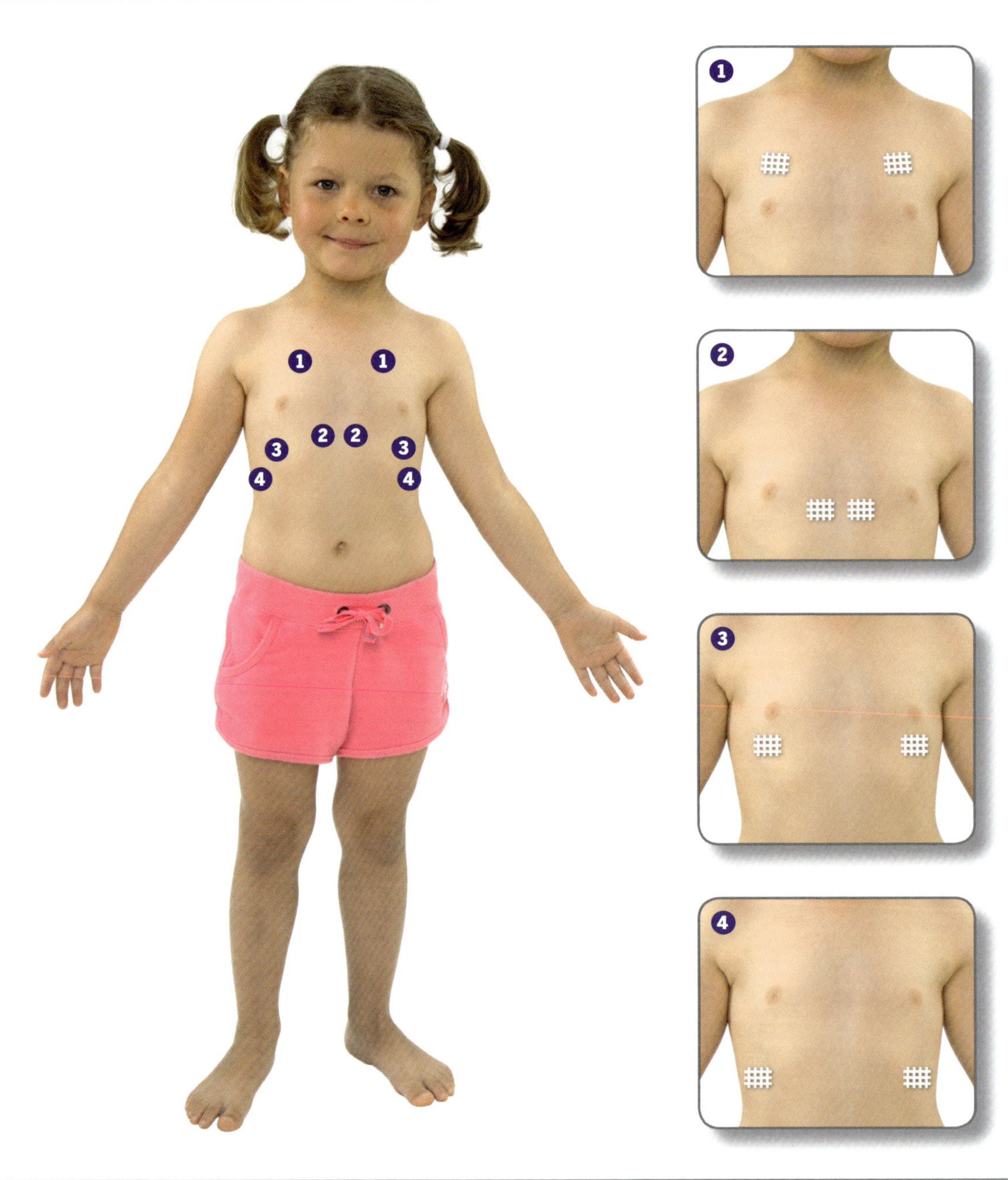

Gitter-Taping

Erbrechen

Hinweis: Bitte langanhaltendes Erbrechen ärztlich abklären lassen. Ansonsten kann der Körper oftmals schnell wieder die normale Funktion durch Lösen von Blockaden wiederherstellen.

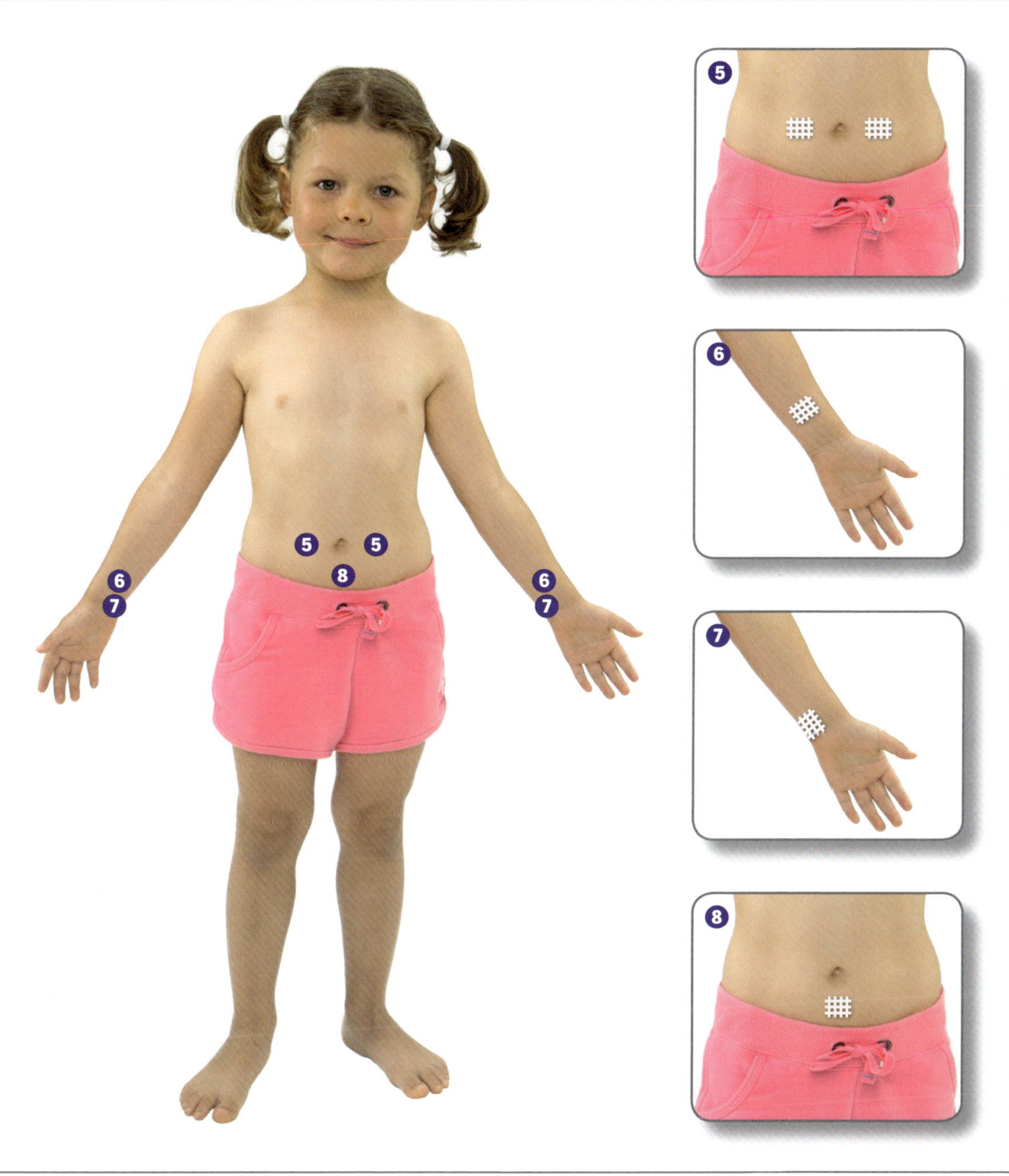

Gitter-Taping

Erbrechen

Hinweis: Bitte langanhaltendes Erbrechen ärztlich abklären lassen. Ansonsten kann der Körper oftmals schnell wieder die normale Funktion durch Lösen von Blockaden wiederherstellen.

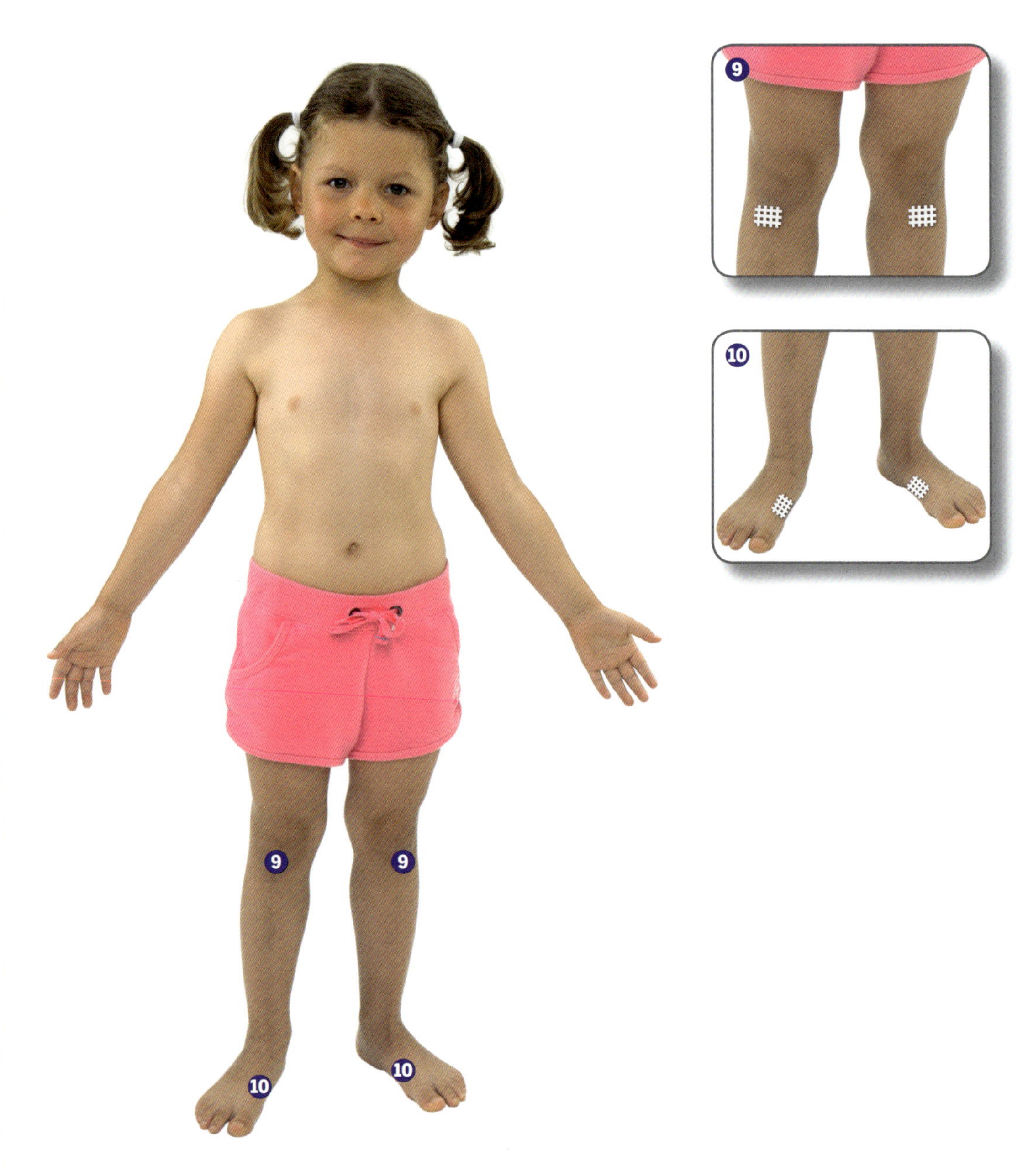

Gitter-Taping

Erbrechen

Hinweis: Bitte langanhaltendes Erbrechen ärztlich abklären lassen. Ansonsten kann der Körper oftmals schnell wieder die normale Funktion durch Lösen von Blockaden wiederherstellen.

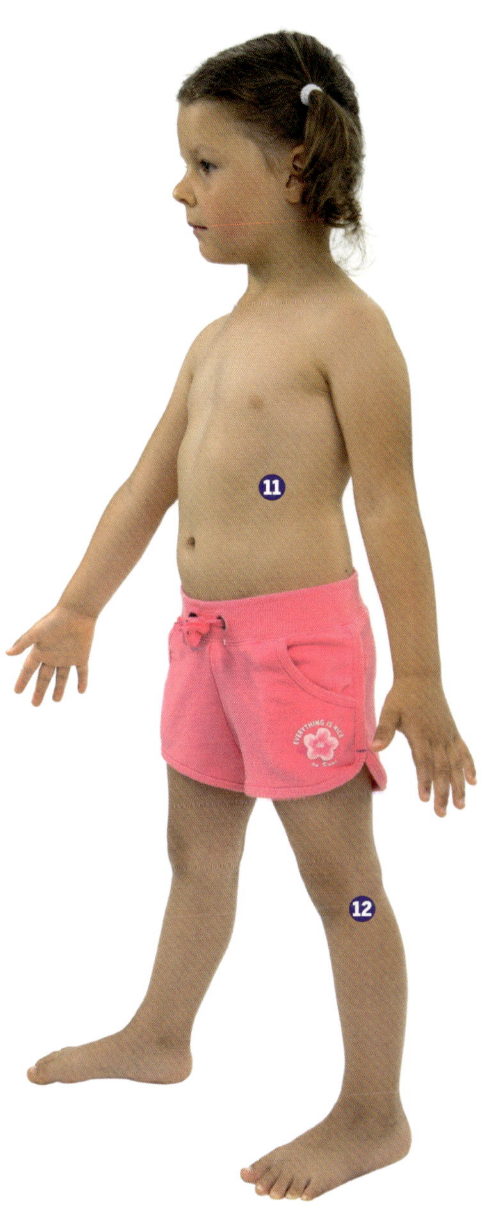

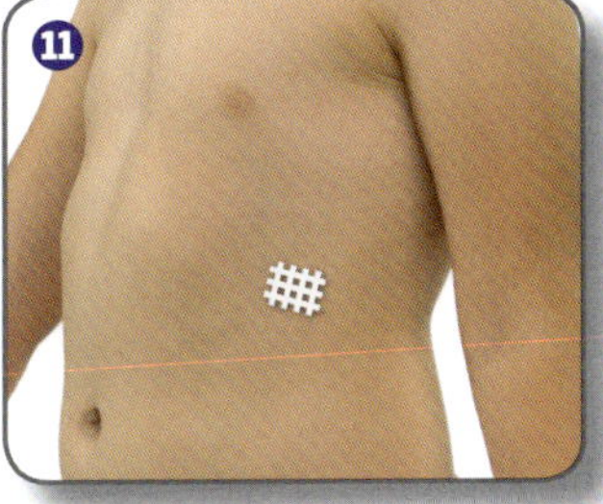

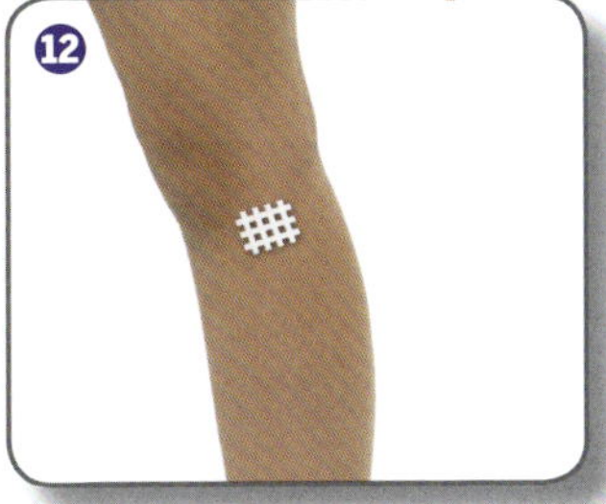

Gitter-Taping

Erbrechen

Hinweis: Bitte langanhaltendes Erbrechen ärztlich abklären lassen. Ansonsten kann der Körper oftmals schnell wieder die normale Funktion durch Lösen von Blockaden wiederherstellen.

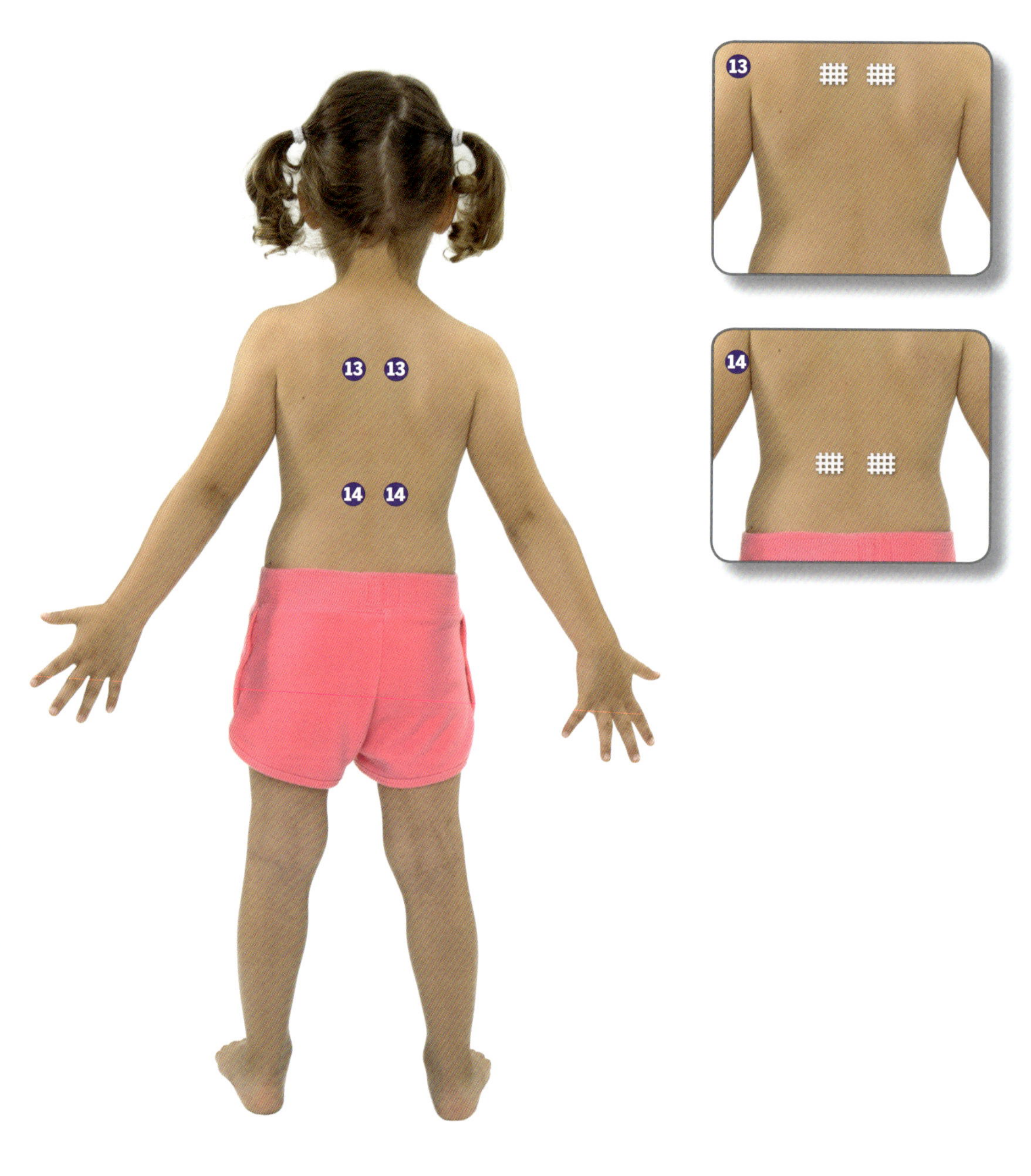

Gitter-Taping

Erkältung

Hinweis: Kann die Symptome lindern und durch Lösen von Blockaden die Regenerationszeit des Immunsystems unterstützen.

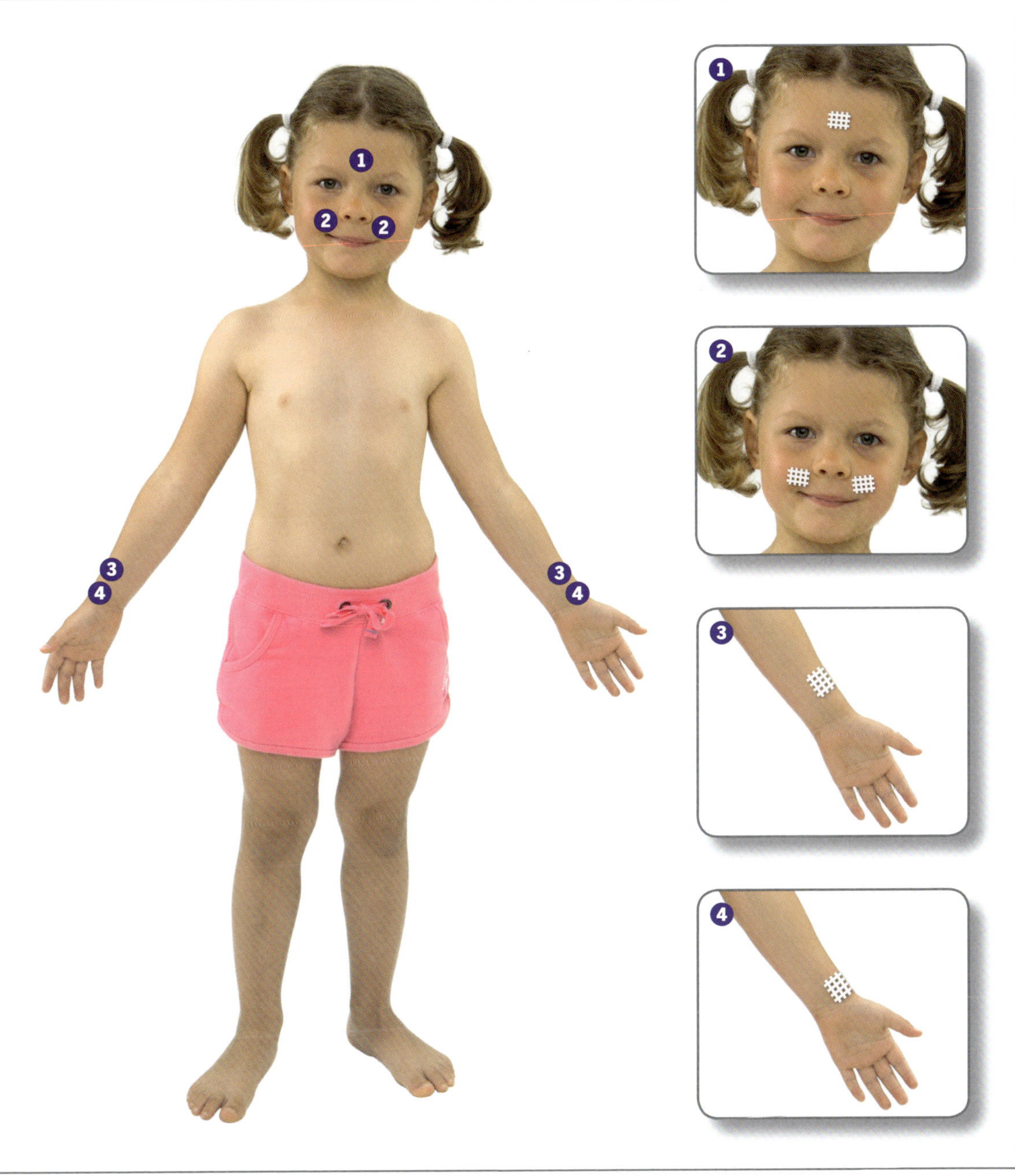

Gitter-Taping

Erkältung

Hinweis: Kann die Symptome lindern und durch Lösen von Blockaden die Regenerationszeit des Immunsystems unterstützen.

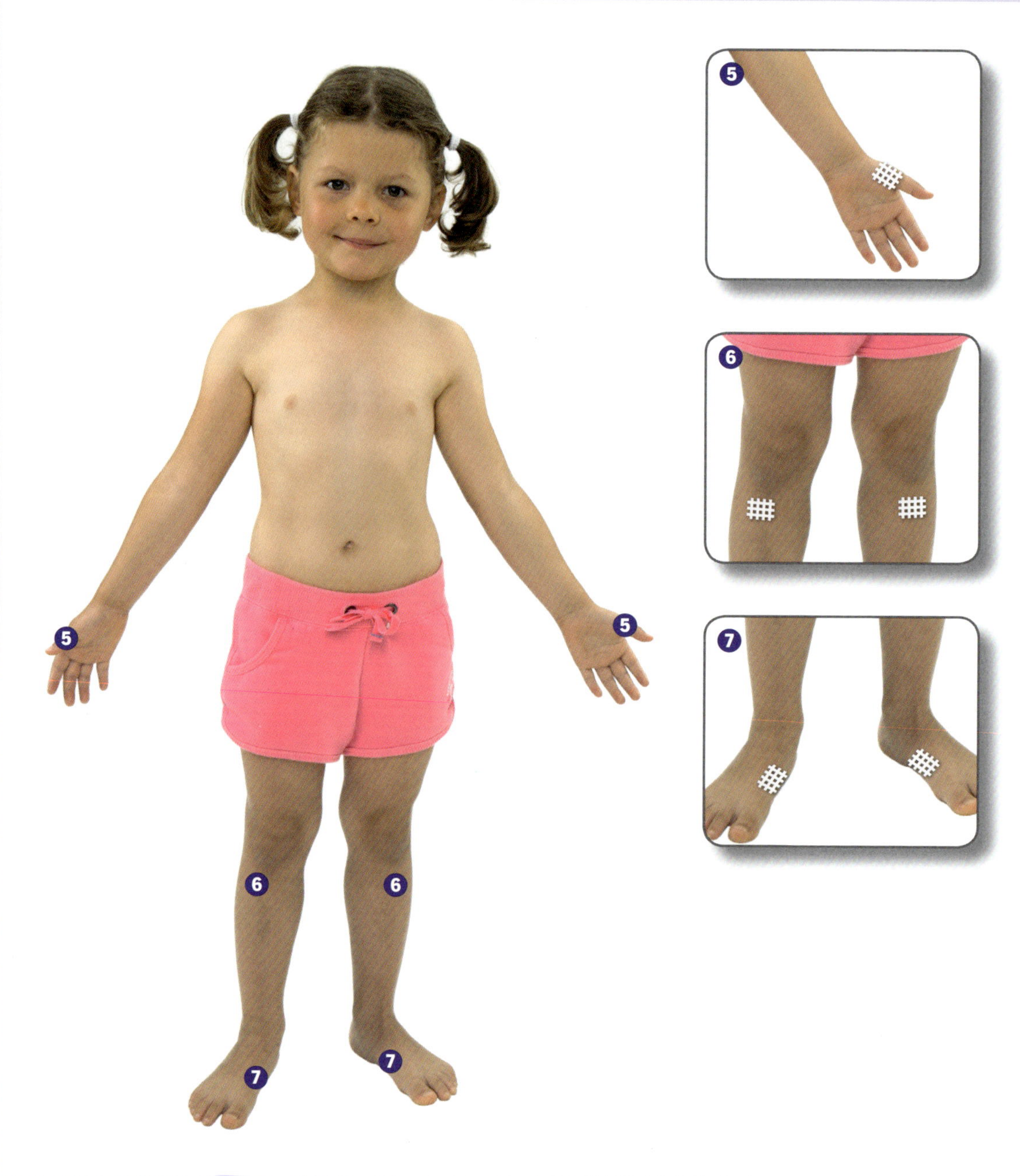

Gitter-Taping

Erkältung

Hinweis: Kann die Symptome lindern und durch Lösen von Blockaden die Regenerationszeit des Immunsystems unterstützen.

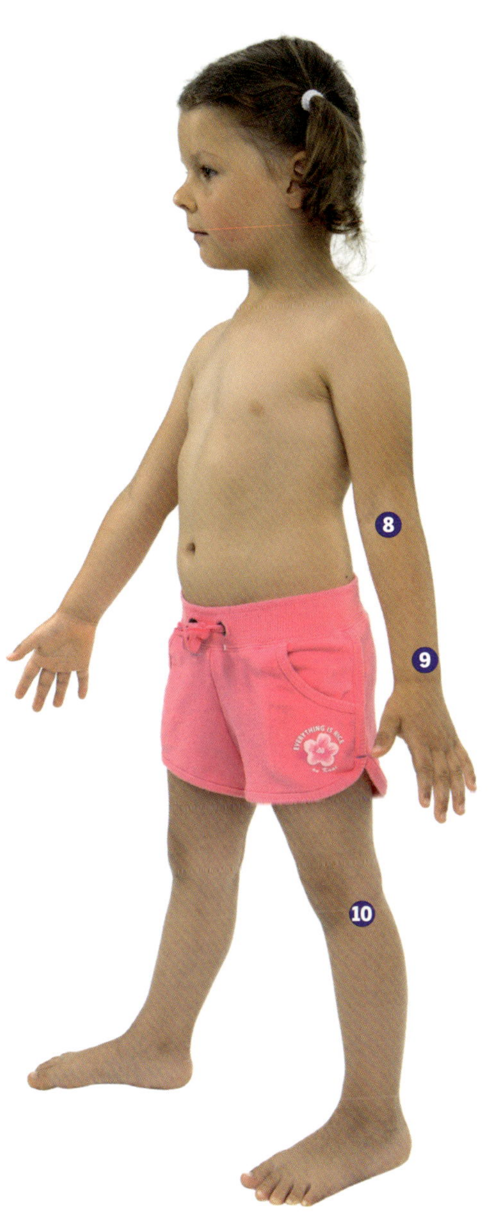

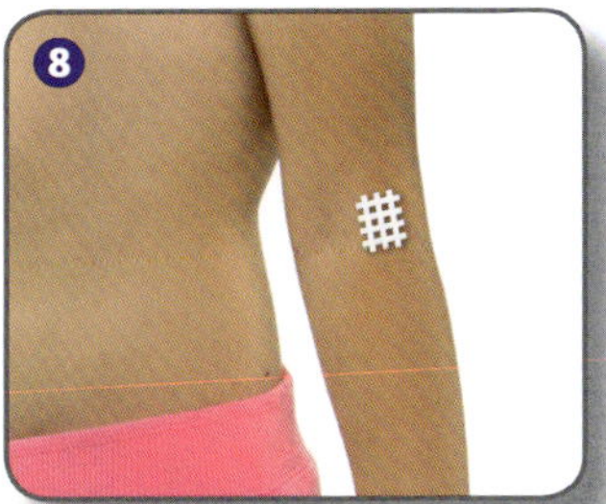

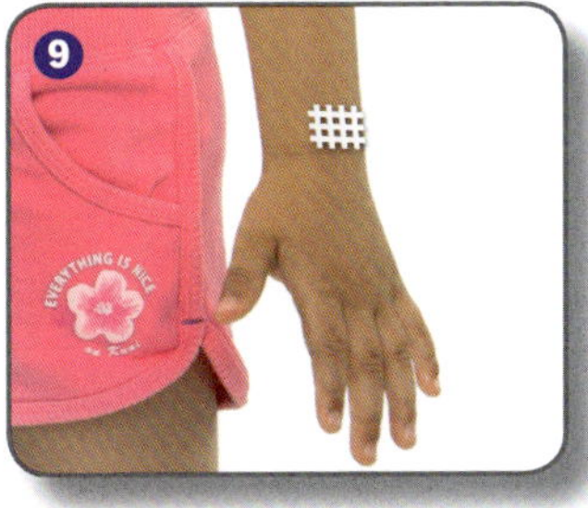

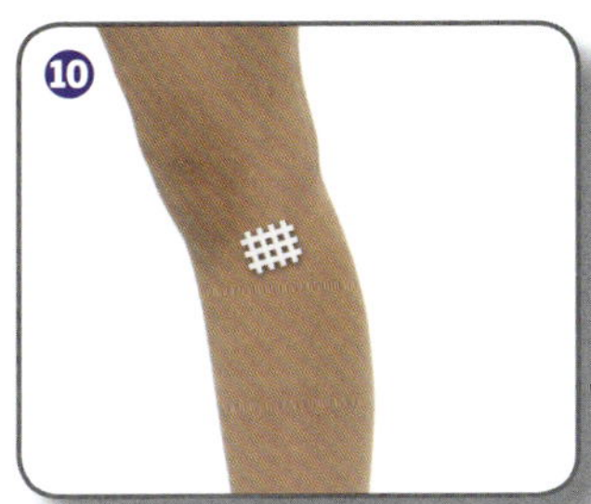

Gitter-Taping

Erkältung

Hinweis: Kann die Symptome lindern und durch Lösen von Blockaden die Regenerationszeit des Immunsystems unterstützen.

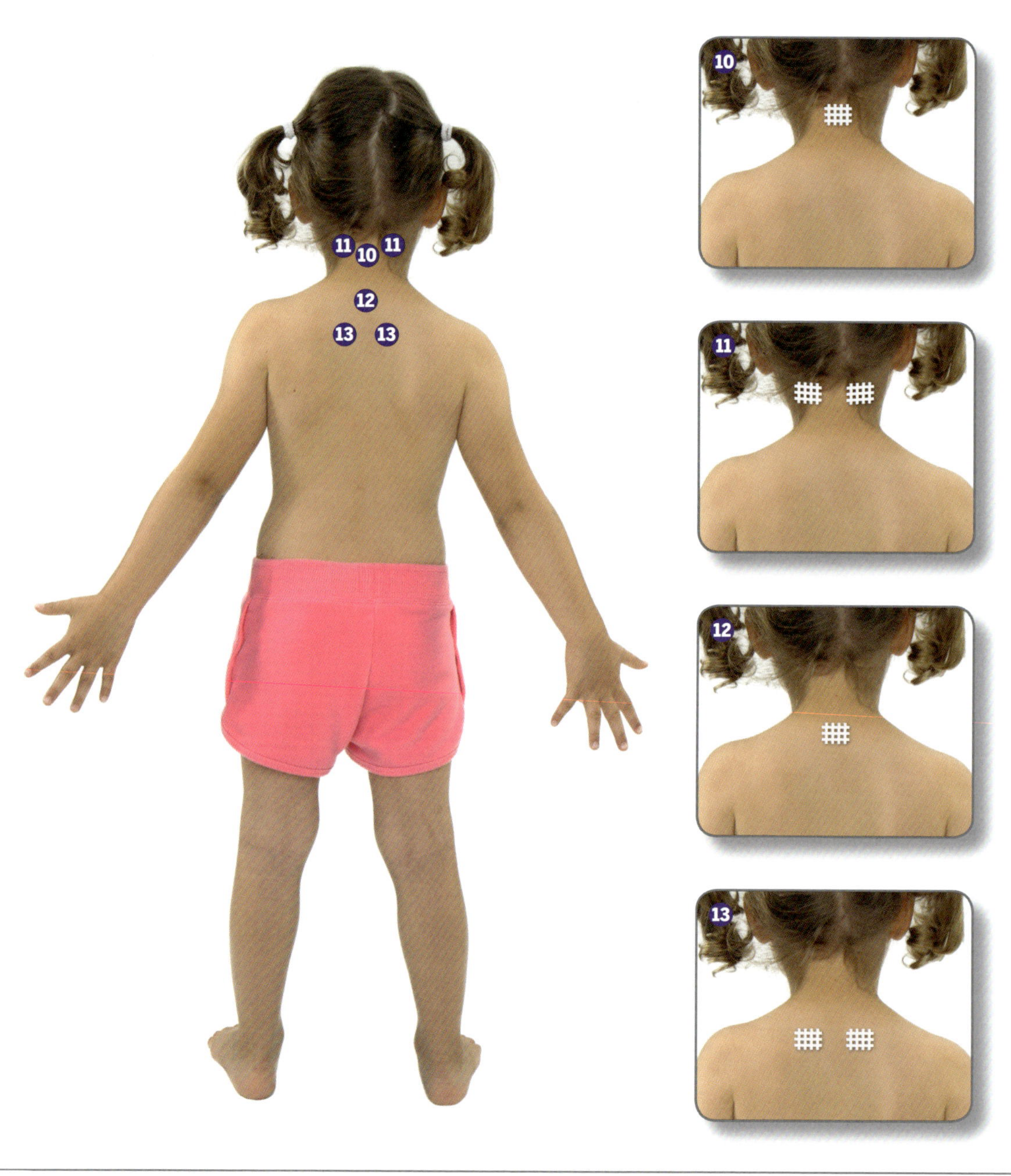

Gitter-Taping

Erkältung

Hinweis: Kann die Symptome lindern und durch Lösen von Blockaden die Regenerationszeit des Immunsystems unterstützen.

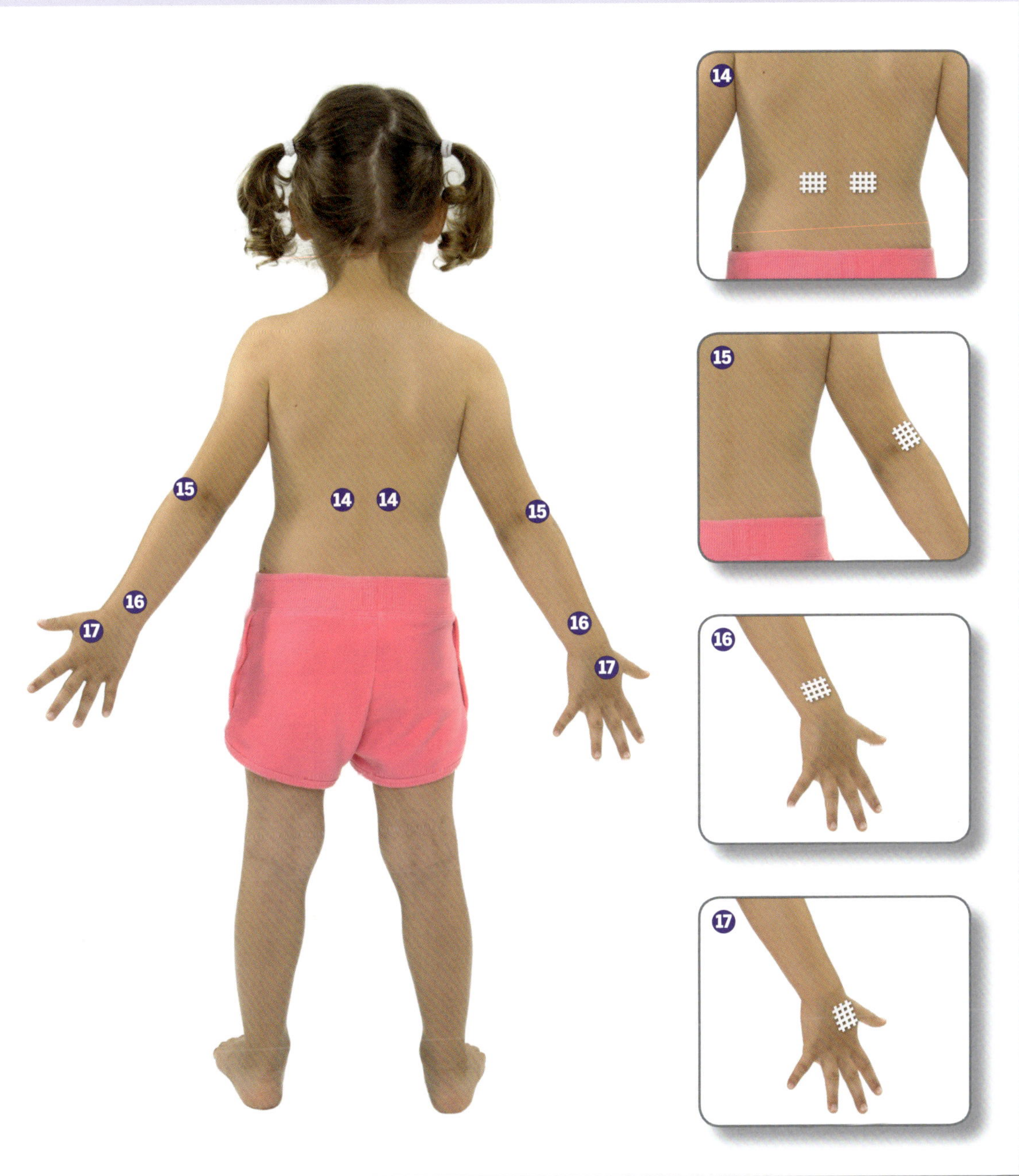

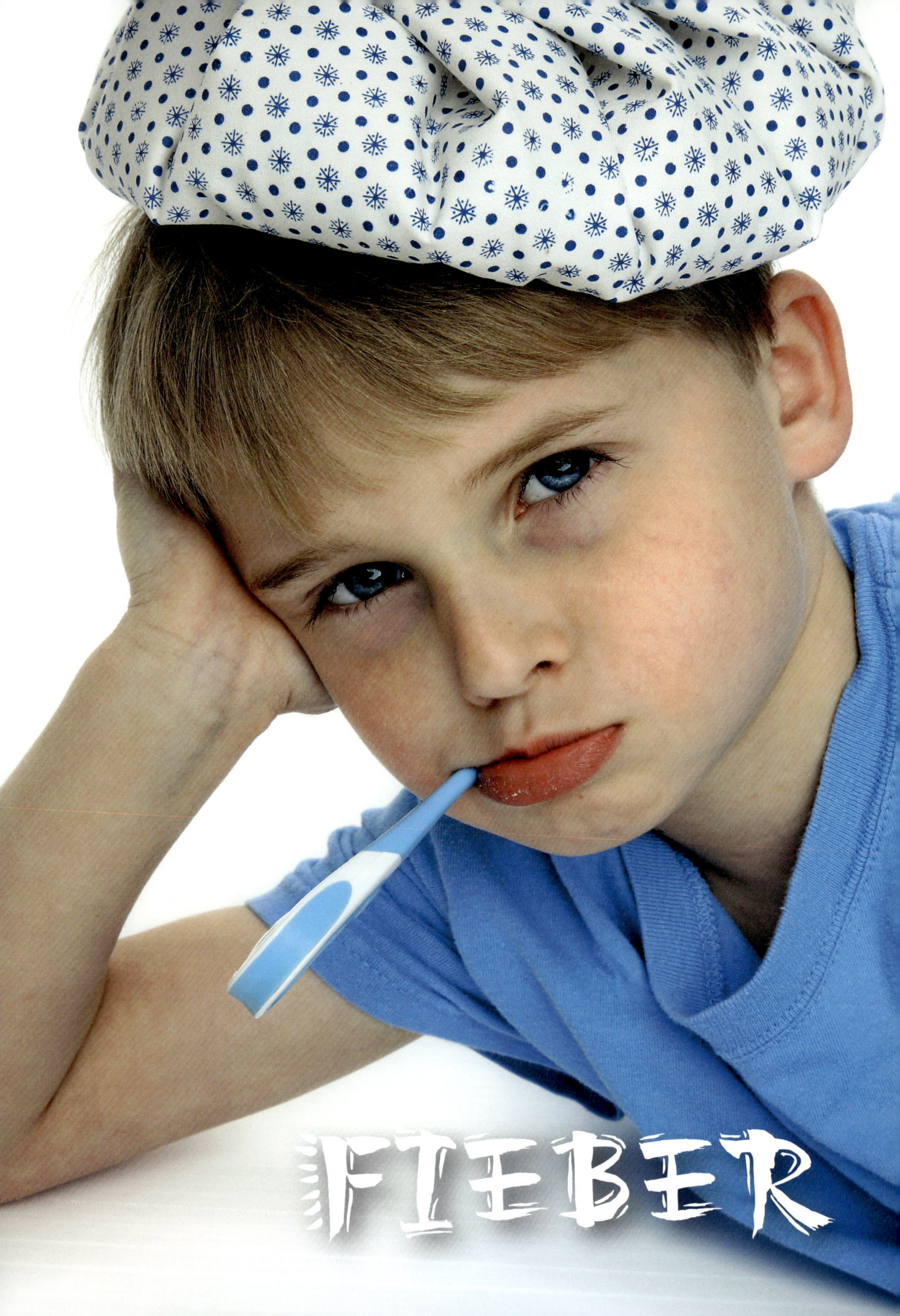
FIEBER

Gitter-Taping

Fieber

Hinweis: Der Körper wird mit der Belastung des Fiebers besser fertig und die Fieberspitzen können ausbleiben. Der Körper kann sich schneller regenerieren.

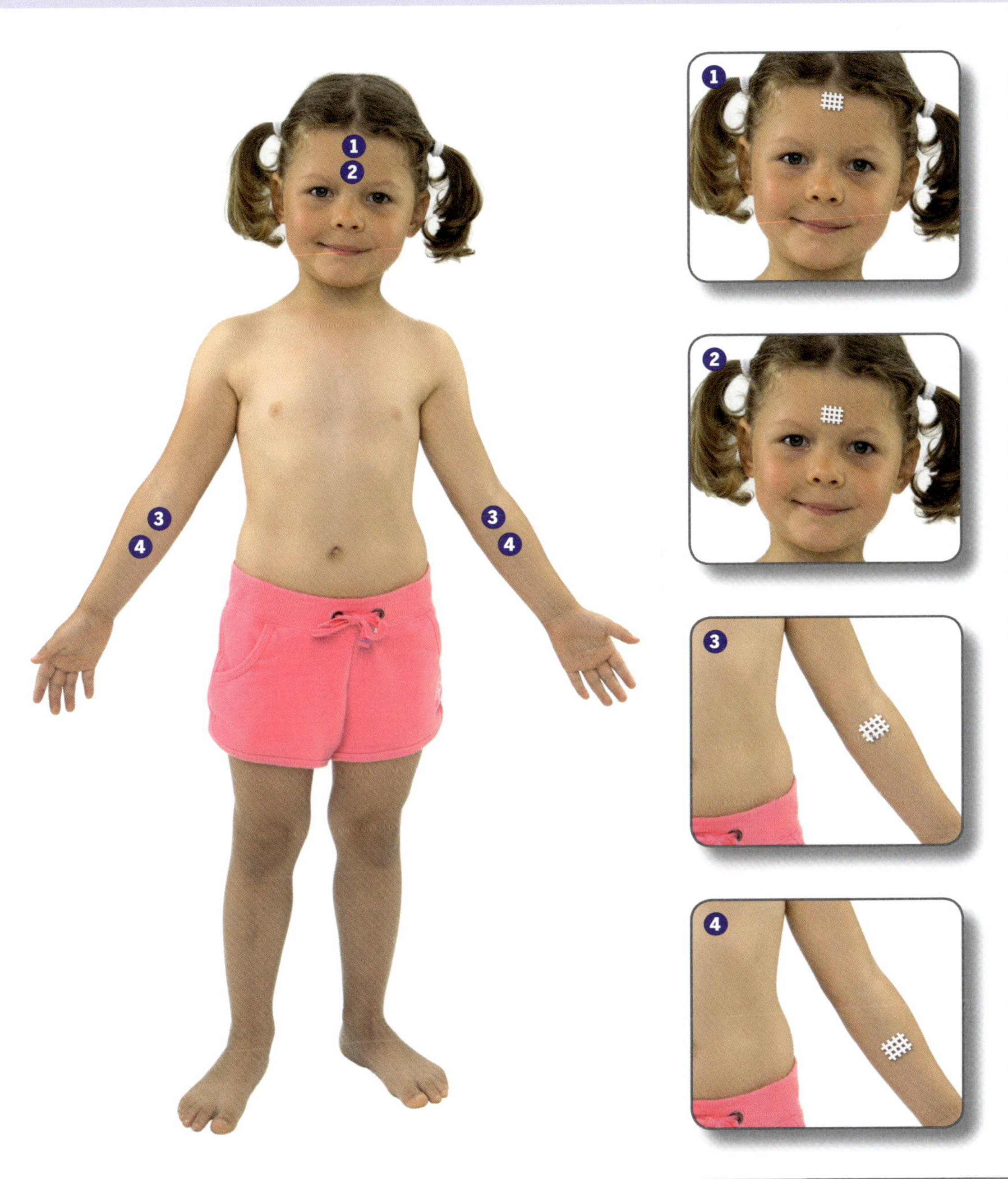

Gitter-Taping

Fieber

Hinweis: Der Körper wird mit der Belastung des Fiebers besser fertig und die Fieberspitzen können ausbleiben. Der Körper kann sich schneller regenerieren.

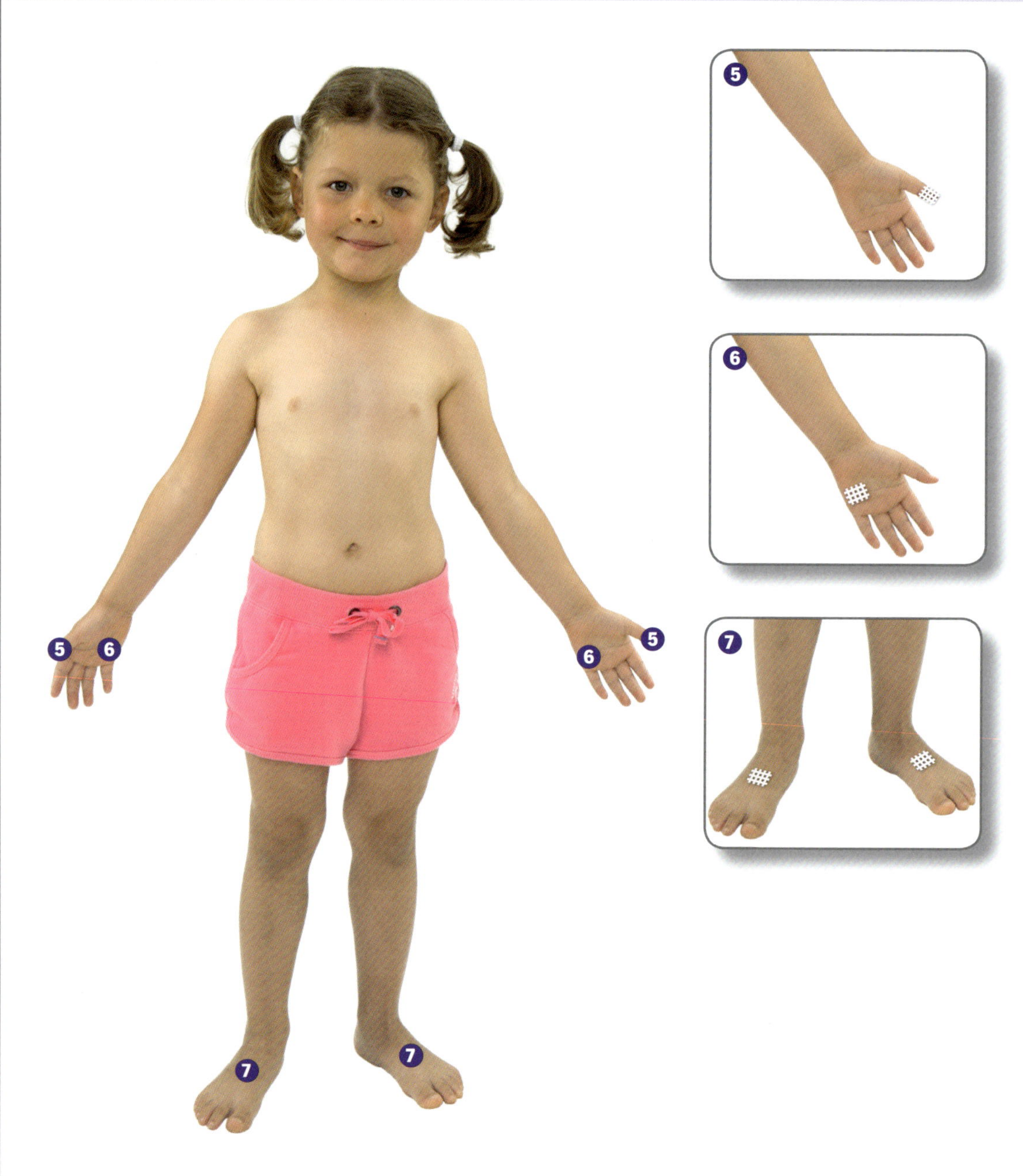

Gitter-Taping

Fieber

Hinweis: Der Körper wird mit der Belastung des Fiebers besser fertig und die Fieberspitzen können ausbleiben. Der Körper kann sich schneller regenerieren.

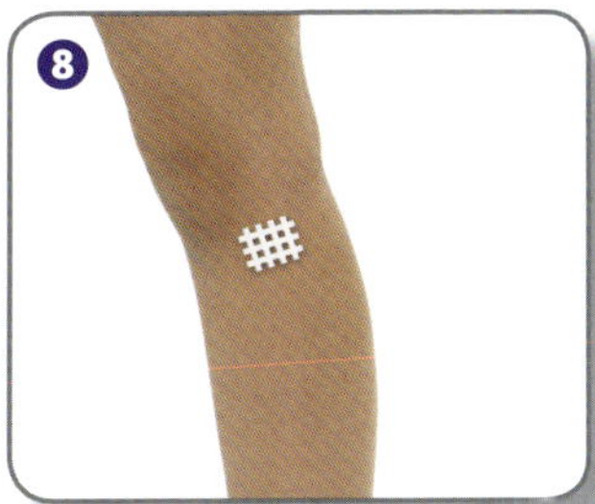

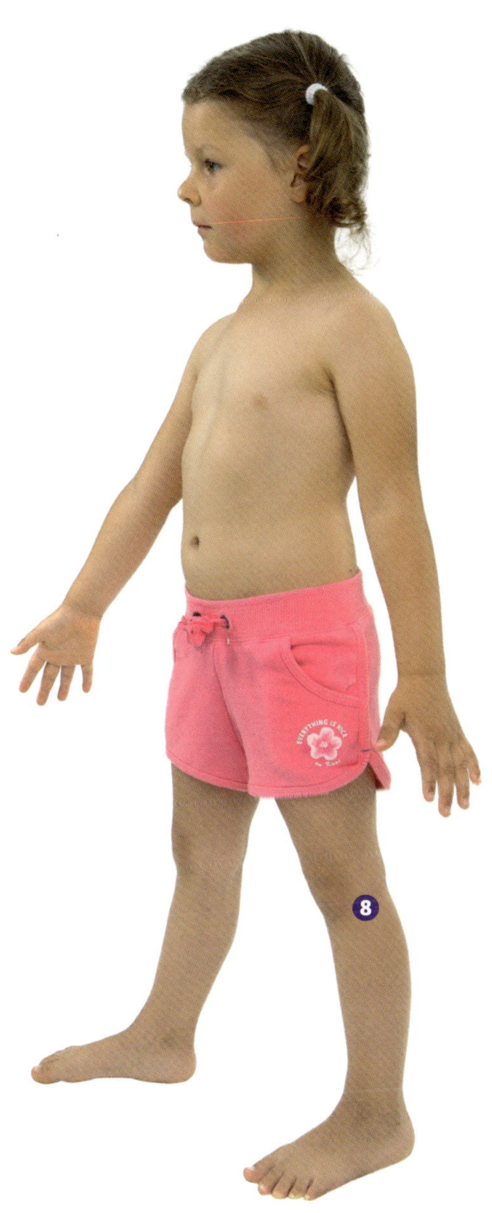

Gitter-Taping

Fieber

Hinweis: Der Körper wird mit der Belastung des Fiebers besser fertig und die Fieberspitzen können ausbleiben. Der Körper kann sich schneller regenerieren.

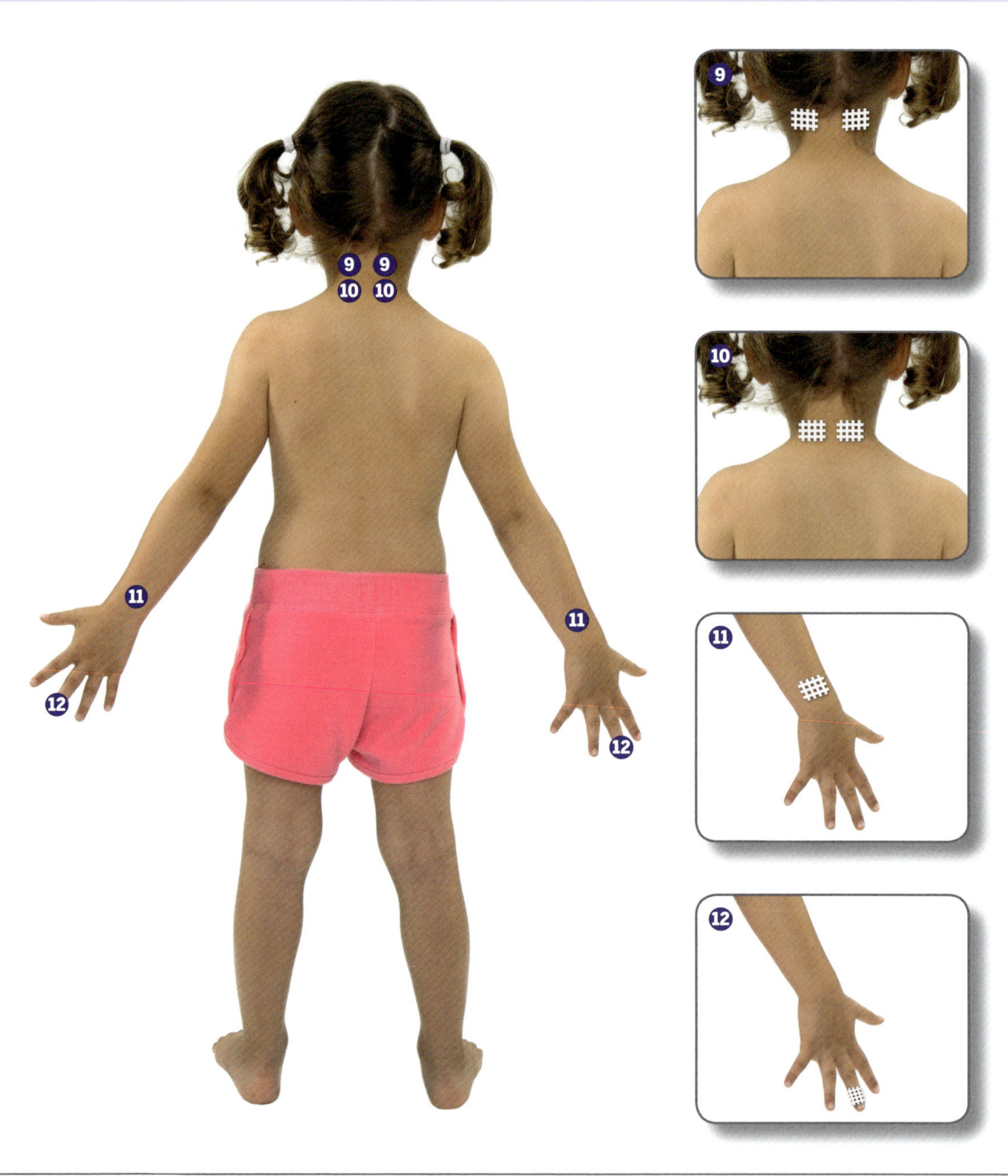

Gitter-Taping

Halsschmerzen

Hinweis: Kann die Schmerzen lindern. Unterstützt den Abheilungsprozess und beschleunigt somit den Regenerationsprozess.

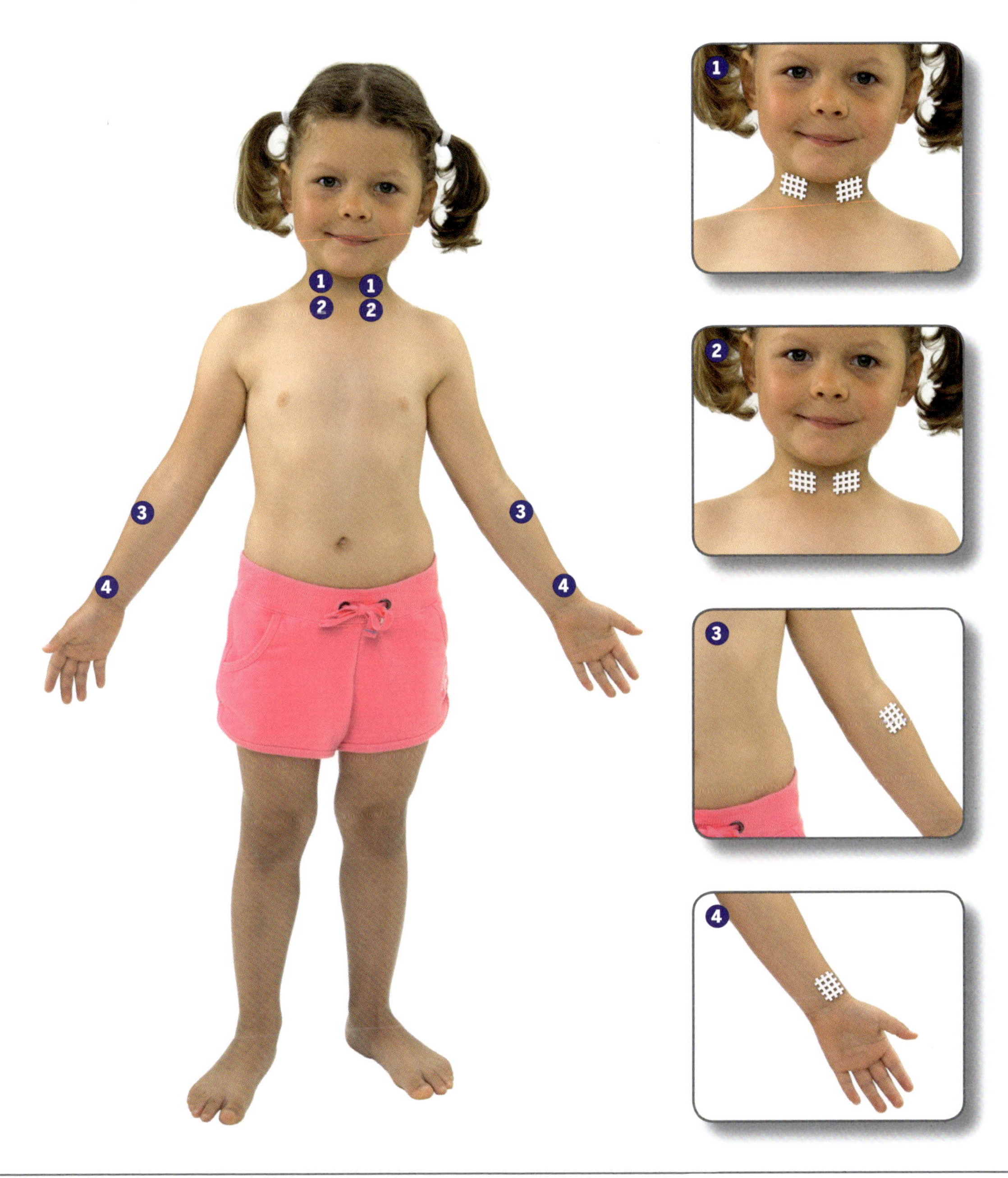

Gitter-Taping

Halsschmerzen

Hinweis: Kann die Schmerzen lindern. Unterstützt den Abheilungsprozess und beschleunigt somit den Regenerationsprozess.

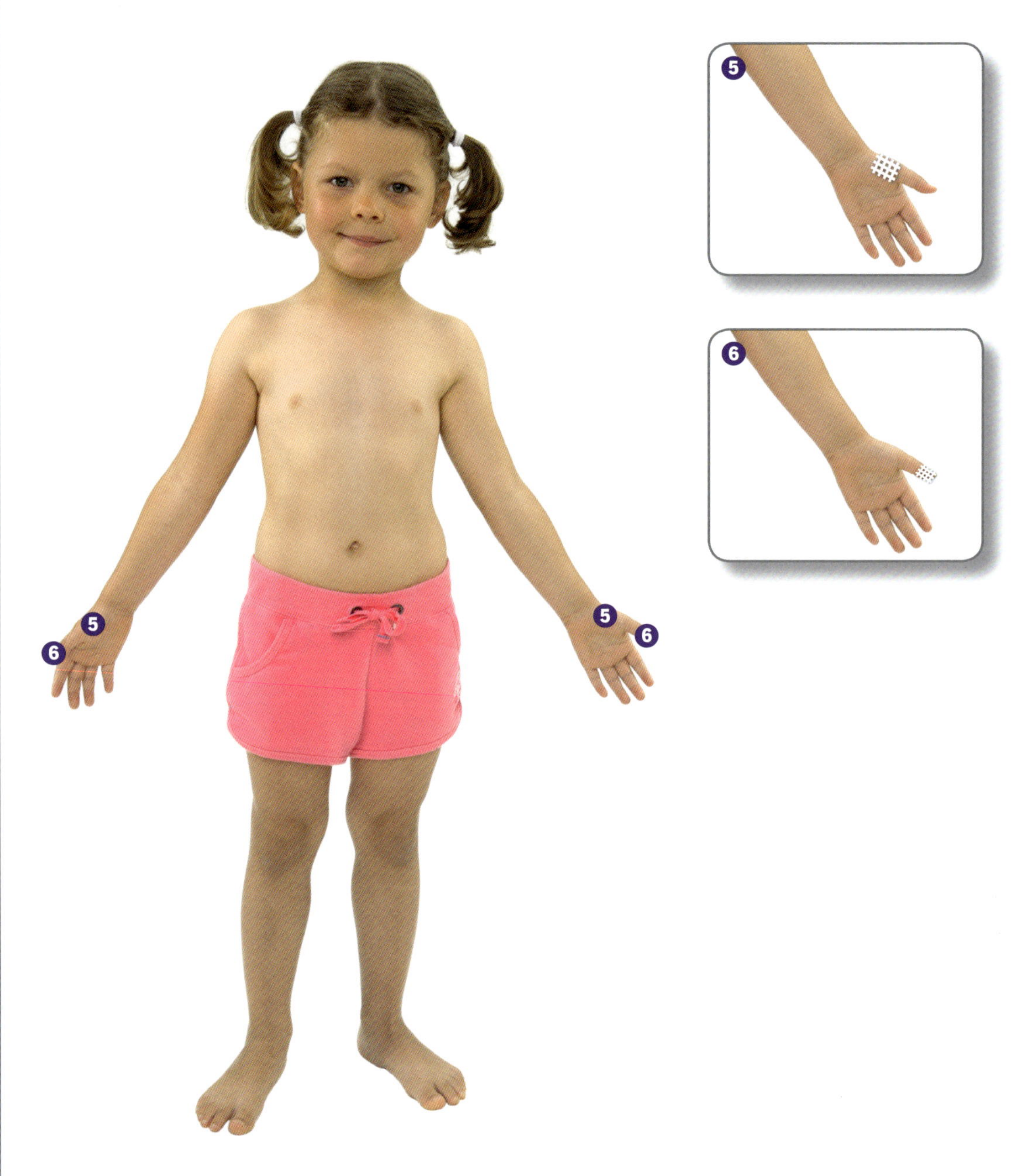

Gitter-Taping

Halsschmerzen

Hinweis: Kann die Schmerzen lindern. Unterstützt den Abheilungsprozess und beschleunigt somit den Regenerationsprozess.

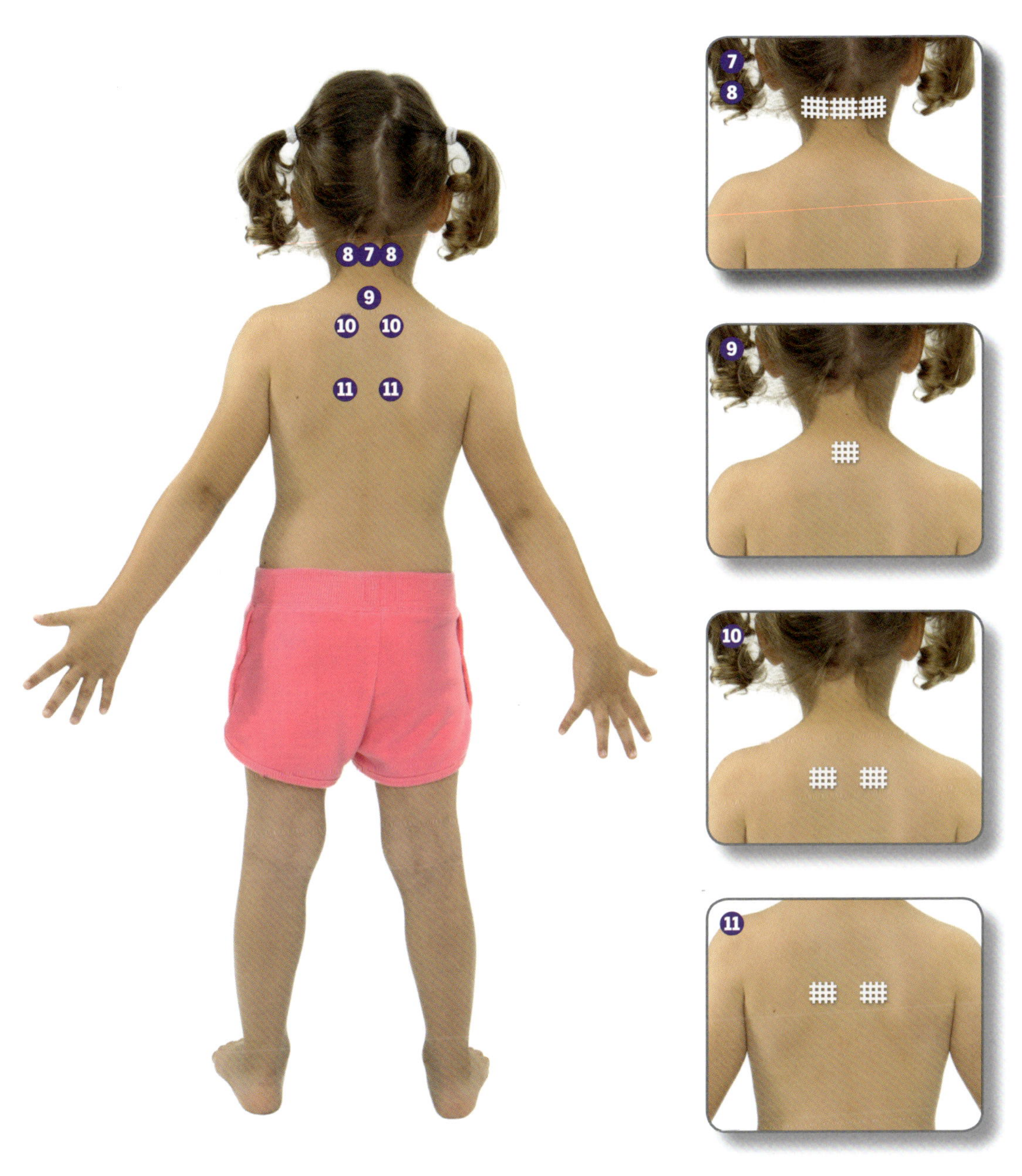

Gitter-Taping

Halsschmerzen

Hinweis: Kann die Schmerzen lindern. Unterstützt den Abheilungsprozess und beschleunigt somit den Regenerationsprozess.

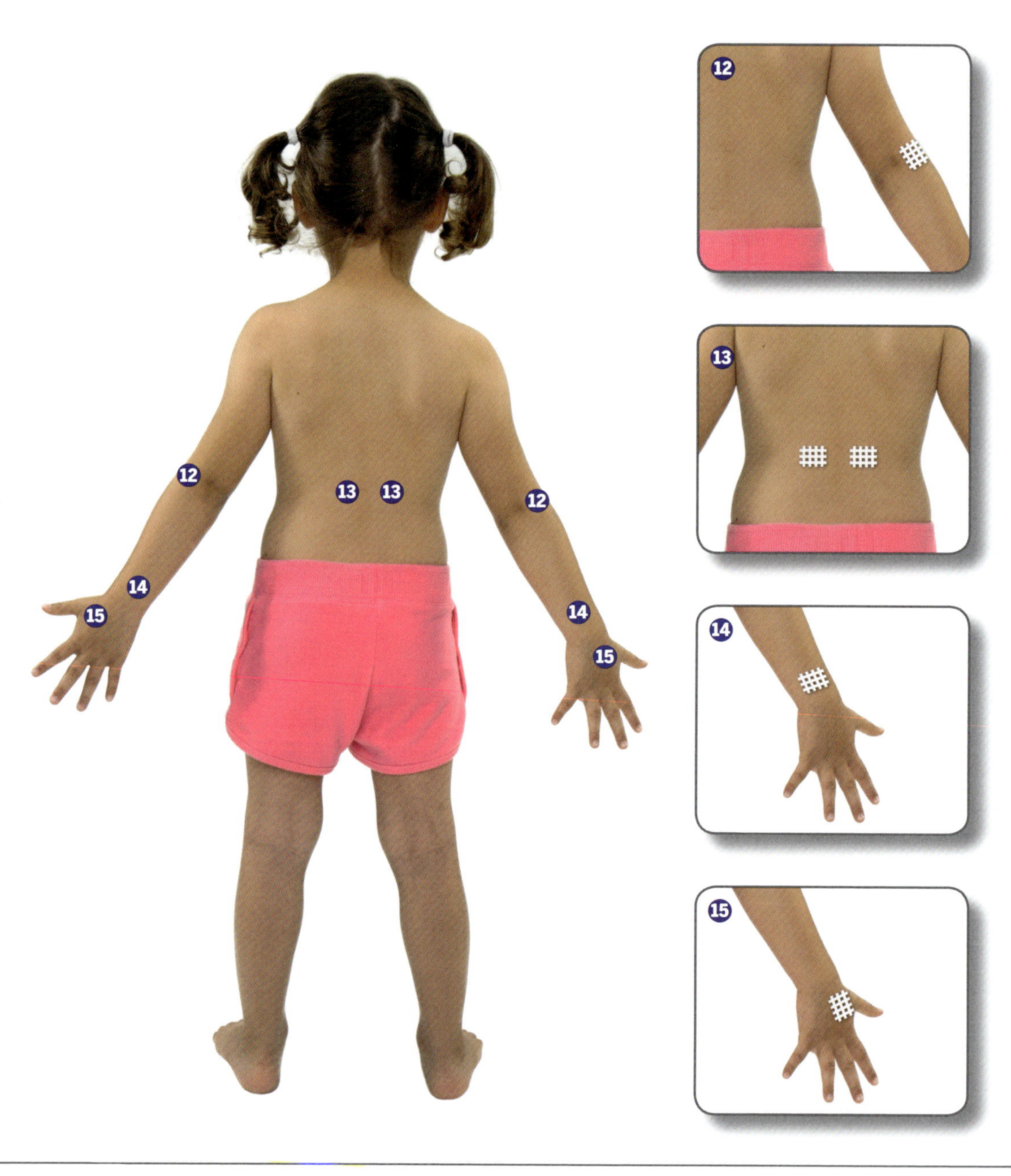

Gitter-Taping

Husten

Hinweis: Kann den Hustenreiz lindern und das Abhusten verbessern.

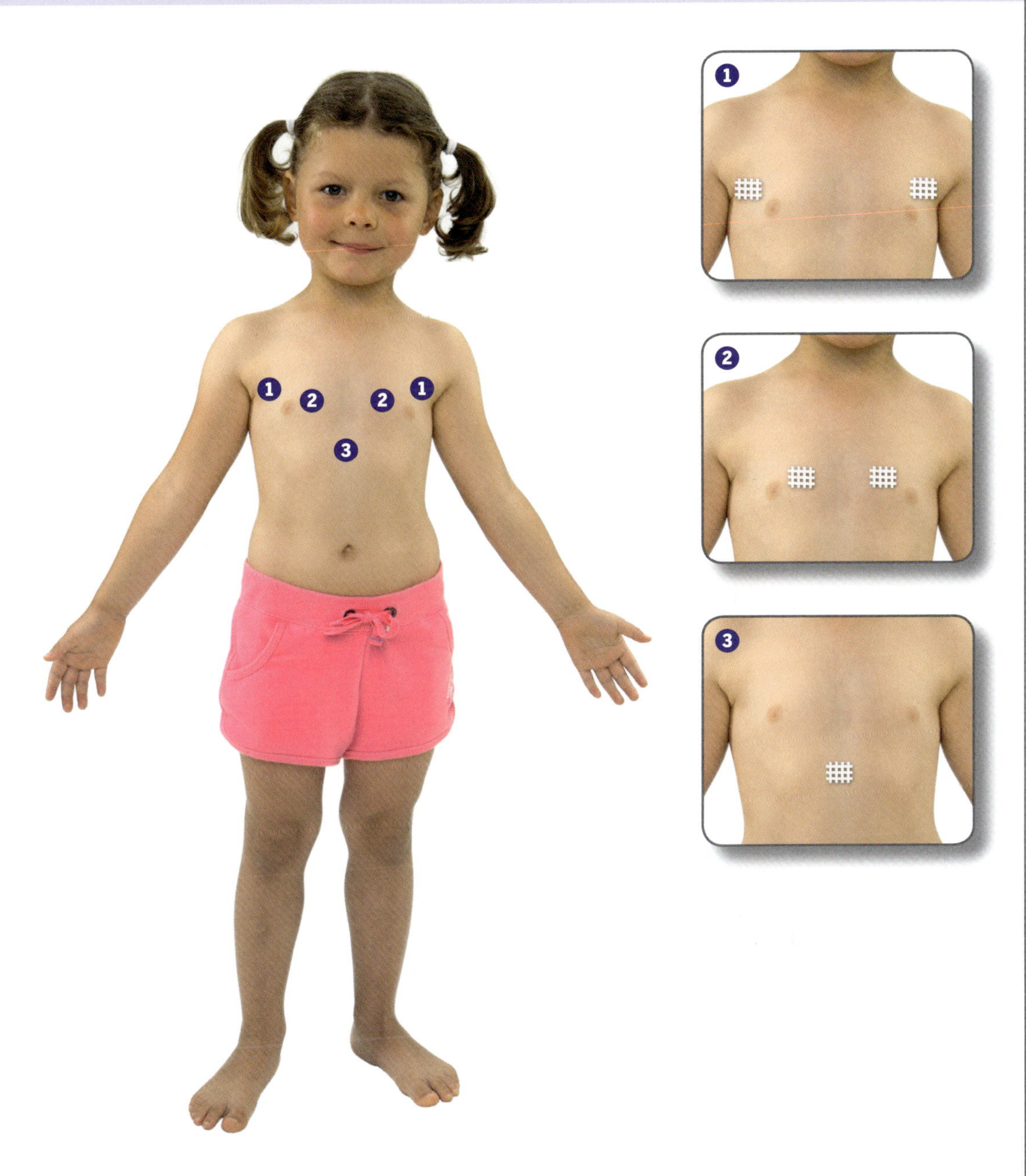

Gitter-Taping

Husten

Hinweis: Kann den Hustenreiz lindern und das Abhusten verbessern.

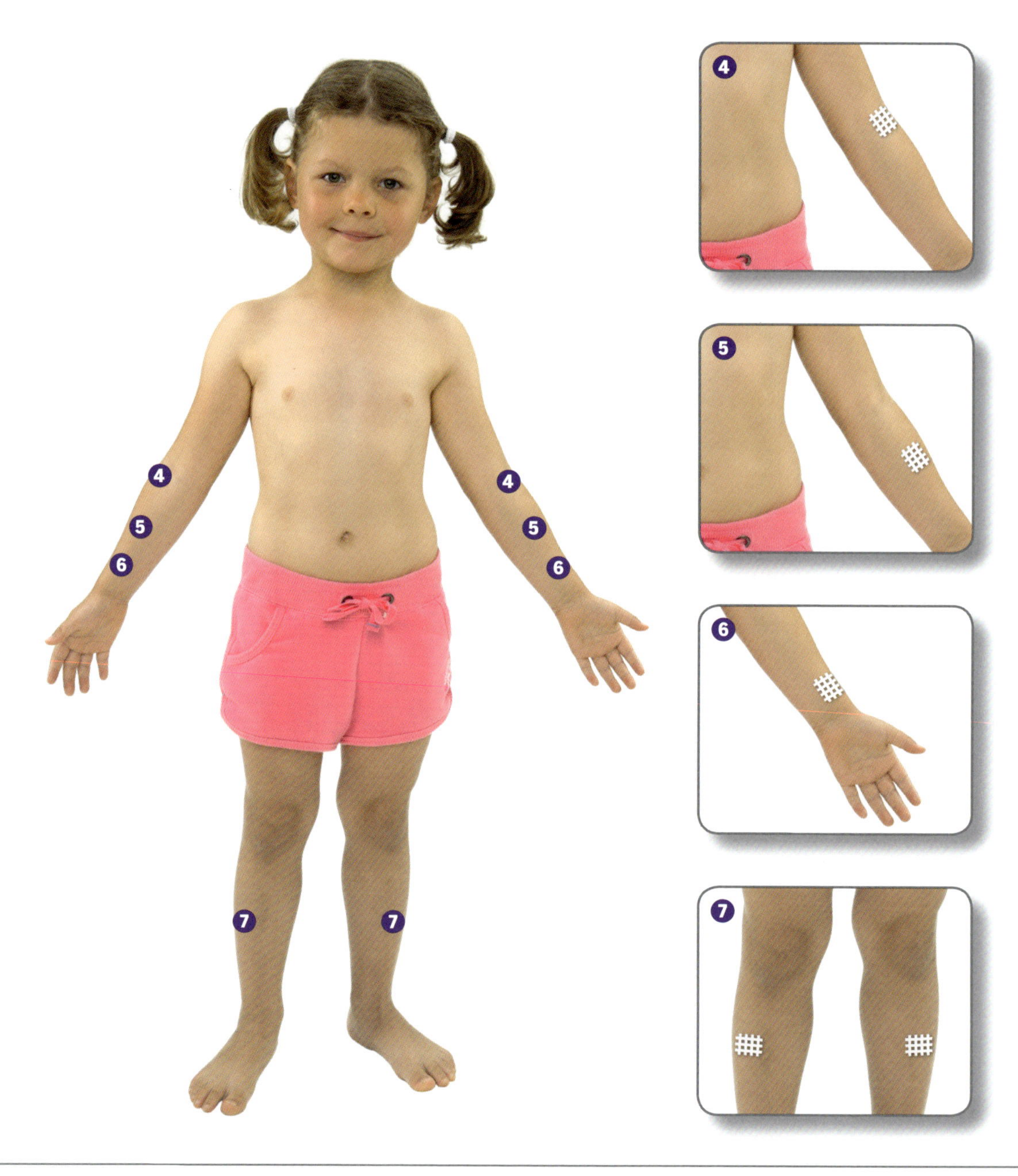

Gitter-Taping

Husten

Hinweis: Kann den Hustenreiz lindern und das Abhusten verbessern.

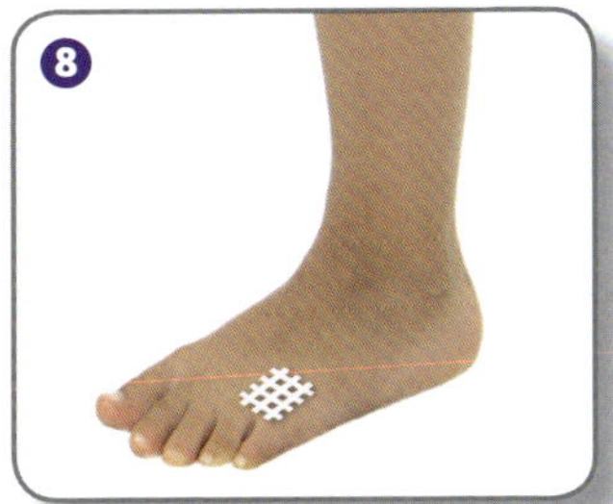

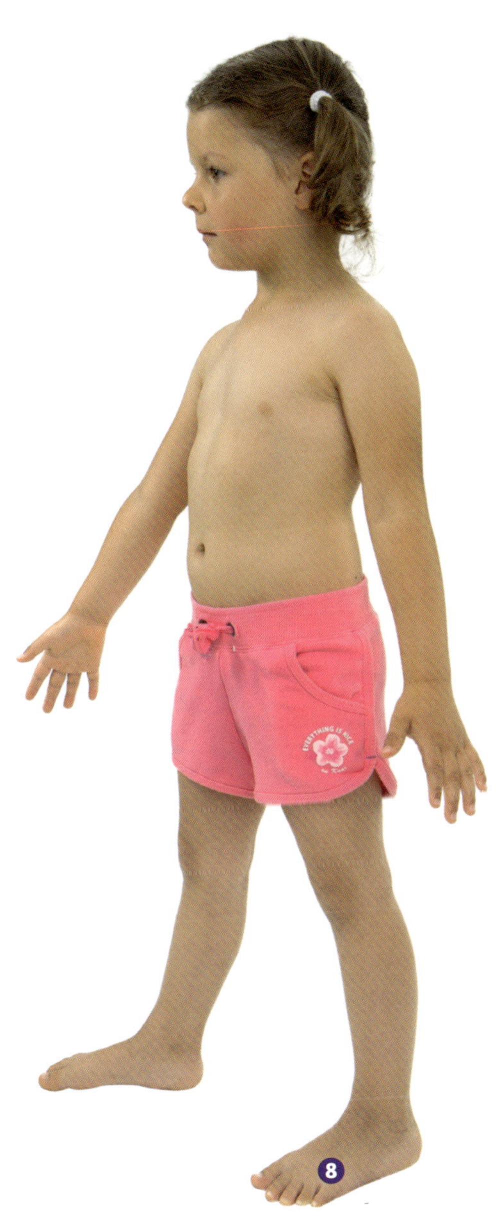

Gitter-Taping

Husten

Hinweis: Kann den Hustenreiz lindern und das Abhusten verbessern.

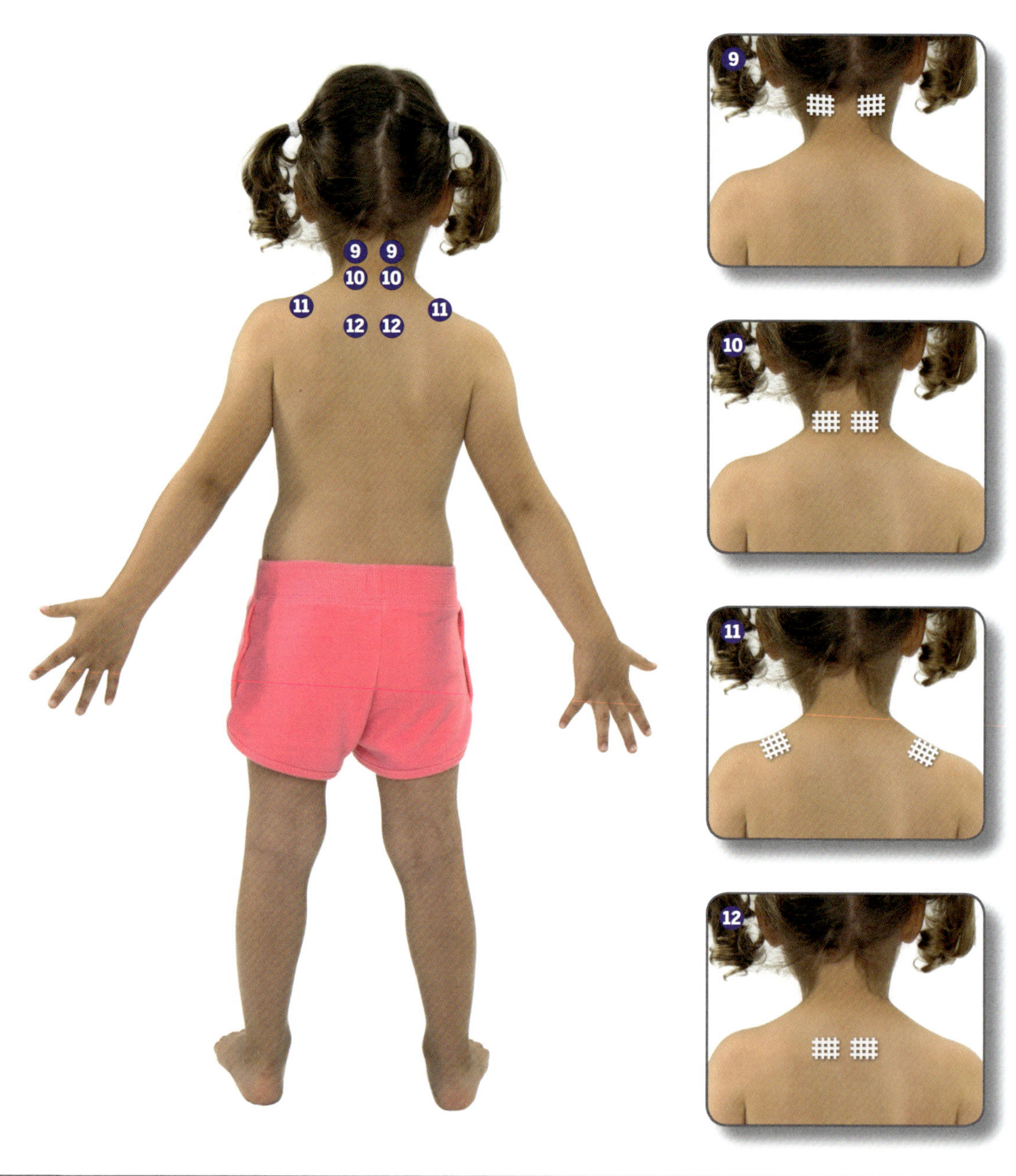

Gitter-Taping

Husten

Hinweis: Kann den Hustenreiz lindern und das Abhusten verbessern.

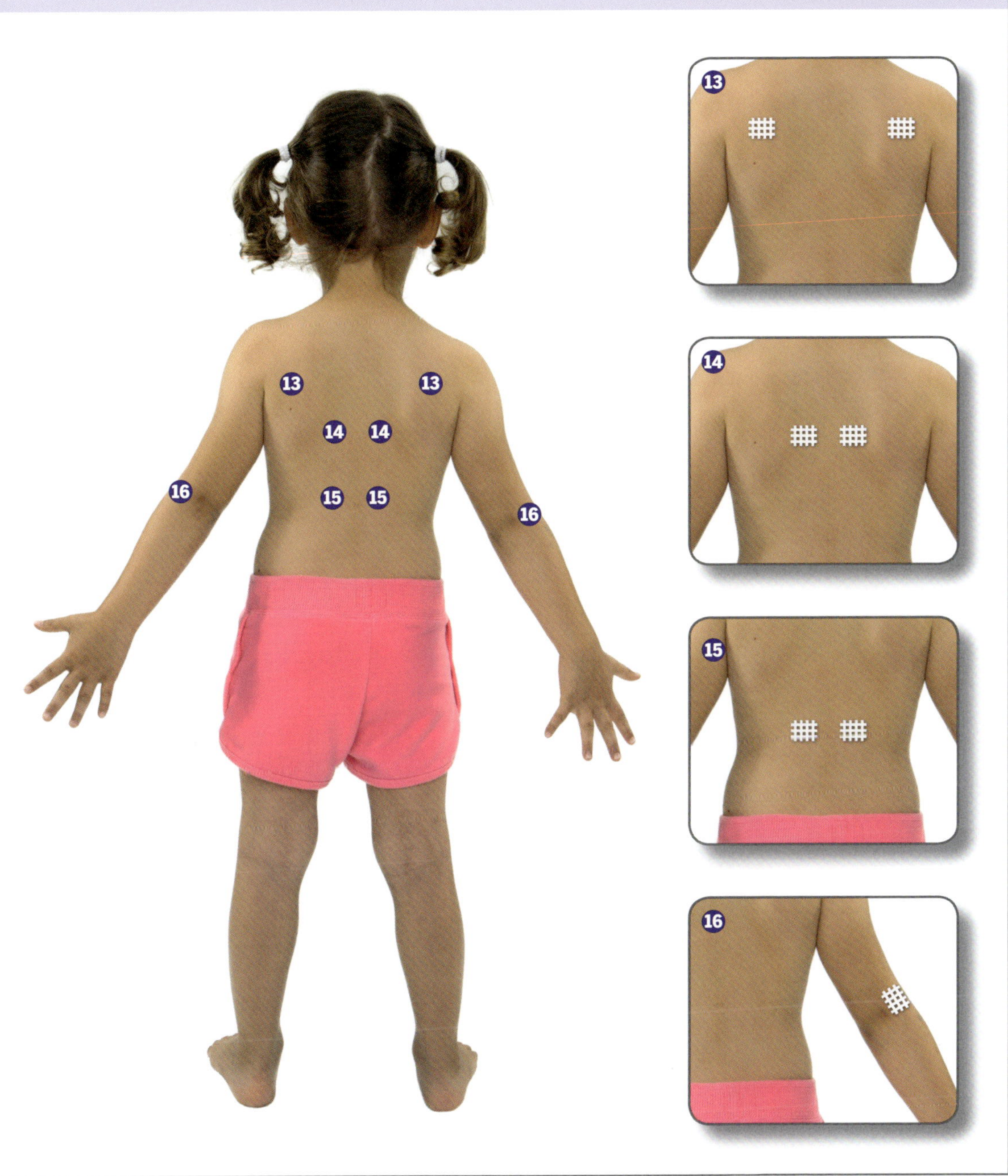

Gitter-Taping

Husten

Hinweis: Kann den Hustenreiz lindern und das Abhusten verbessern.

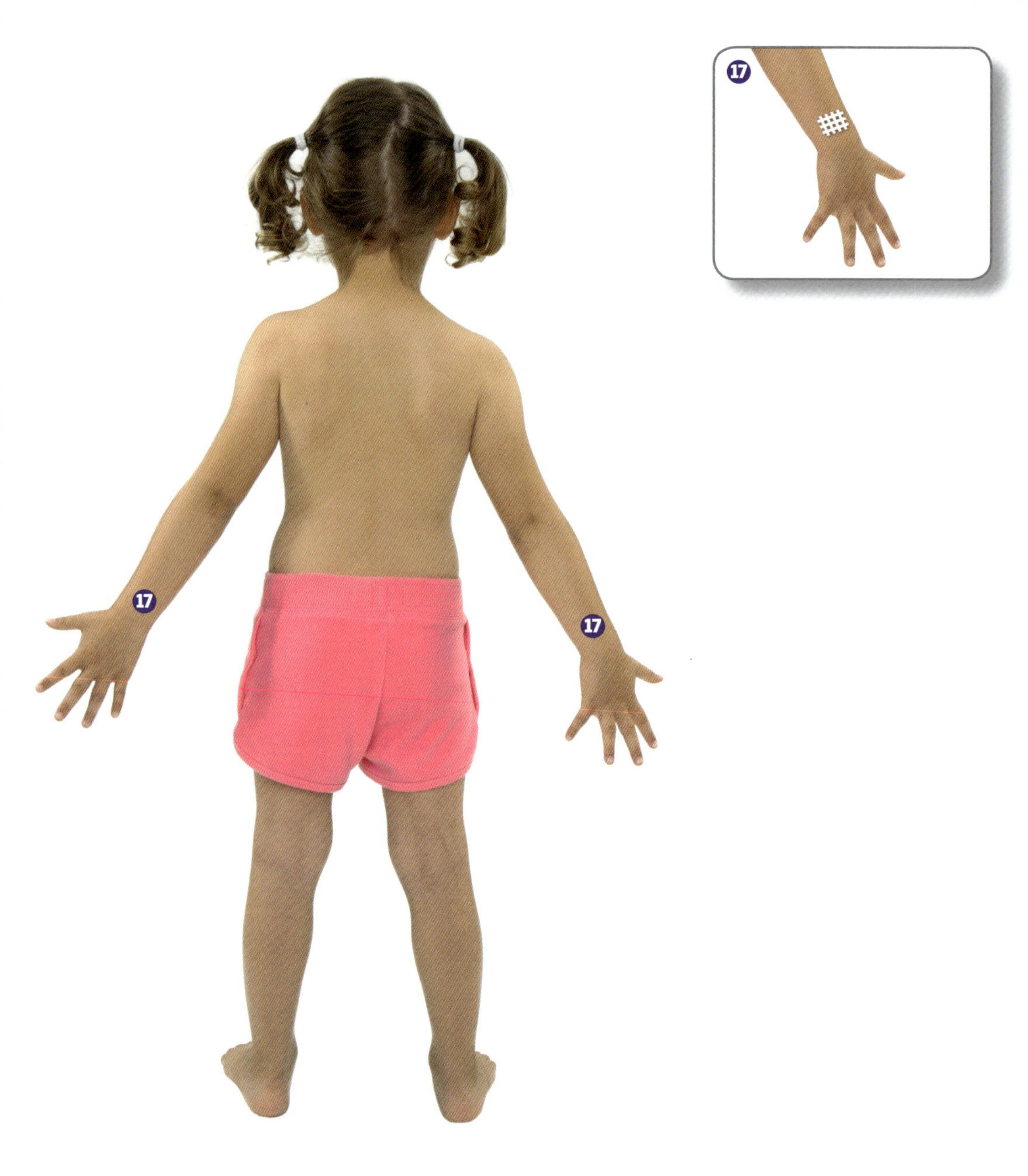

Gitter-Taping

Kinderkrankheiten (Masern, Röteln, Mumps, Windpocken)

Hinweis: Kann den Körper stärken, so dass die Kinderkrankheiten schneller abheilen, Fieber besser ertragen wird und das Kind sich wohler fühlt.

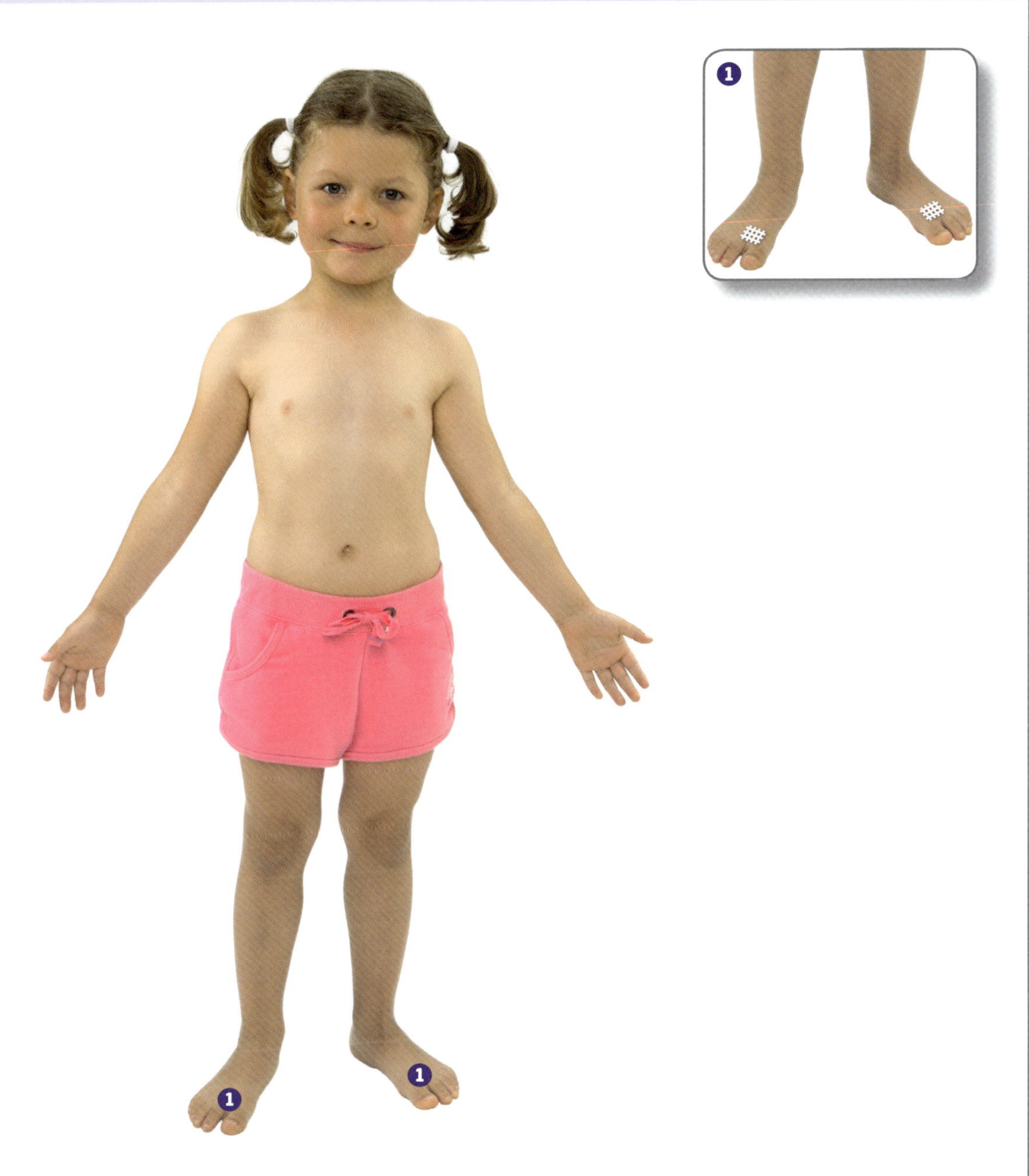

Gitter-Taping

Kinderkrankheiten (Masern, Röteln, Mumps, Windpocken)

Hinweis: Kann den Körper stärken, so dass die Kinderkrankheiten schneller abheilen, Fieber besser ertragen wird und das Kind sich wohler fühlt.

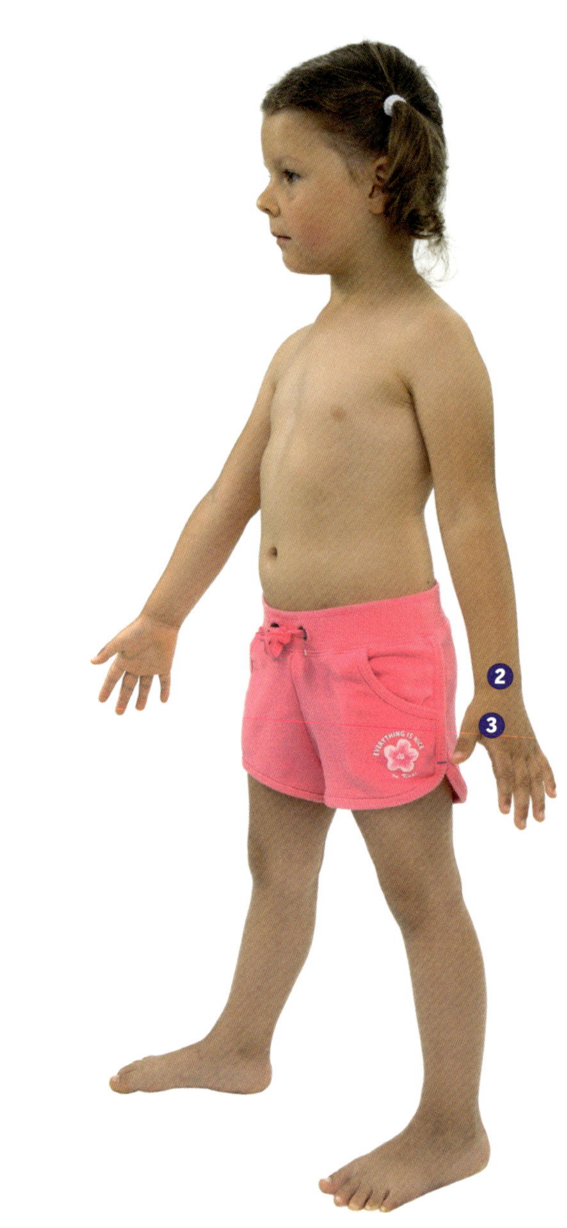

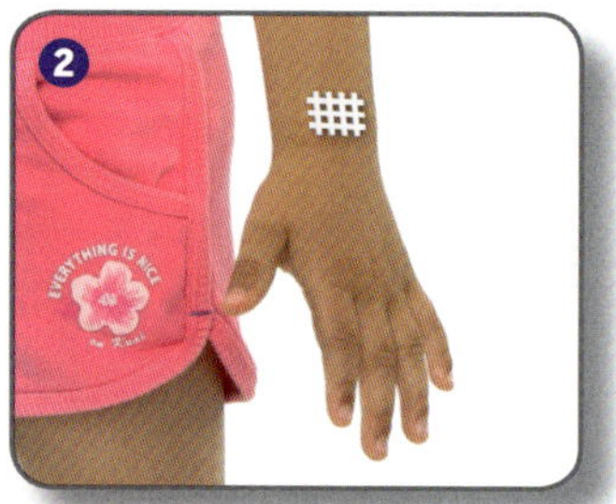

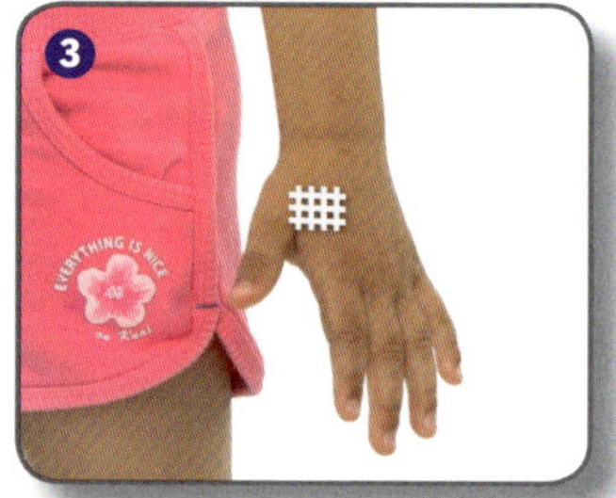

Gitter-Taping

Kinderkrankheiten (Masern, Röteln, Mumps, Windpocken)

Hinweis: Kann den Körper stärken, so dass die Kinderkrankheiten schneller abheilen, Fieber besser ertragen wird und das Kind sich wohler fühlt.

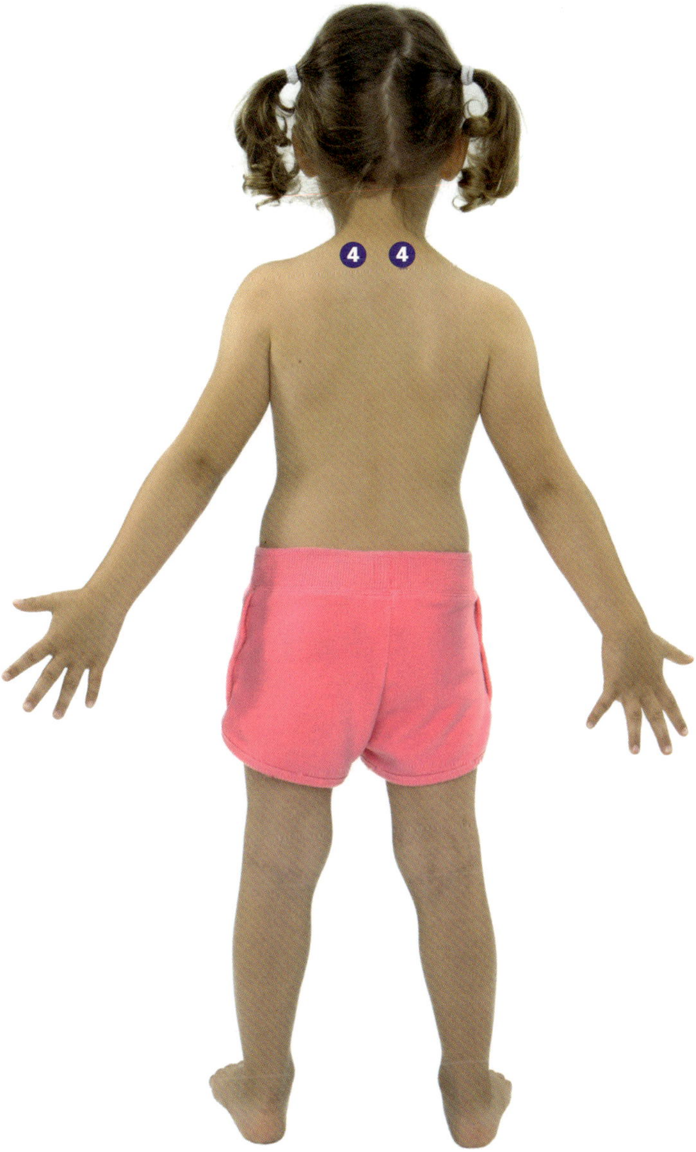

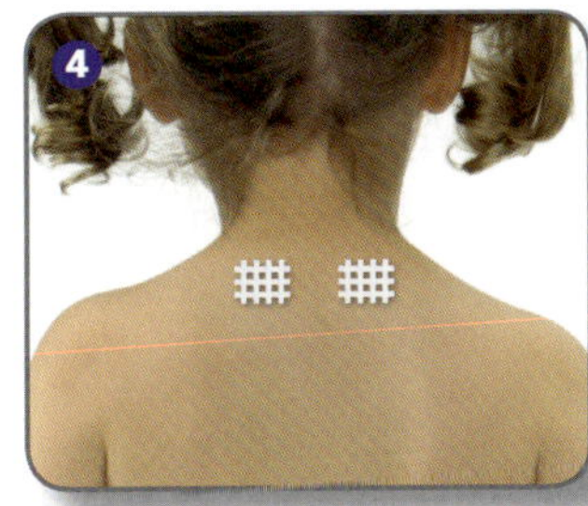

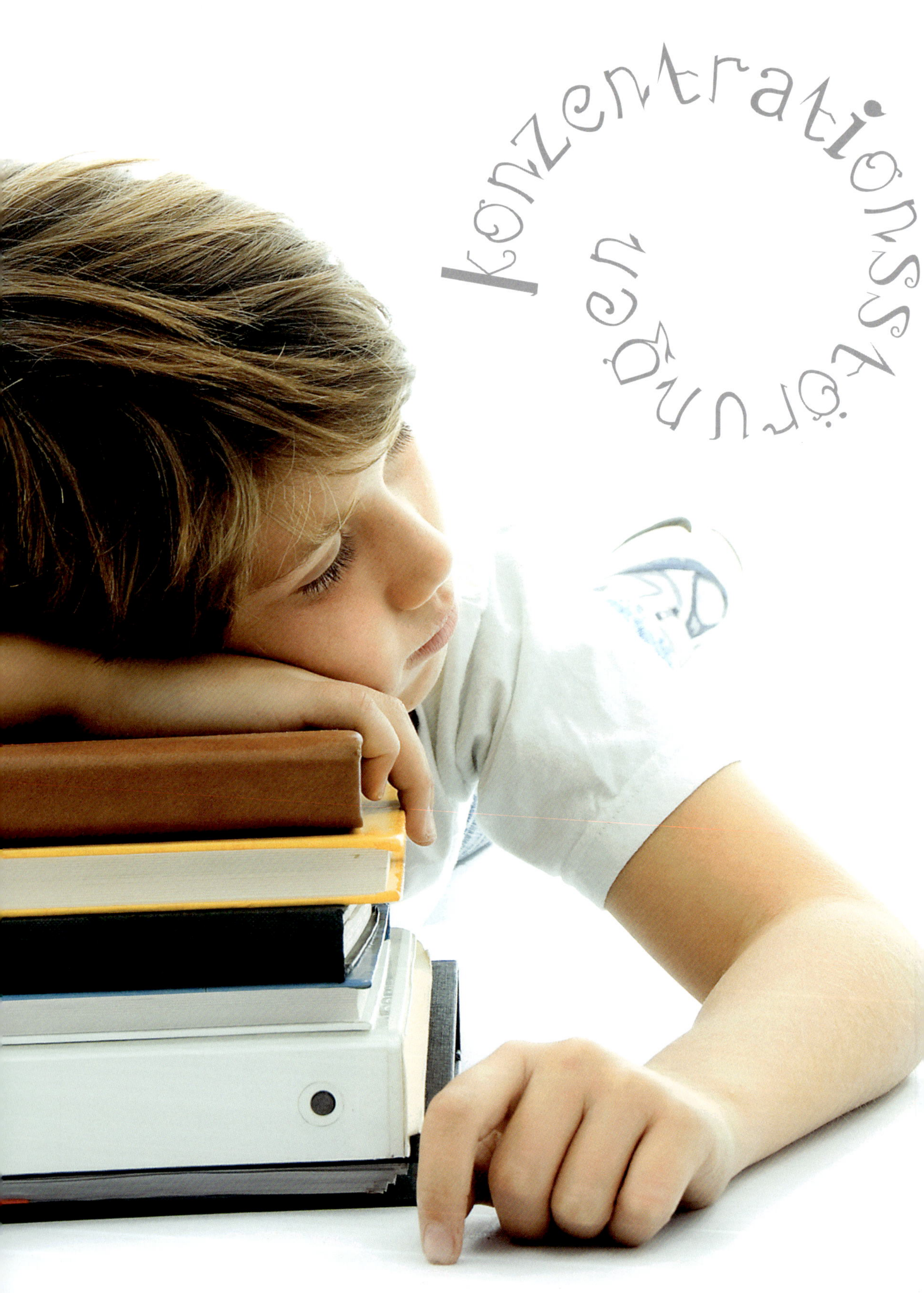
konzentrationsstörungen

Gitter-Taping

Konzentrationsstörungen

Hinweis: Kann die Aufnahmebereitschaft des Gehirns durch Lösen der Blockaden verbessern.

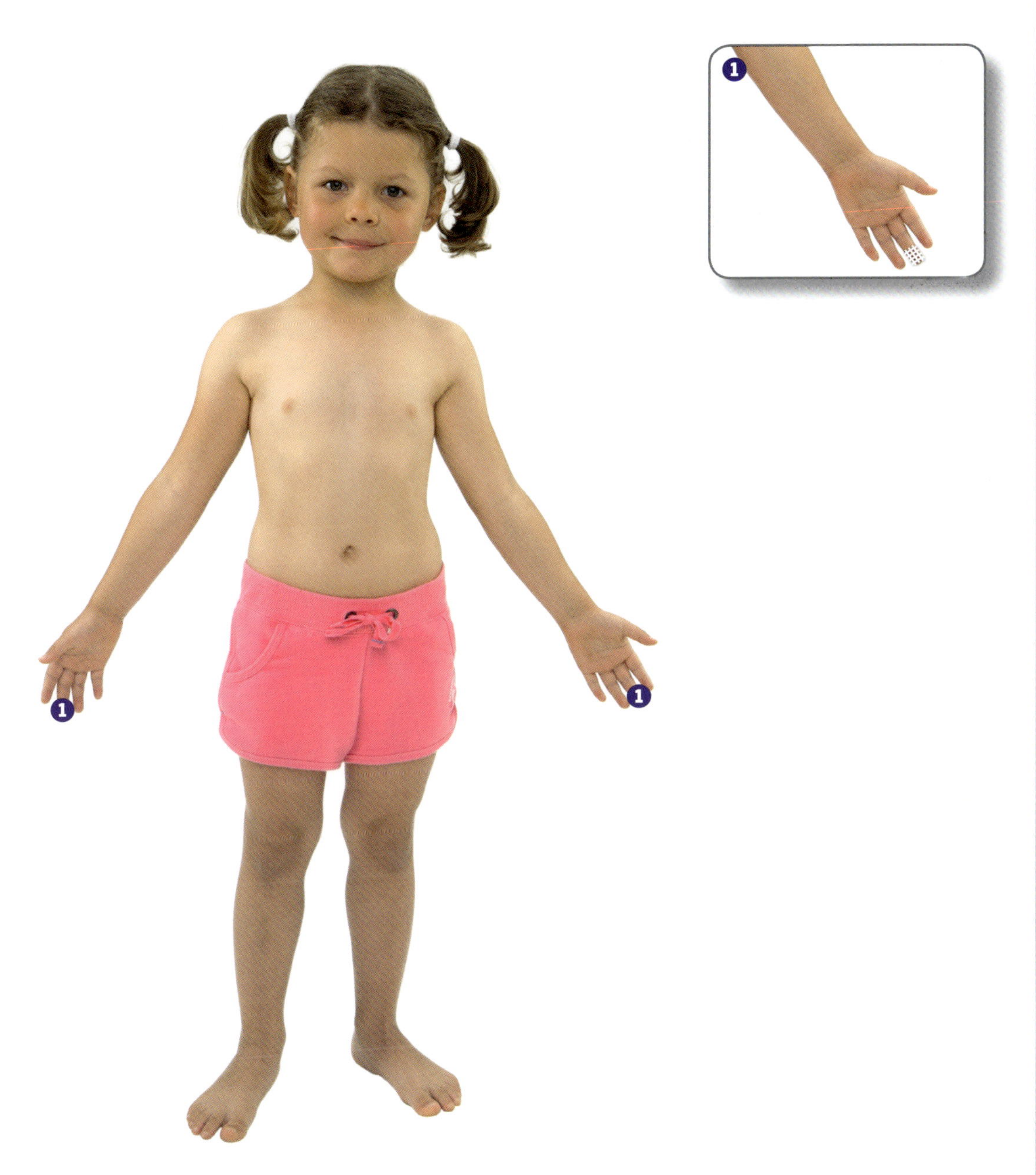

Gitter-Taping

Konzentrationsstörungen

Hinweis: Kann die Aufnahmebereitschaft des Gehirns durch Lösen der Blockaden verbessern.

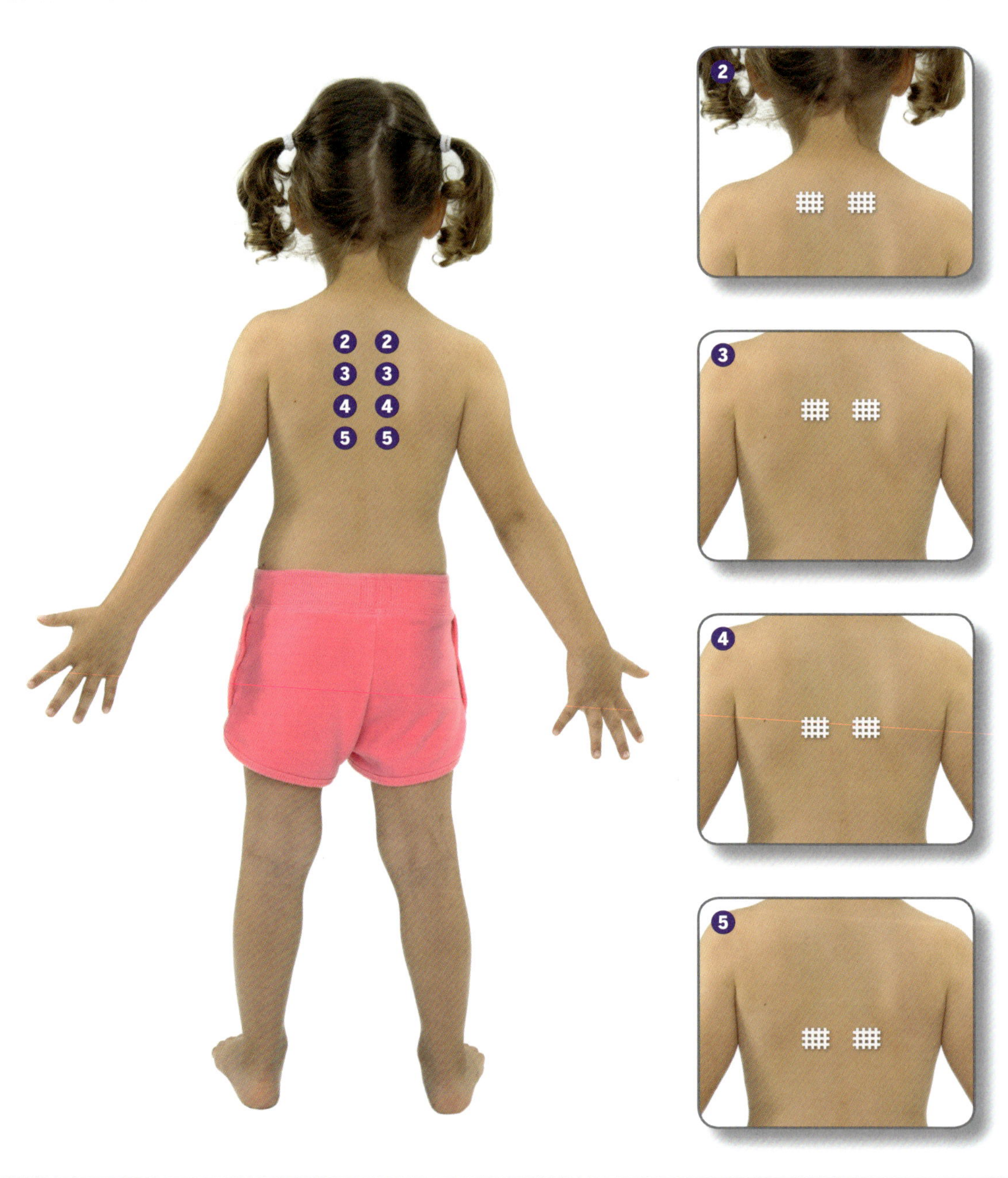

Gitter-Taping

Kopfschmerzen

Hinweis: Kann die Kopfschmerzen in kurzer Zeit lindern.

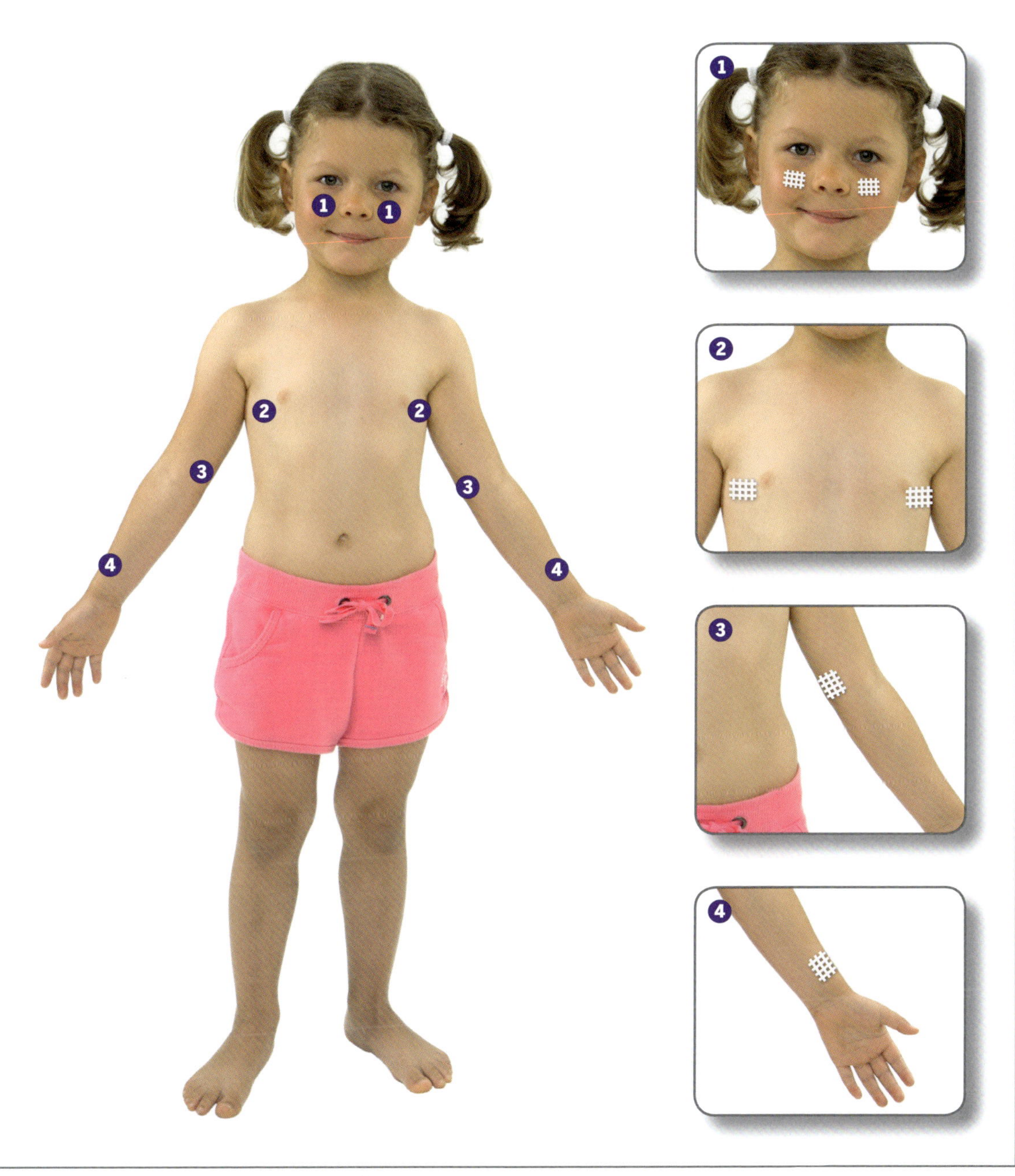

Gitter-Taping

Kopfschmerzen

Hinweis: Kann die Kopfschmerzen in kurzer Zeit lindern.

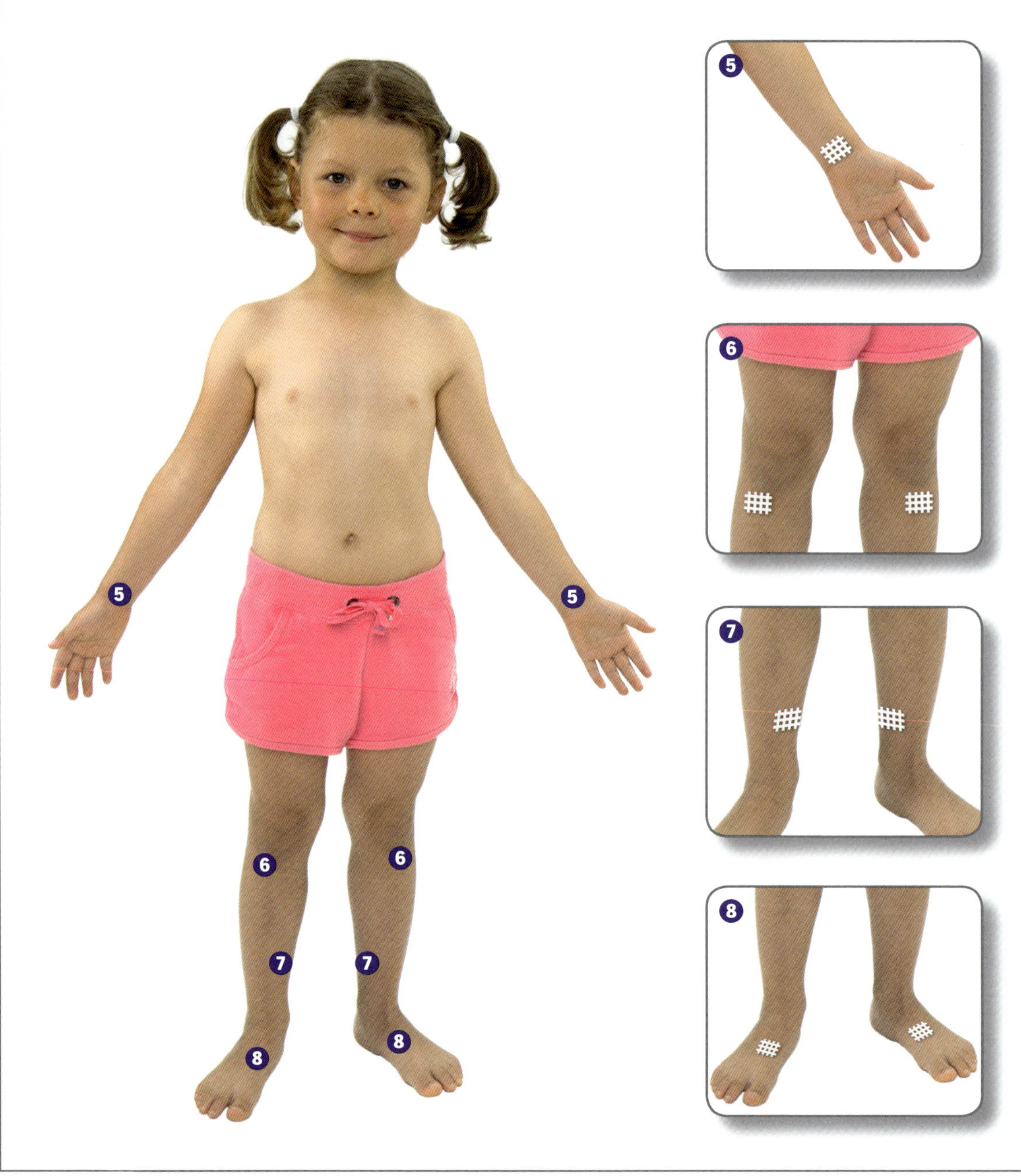

Gitter-Taping

Kopfschmerzen

Hinweis: Kann die Kopfschmerzen in kurzer Zeit lindern.

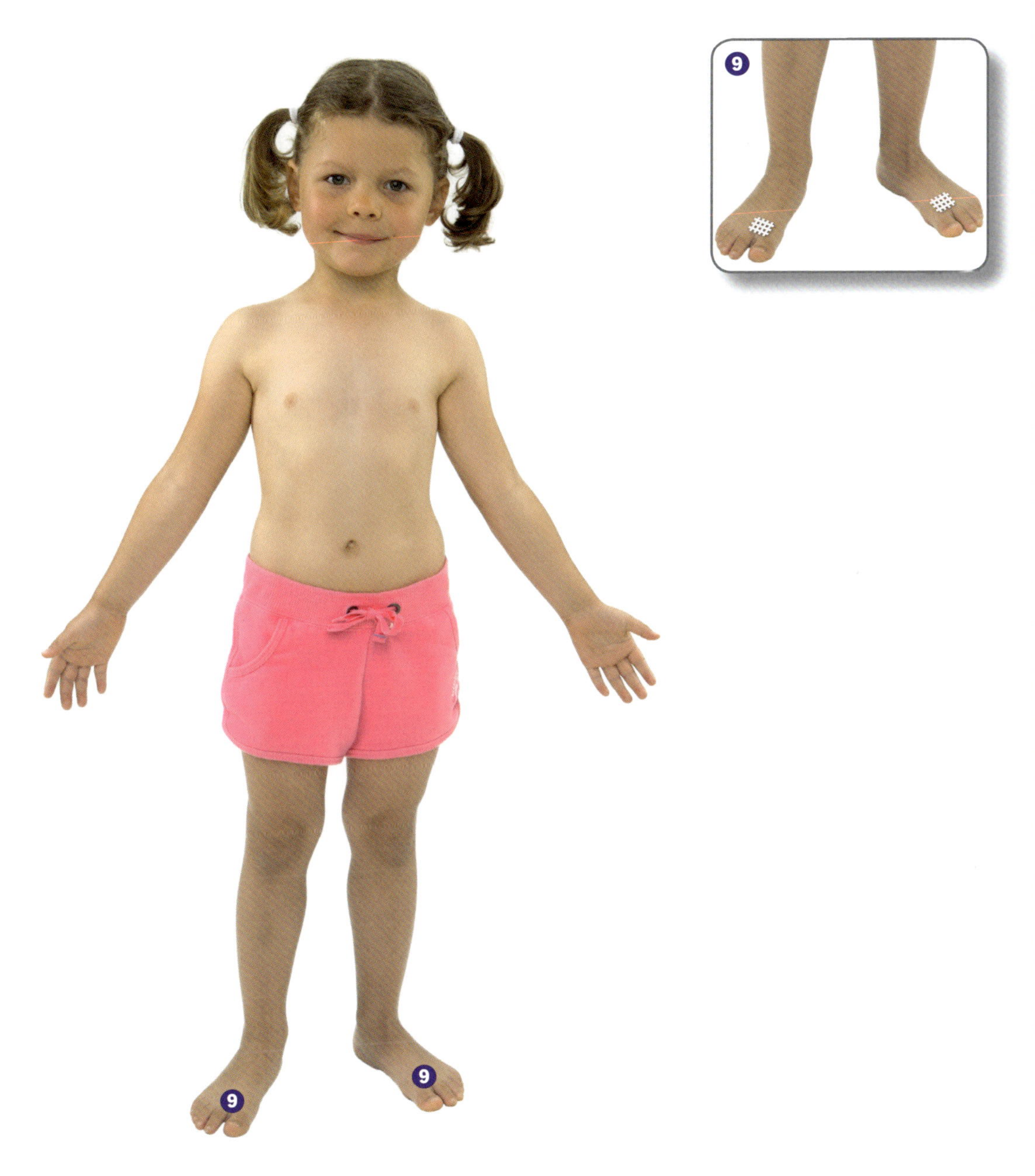

Gitter-Taping

Kopfschmerzen

Hinweis: Kann die Kopfschmerzen in kurzer Zeit lindern.

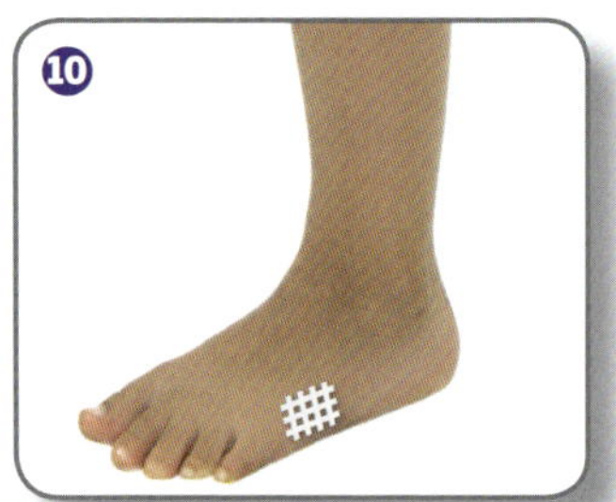

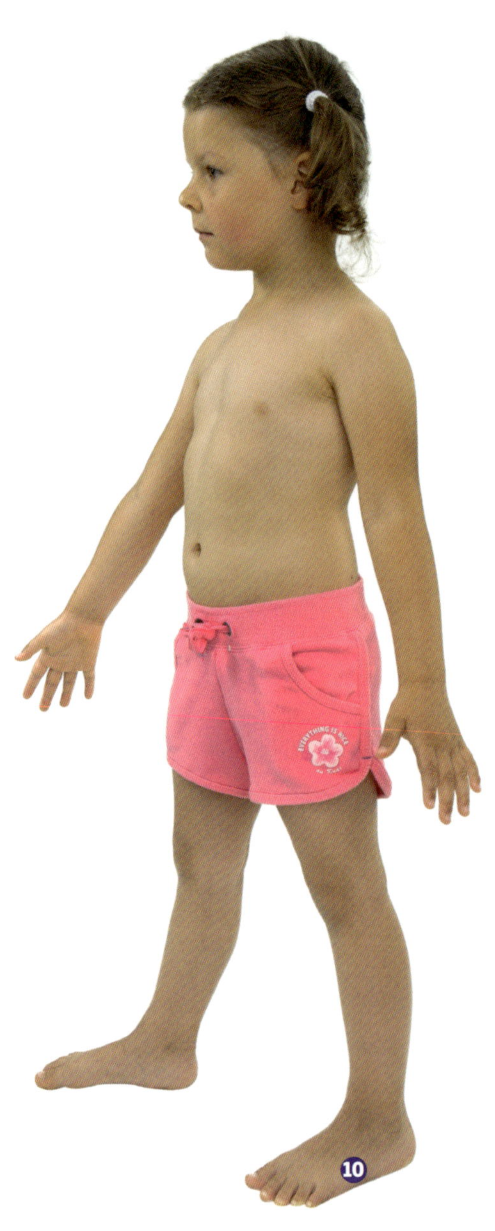

Gitter-Taping

Kopfschmerzen

Hinweis: Kann die Kopfschmerzen in kurzer Zeit lindern.

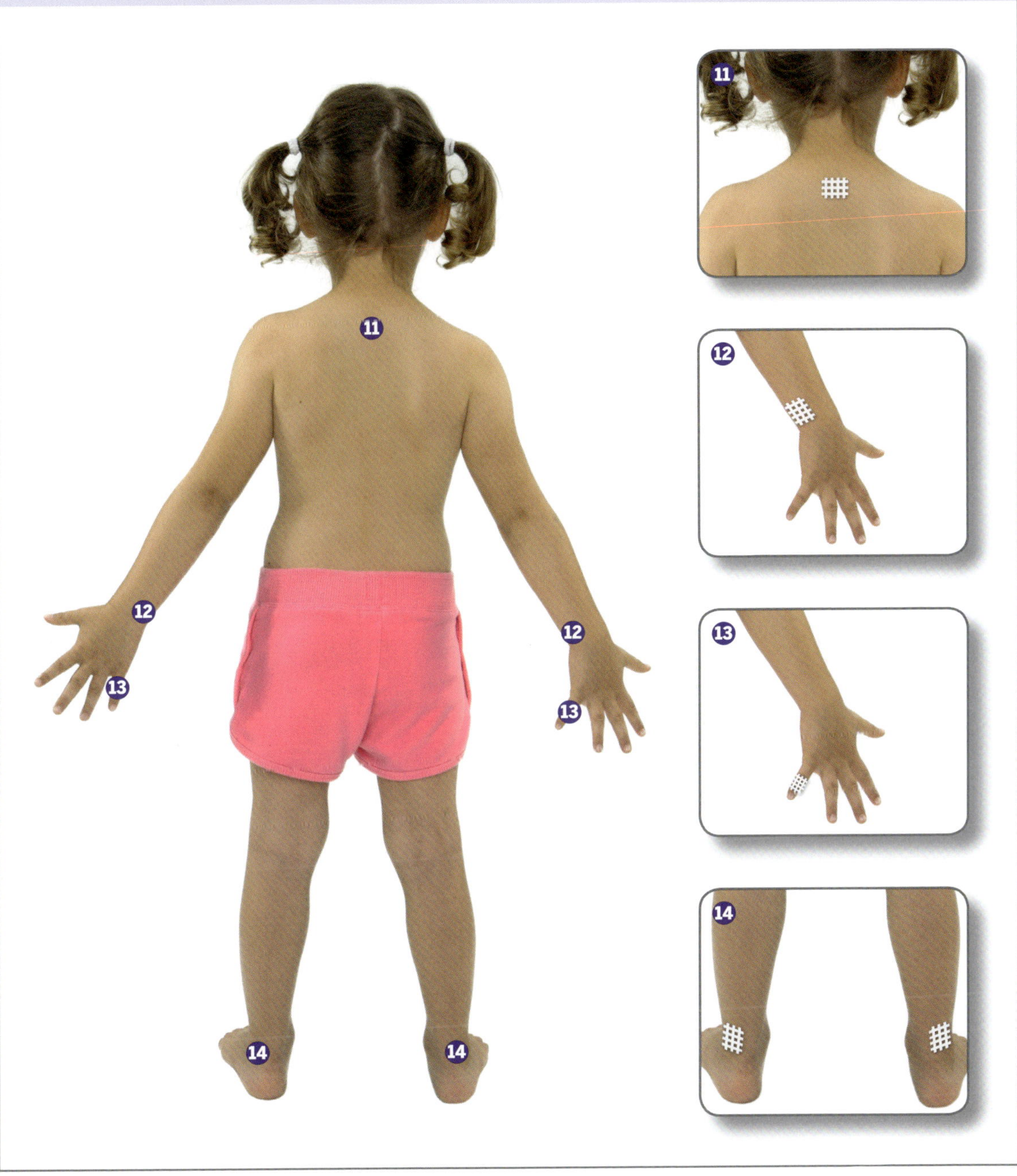

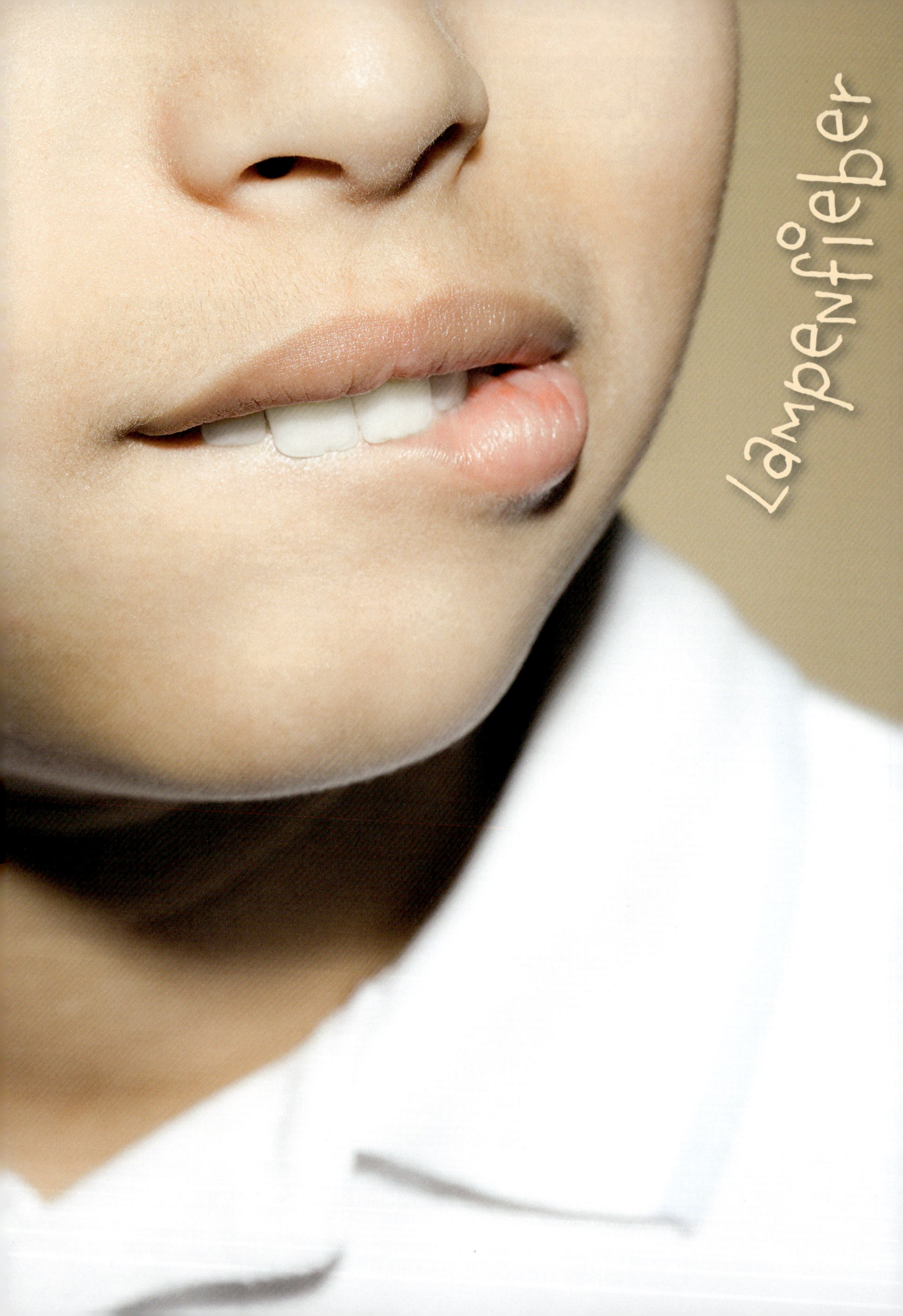
Lampenfieber

Gitter-Taping

Lampenfieber (Prüfungsangst)

Hinweis: Kann den Körper beruhigen, ohne den Körper zu ermüden.

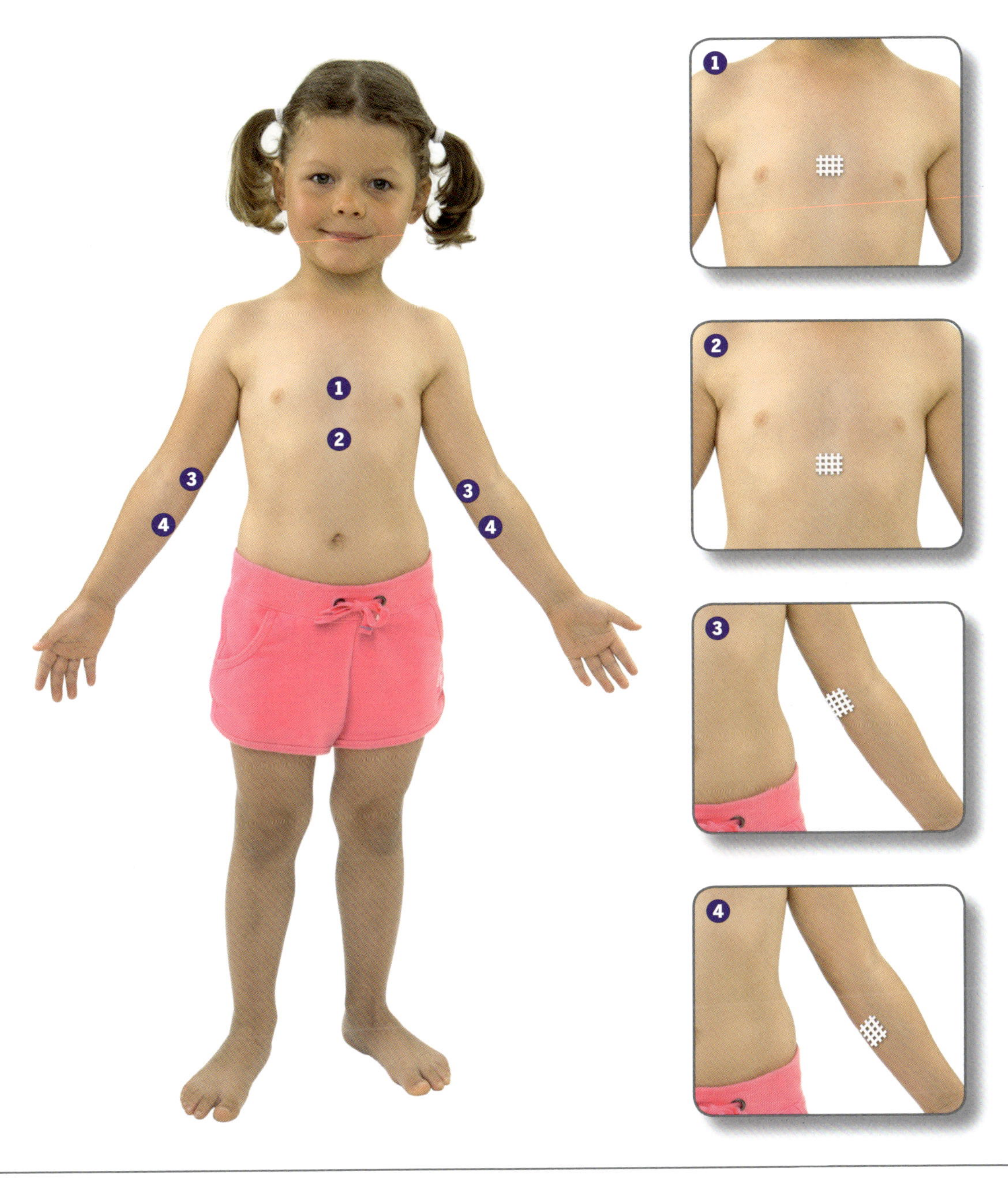

Gitter-Taping

Lampenfieber (Prüfungsangst)

Hinweis: Kann den Körper beruhigen, ohne den Körper zu ermüden.

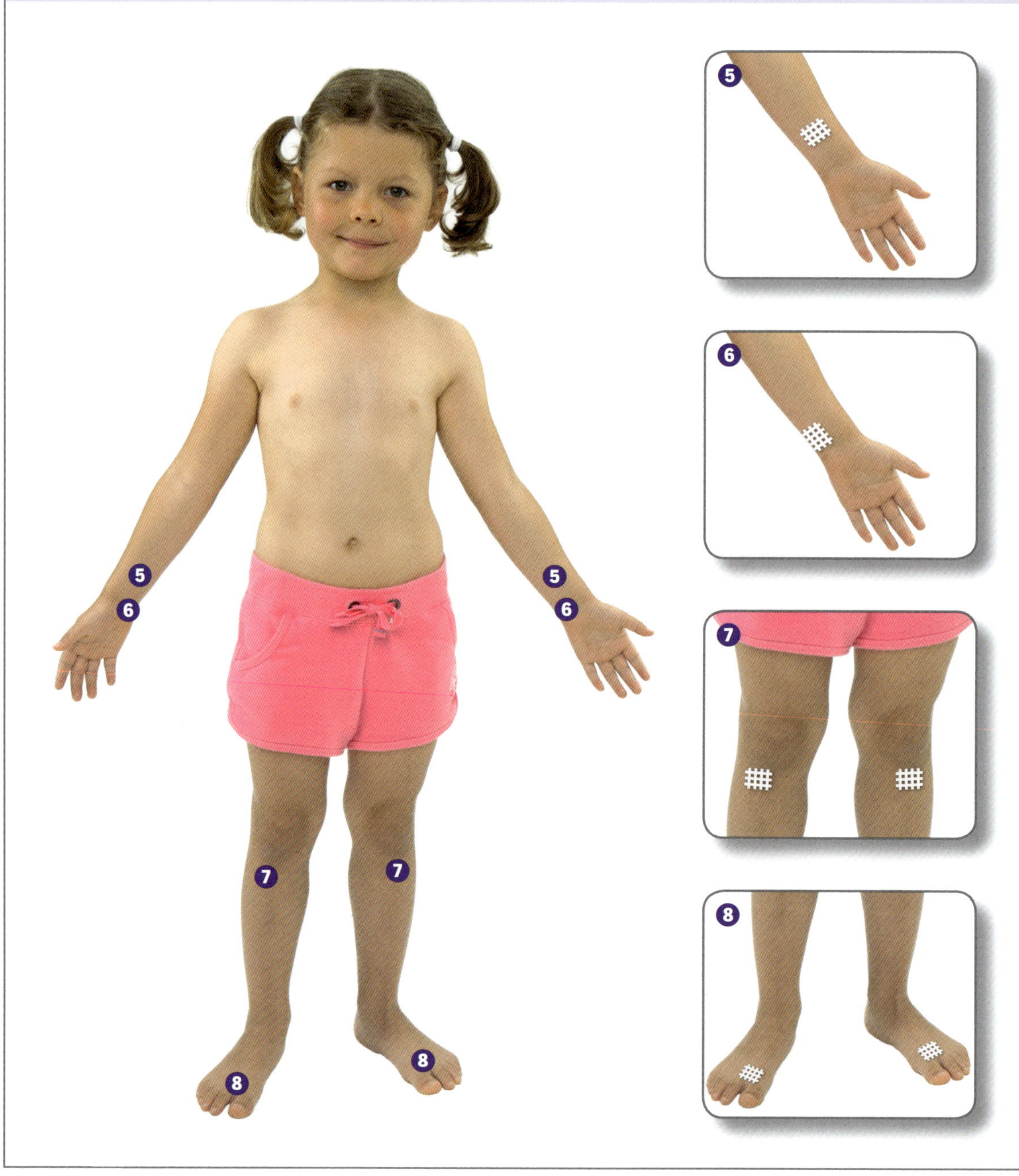

Gitter-Taping

Lampenfieber (Prüfungsangst)

Hinweis: Kann den Körper beruhigen, ohne den Körper zu ermüden.

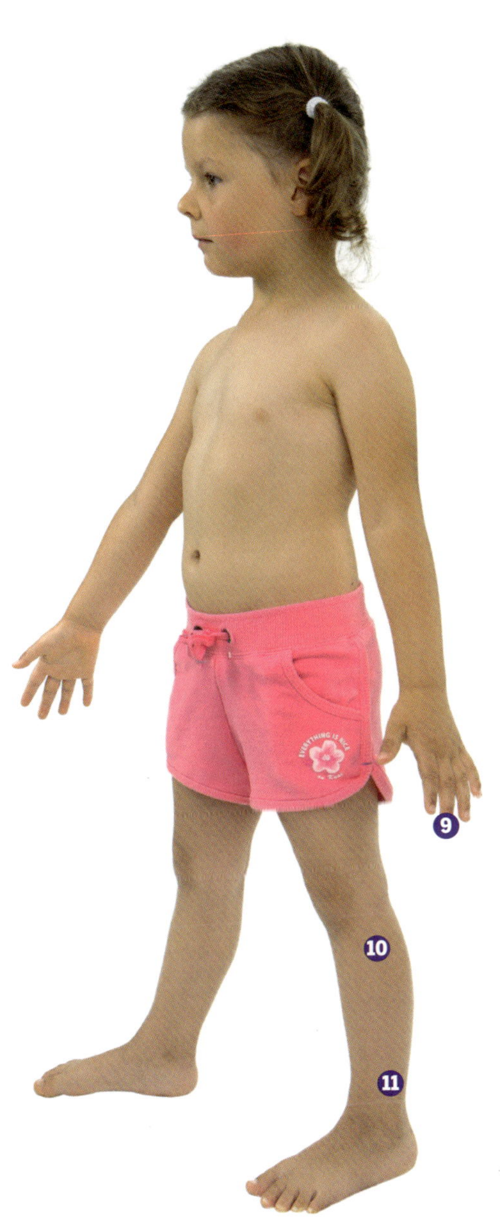

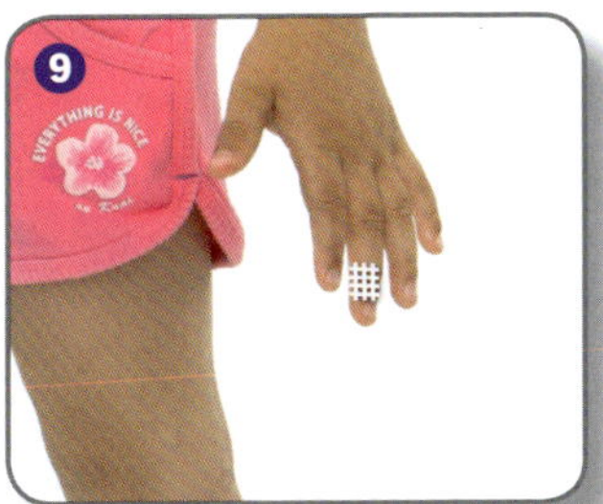

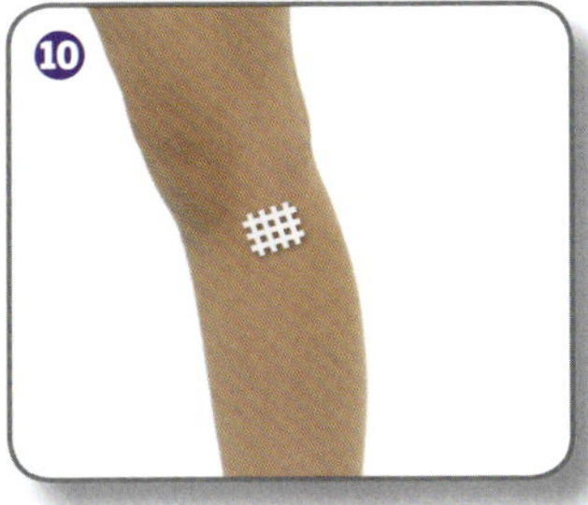

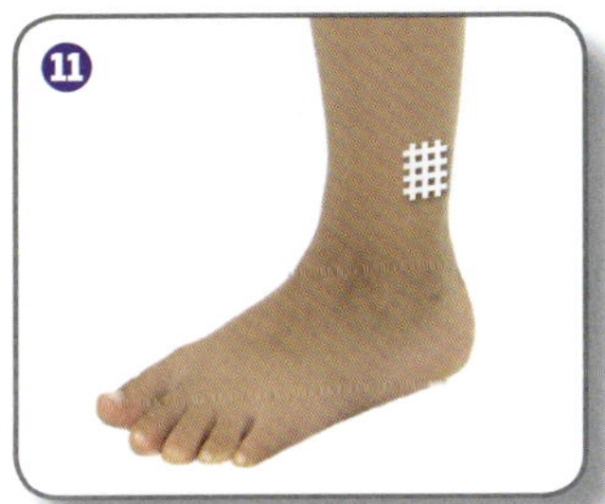

Gitter-Taping

Lampenfieber (Prüfungsangst)

Hinweis: Kann den Körper beruhigen, ohne den Körper zu ermüden.

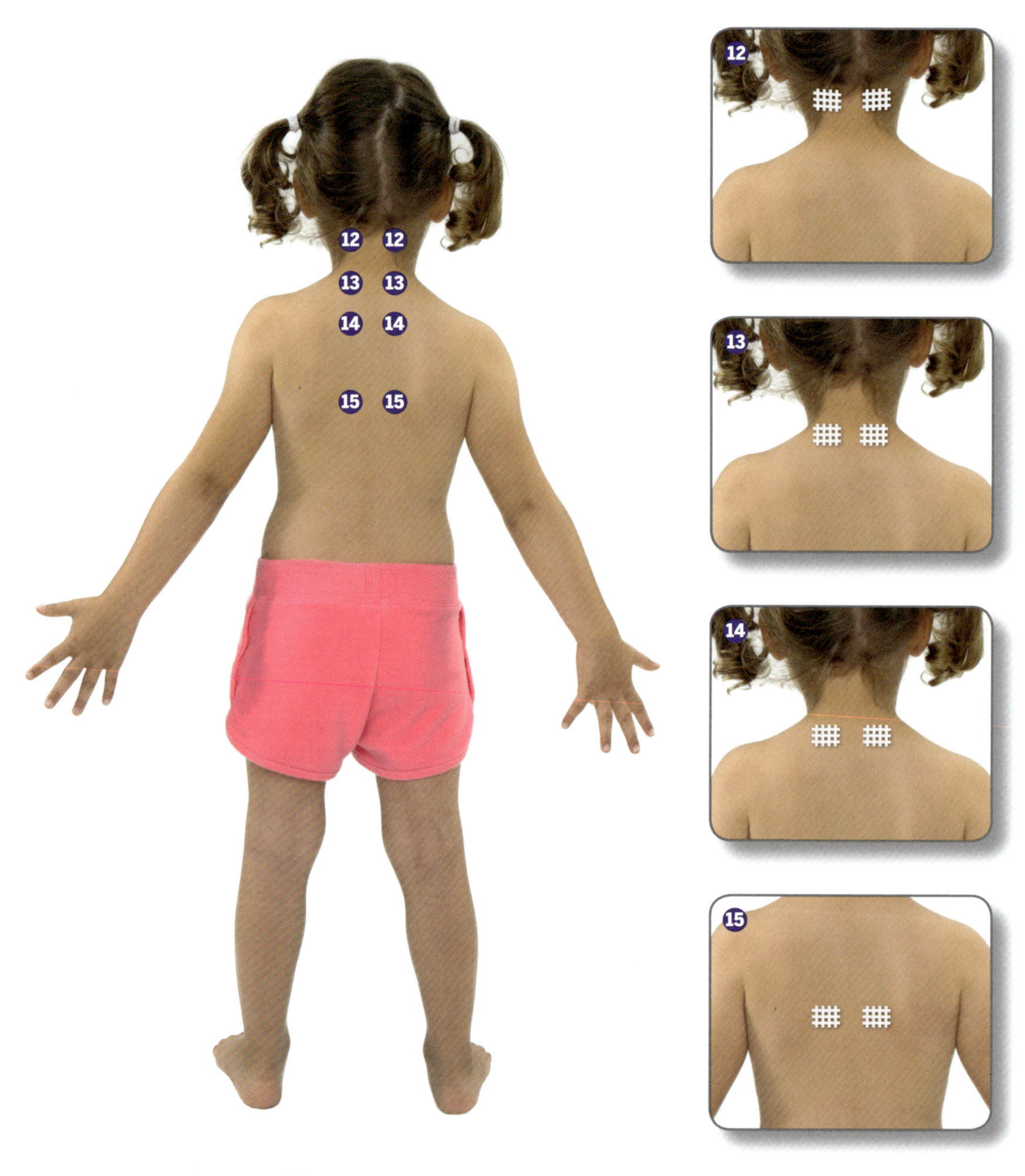

Gitter-Taping

Mittelohrentzündung

Hinweis: Kann den Entzündungsprozess reduzieren und den Ausheilungsprozess unterstützen.

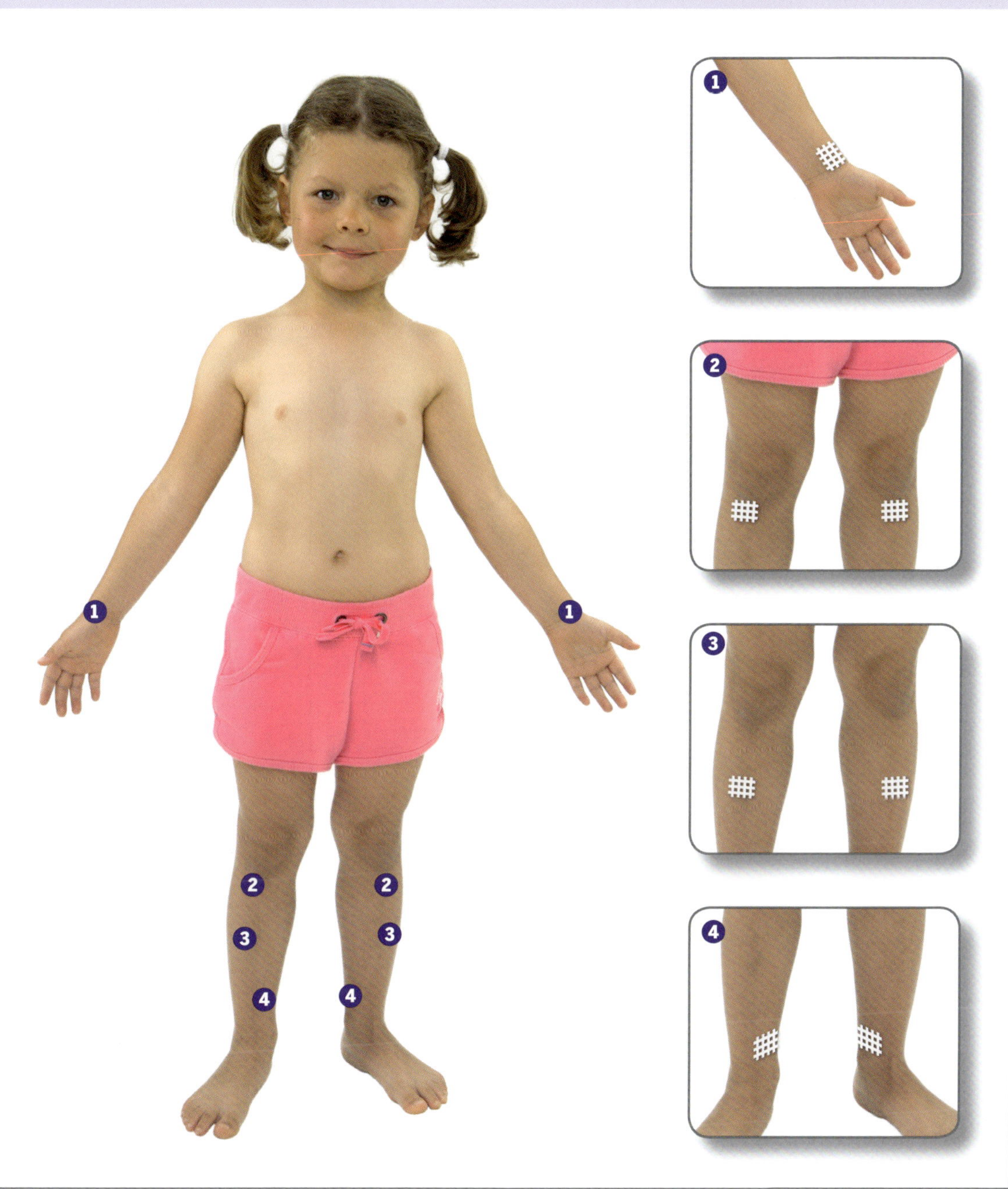

Gitter-Taping

Mittelohrentzündung

Hinweis: Kann den Entzündungsprozess reduzieren und den Ausheilungsprozess unterstützen.

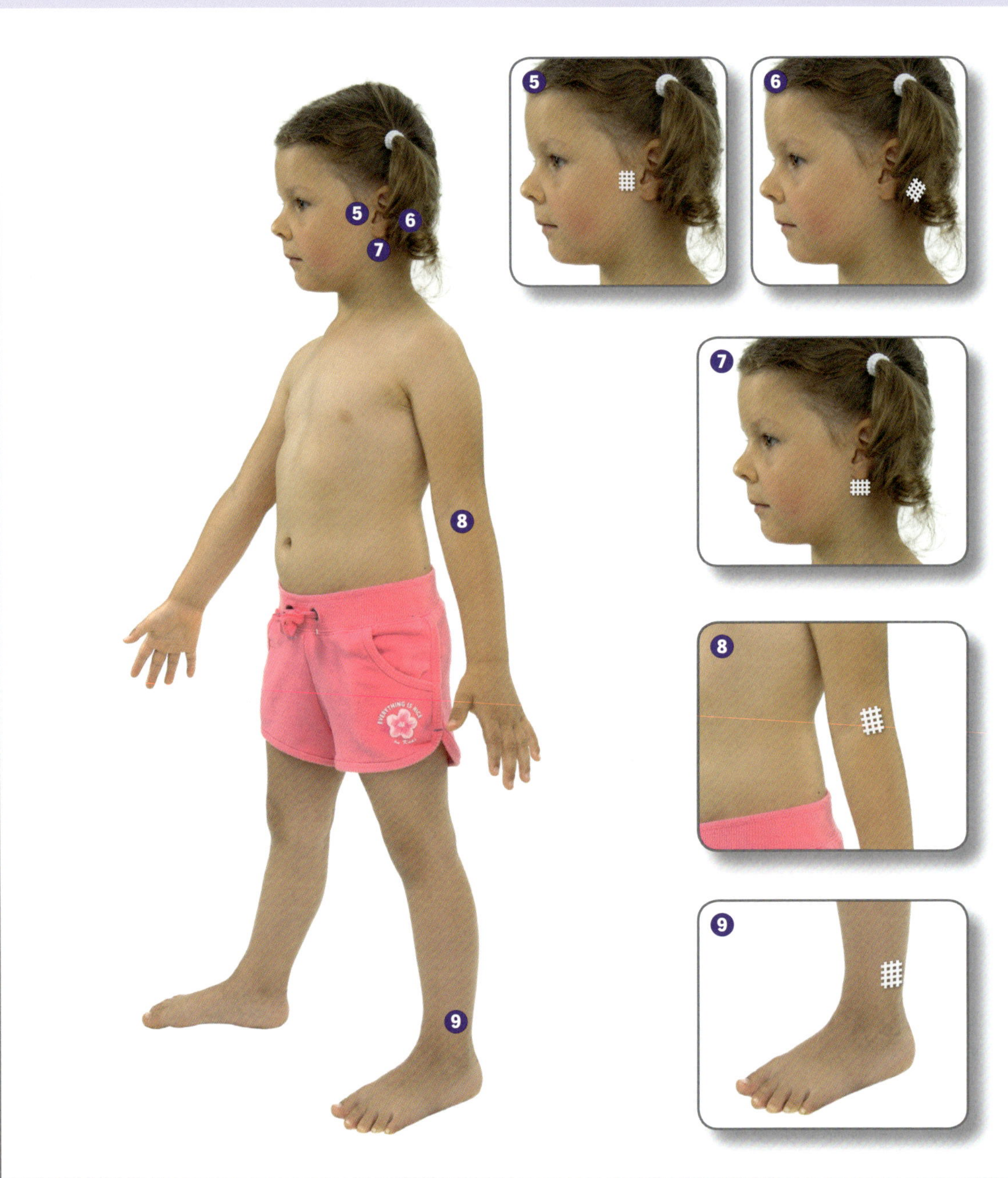

Gitter-Taping

Mittelohrentzündung

Hinweis: Kann den Entzündungsprozess reduzieren und den Ausheilungsprozess unterstützen.

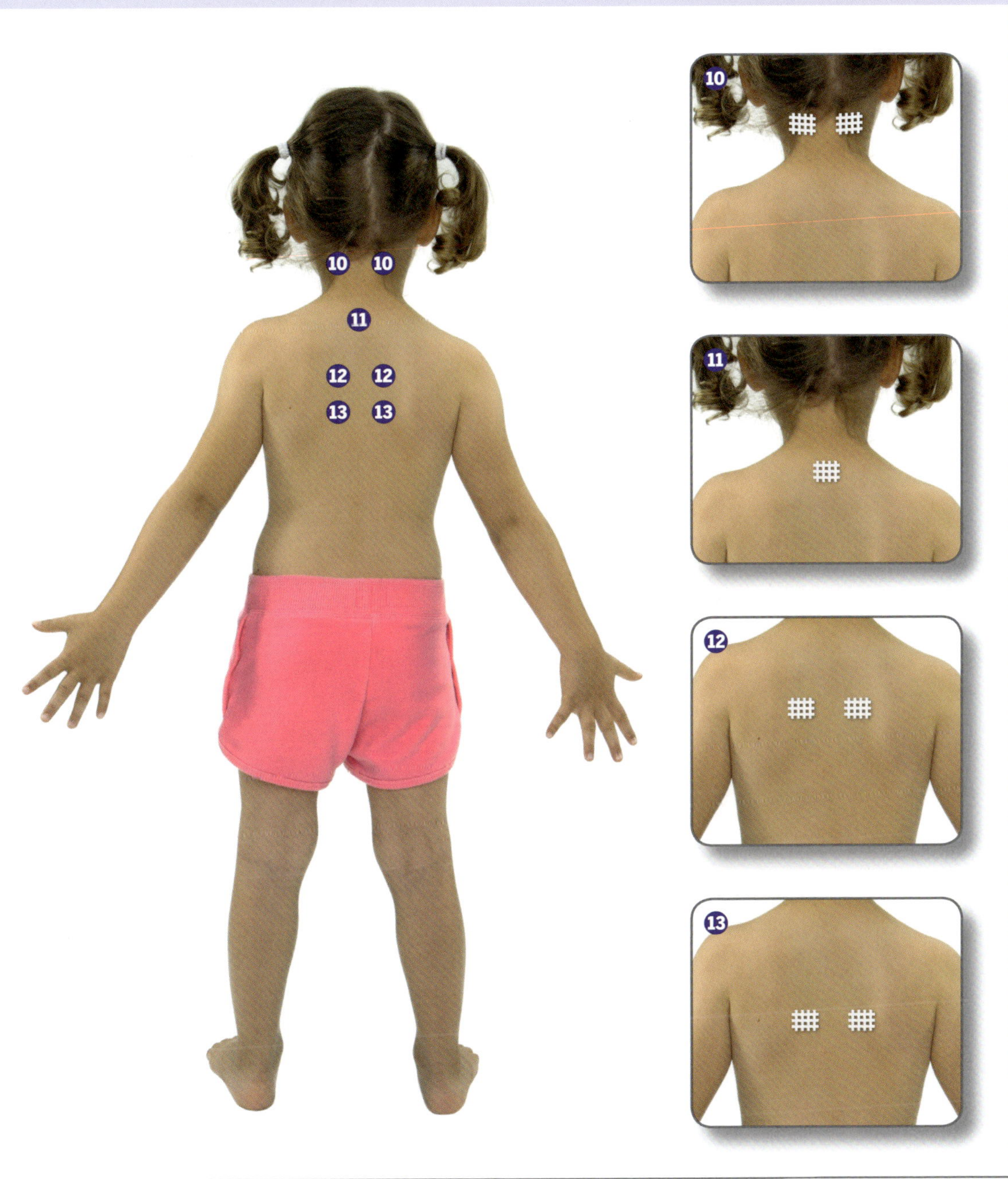

Gitter-Taping

Mittelohrentzündung

Hinweis: Kann den Entzündungsprozess reduzieren und den Ausheilungsprozess unterstützen.

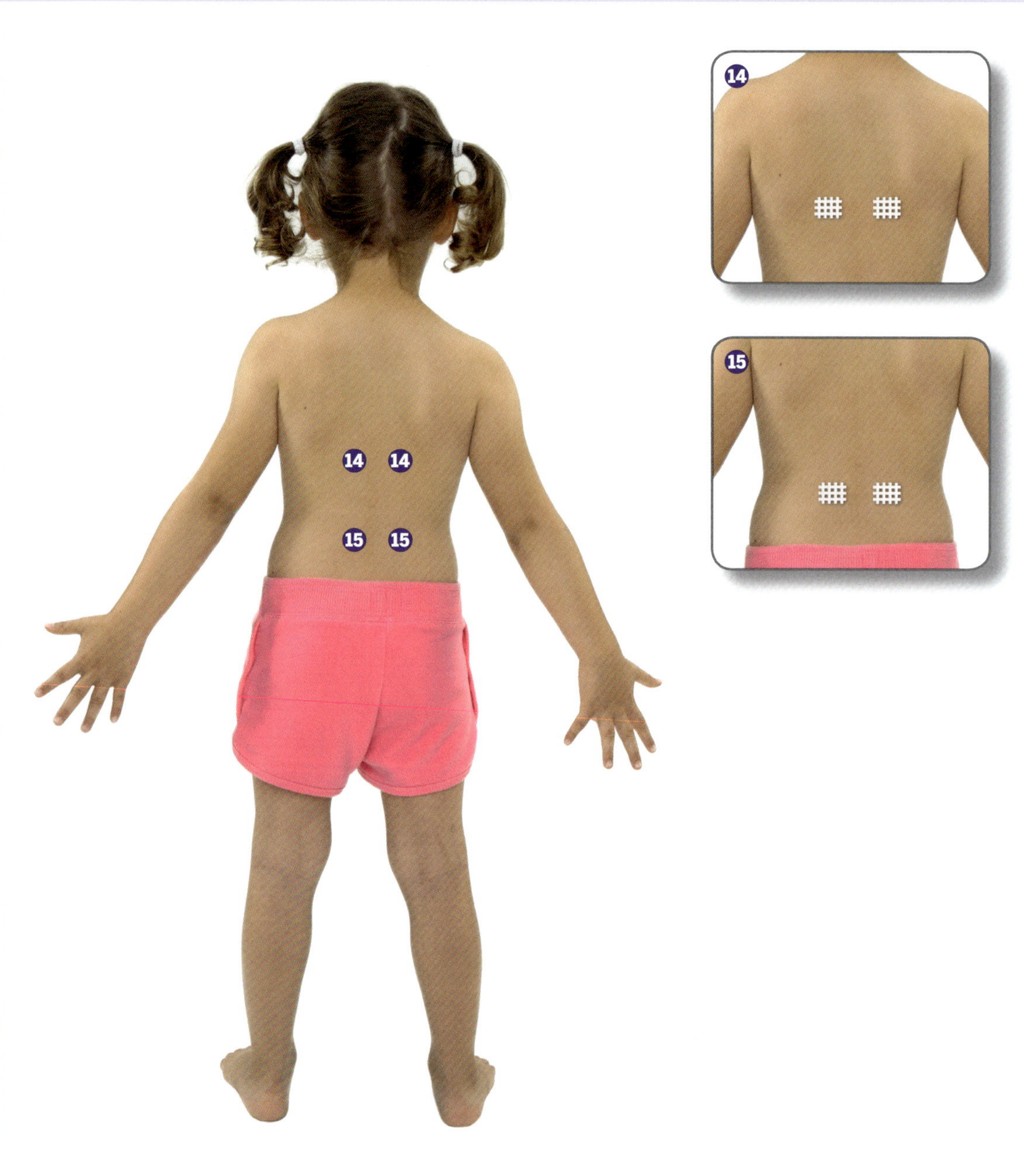

Gitter-Taping

Mittelohrentzündung

Hinweis: Kann den Entzündungsprozess reduzieren und den Ausheilungsprozess unterstützen.

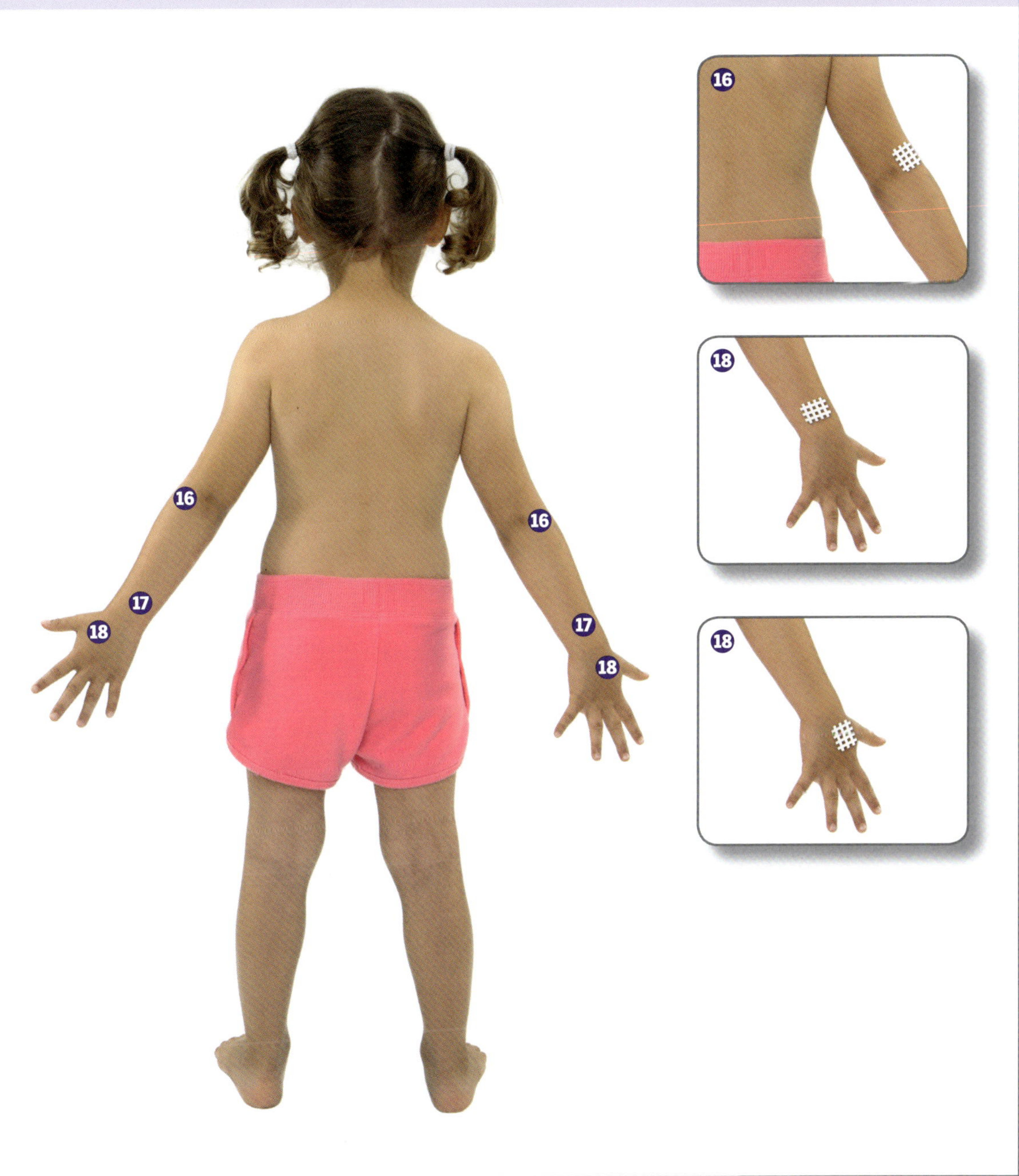

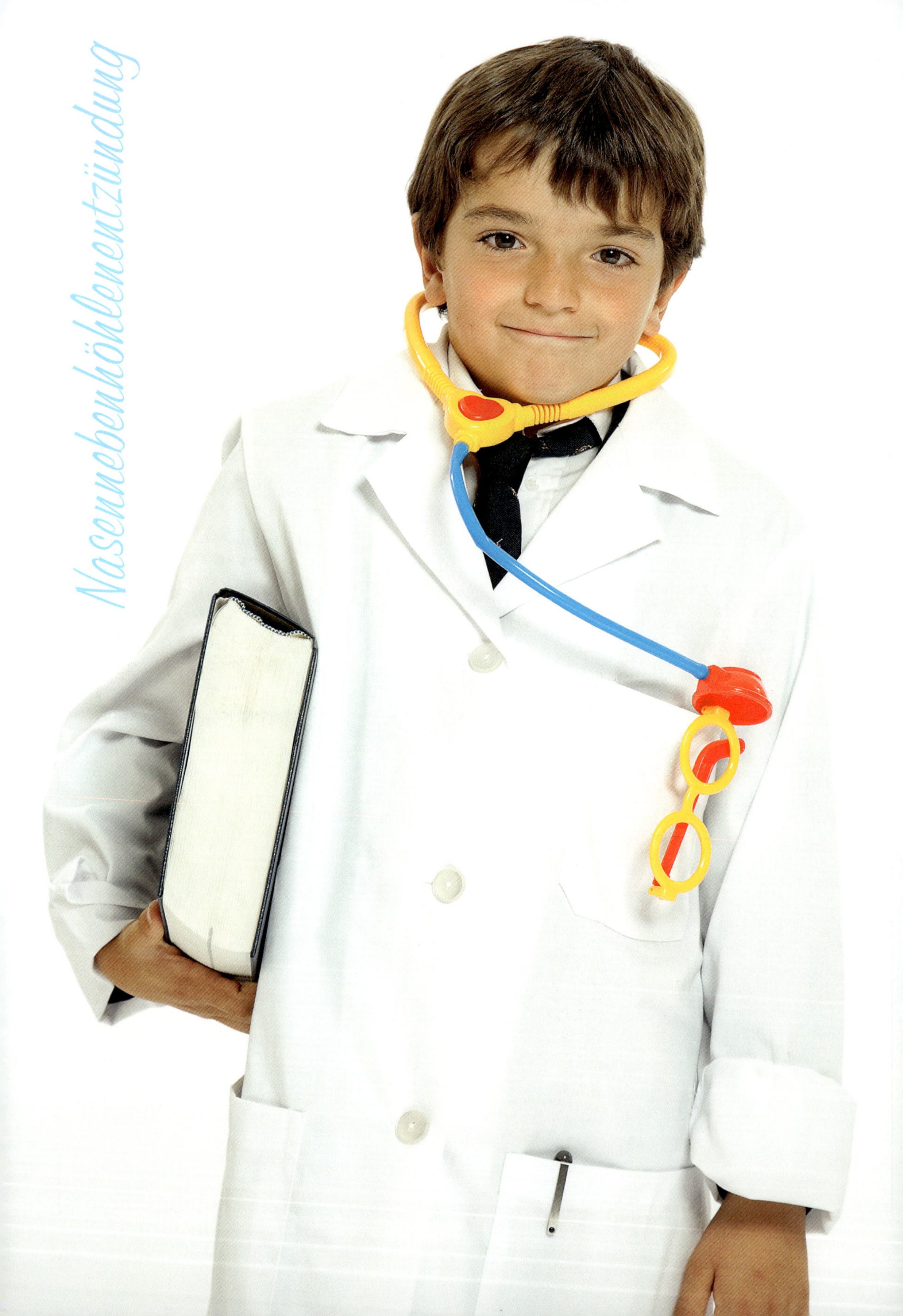
Nasennebenhöhlenentzündung

Gitter-Taping

Nasennebenhöhlenentzündung

Hinweis: Kann Entzündungen und Blockaden in den Nasennebenhöhlen in kurzer Zeit regulieren.

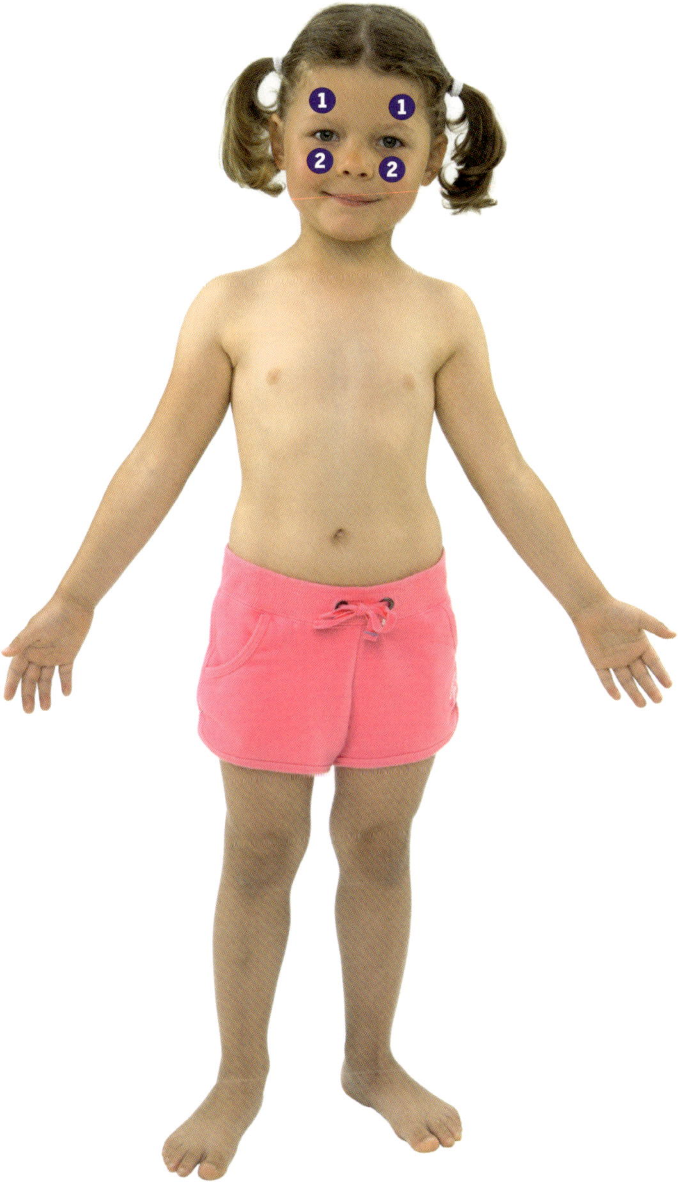

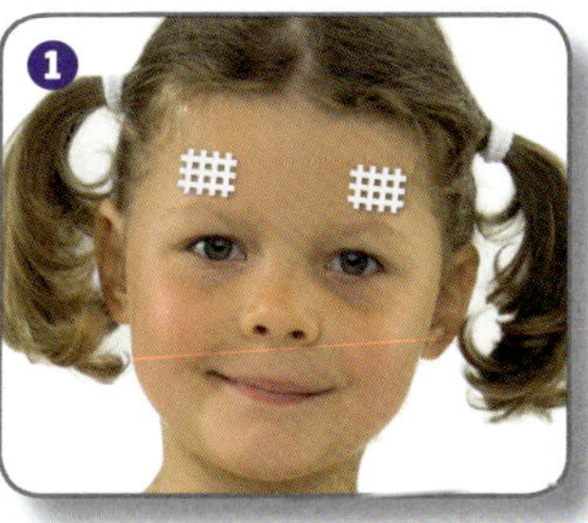

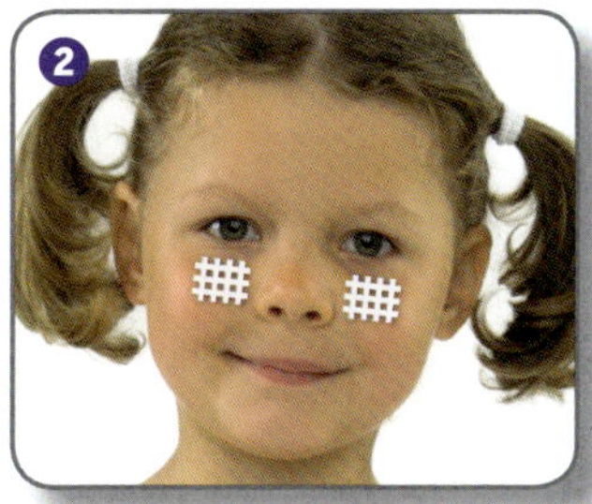

Gitter-Taping

Nasennebenhöhlenentzündung

Hinweis: Kann Entzündungen und Blockaden in den Nasennebenhöhlen in kurzer Zeit regulieren.

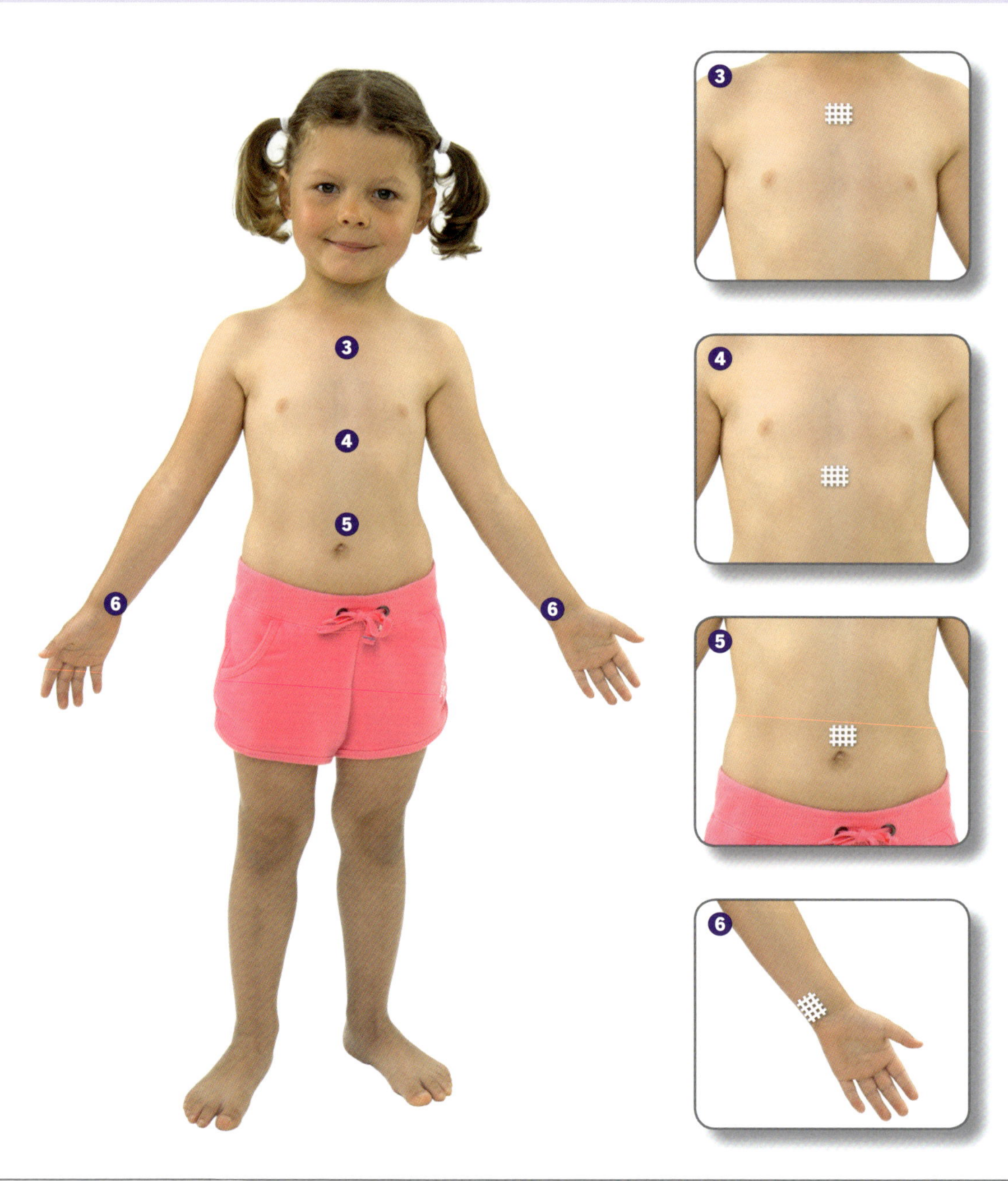

Gitter-Taping

Nasennebenhöhlenentzündung

Hinweis: Kann Entzündungen und Blockaden in den Nasennebenhöhlen in kurzer Zeit regulieren.

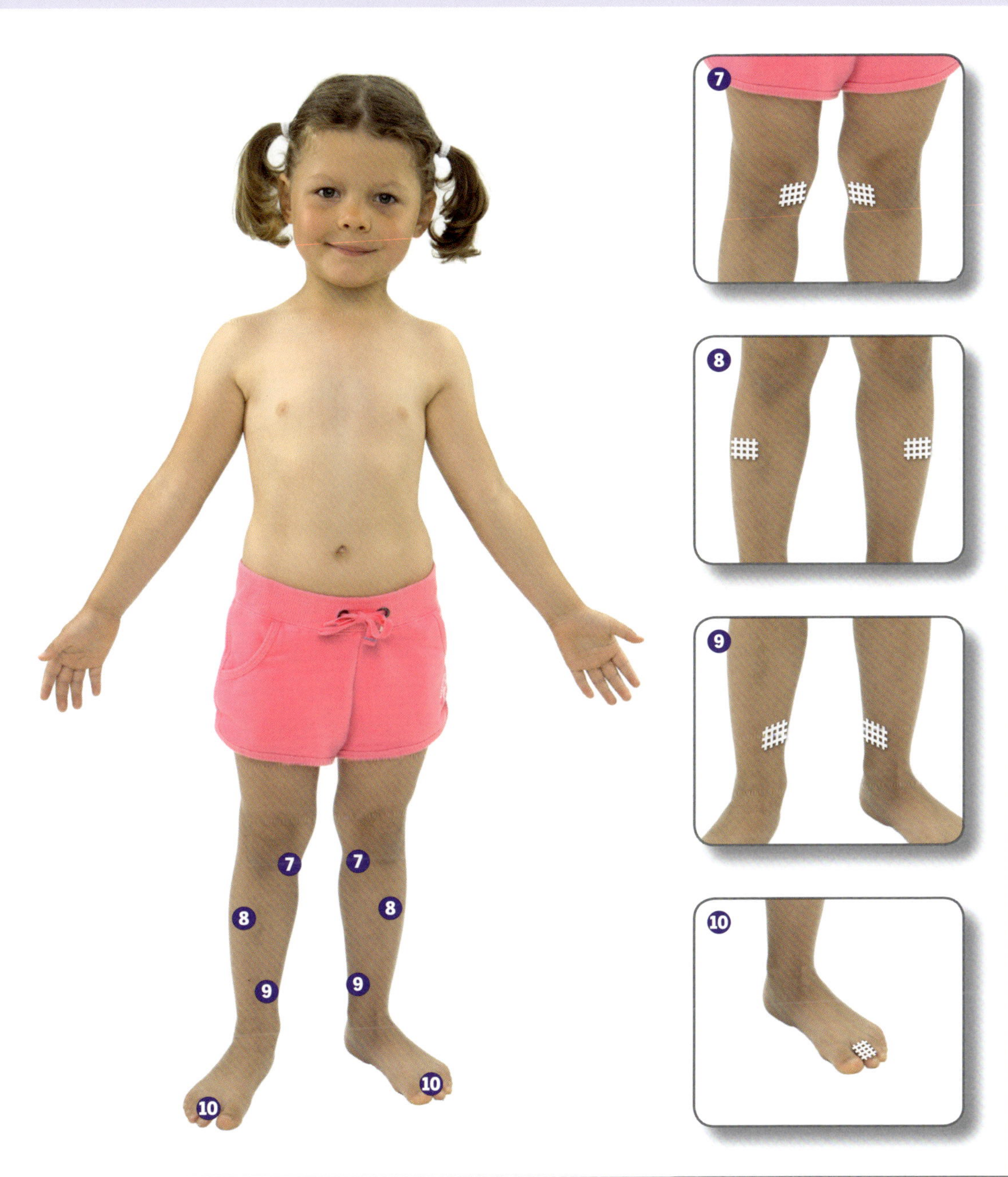

Gitter-Taping

Nasennebenhöhlenentzündung

Hinweis: Kann Entzündungen und Blockaden in den Nasennebenhöhlen in kurzer Zeit regulieren.

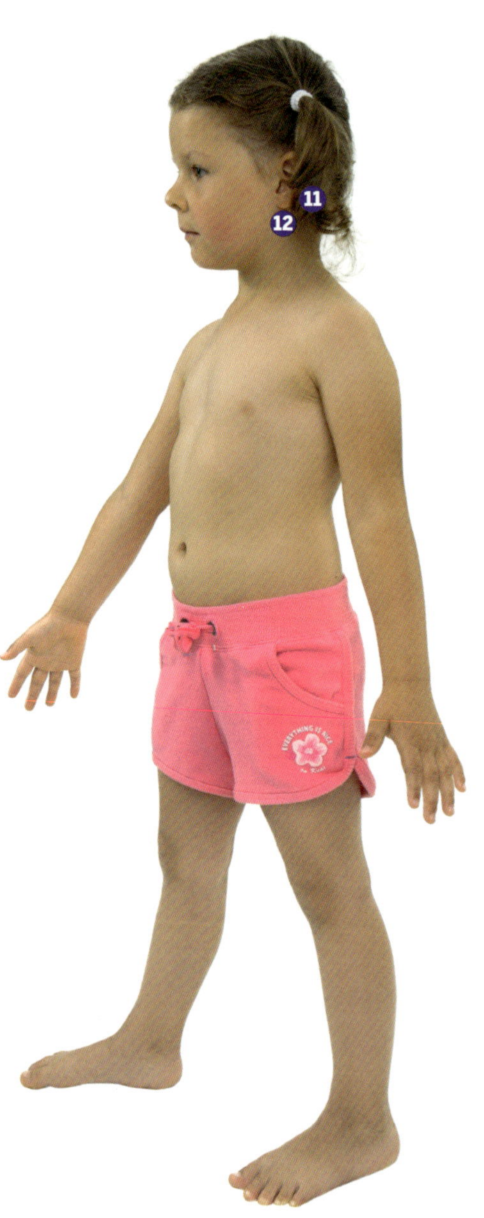

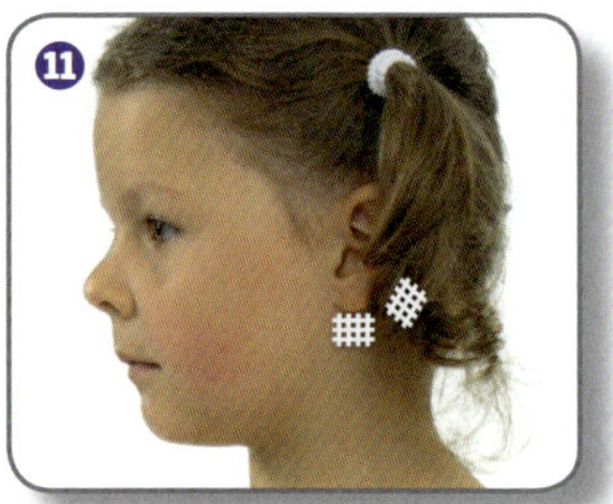

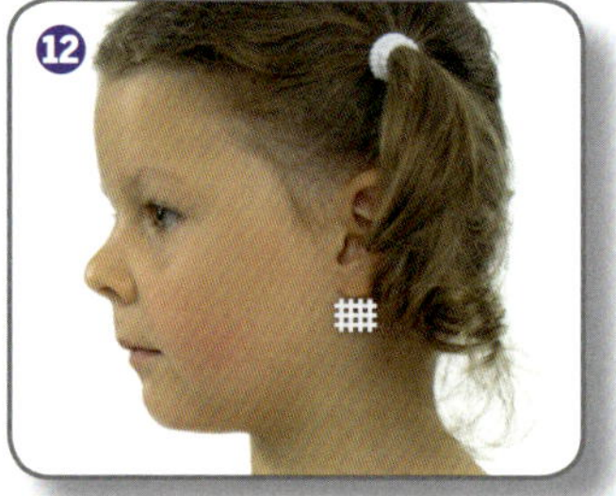

Gitter-Taping

Nasennebenhöhlenentzündung

Hinweis: Kann Entzündungen und Blockaden in den Nasennebenhöhlen in kurzer Zeit regulieren.

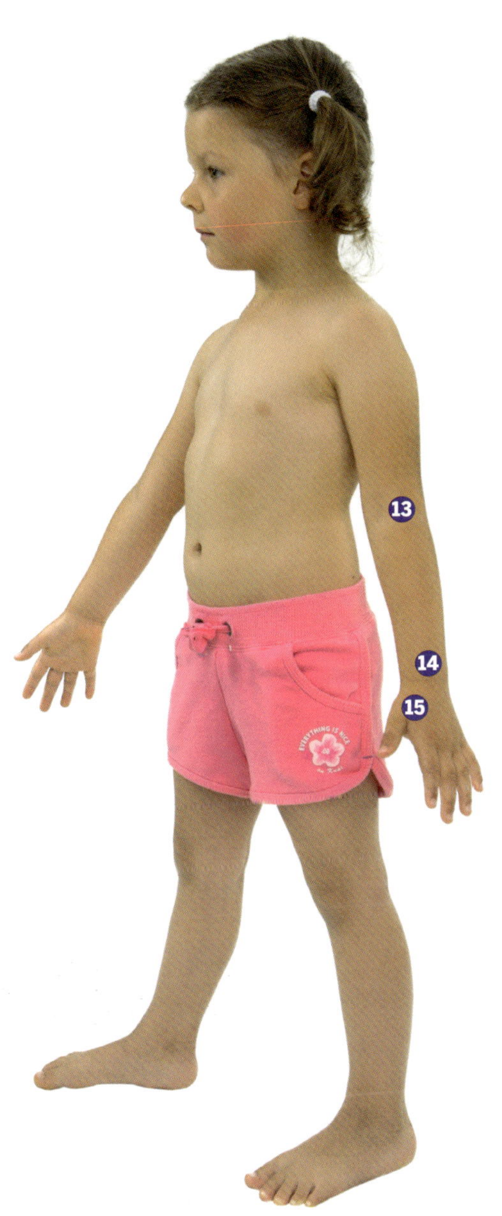

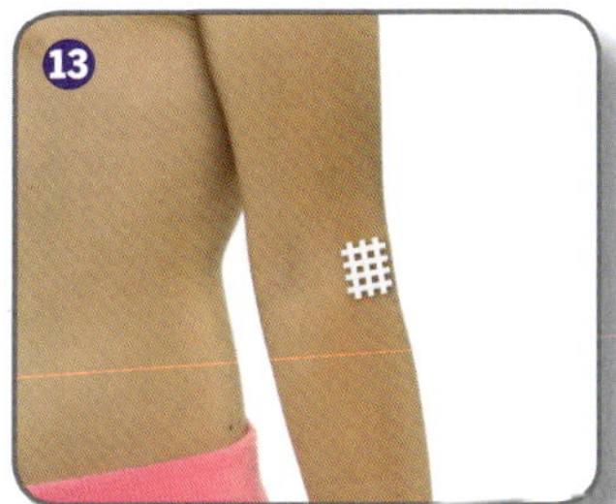

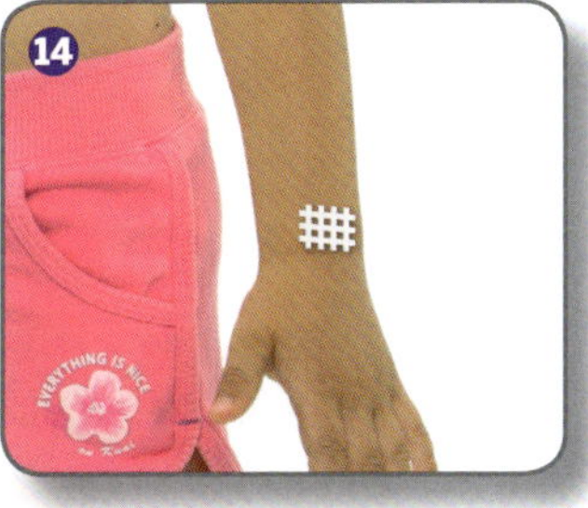

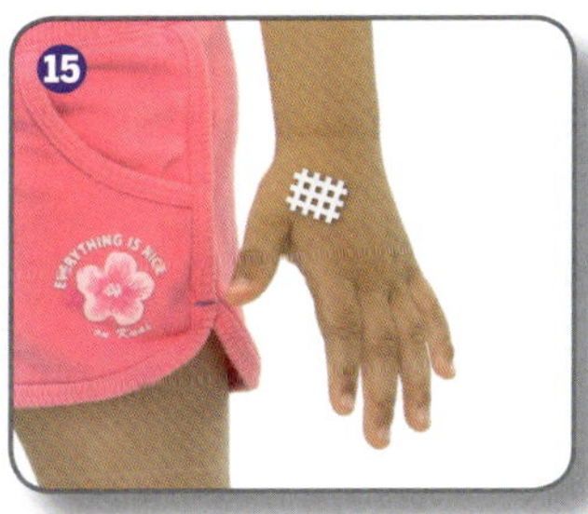

Gitter-Taping

Nasennebenhöhlenentzündung

Hinweis: Kann Entzündungen und Blockaden in den Nasennebenhöhlen in kurzer Zeit regulieren.

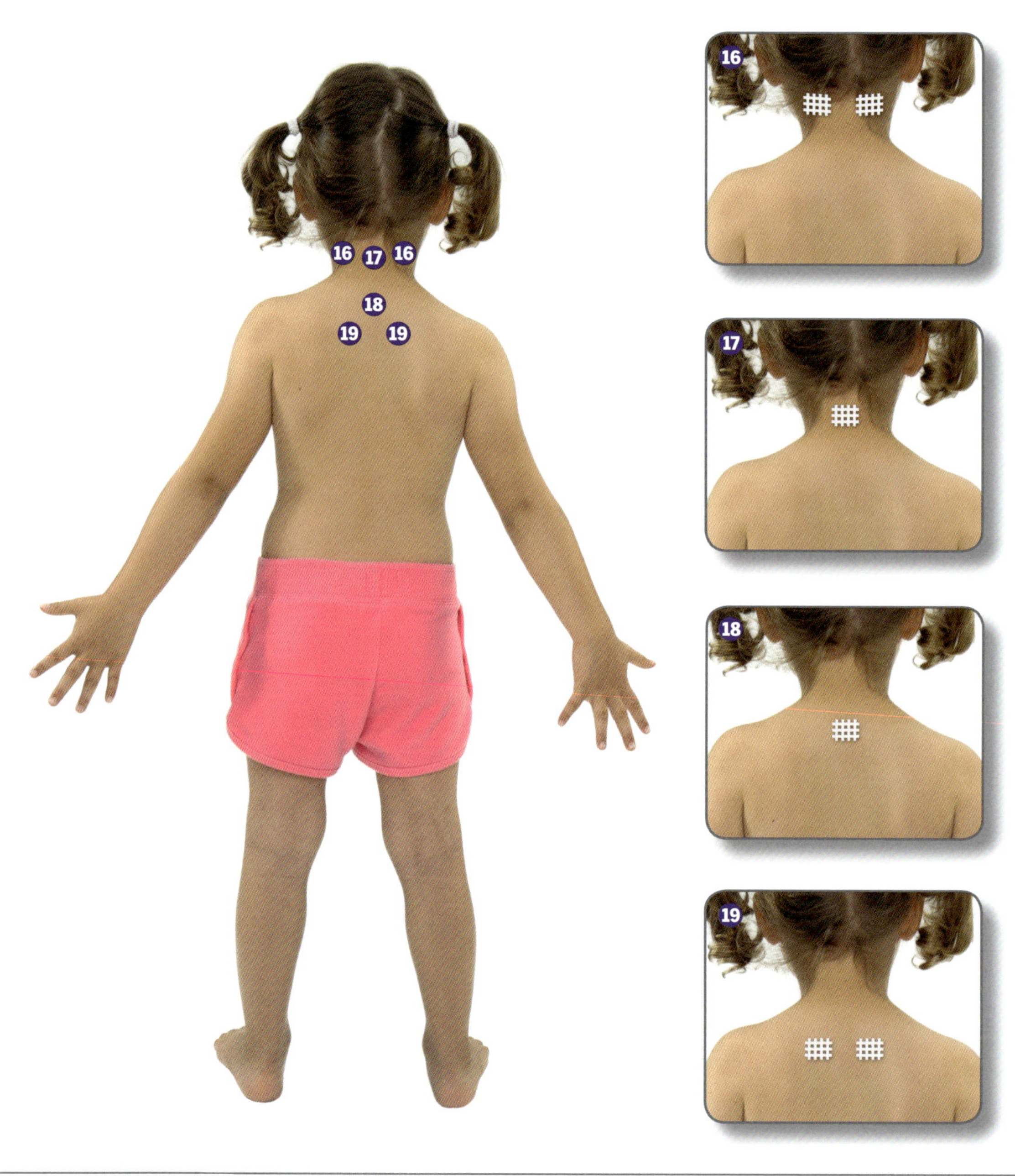

Gitter-Taping

Nasennebenhöhlenentzündung

Hinweis: Kann Entzündungen und Blockaden in den Nasennebenhöhlen in kurzer Zeit regulieren.

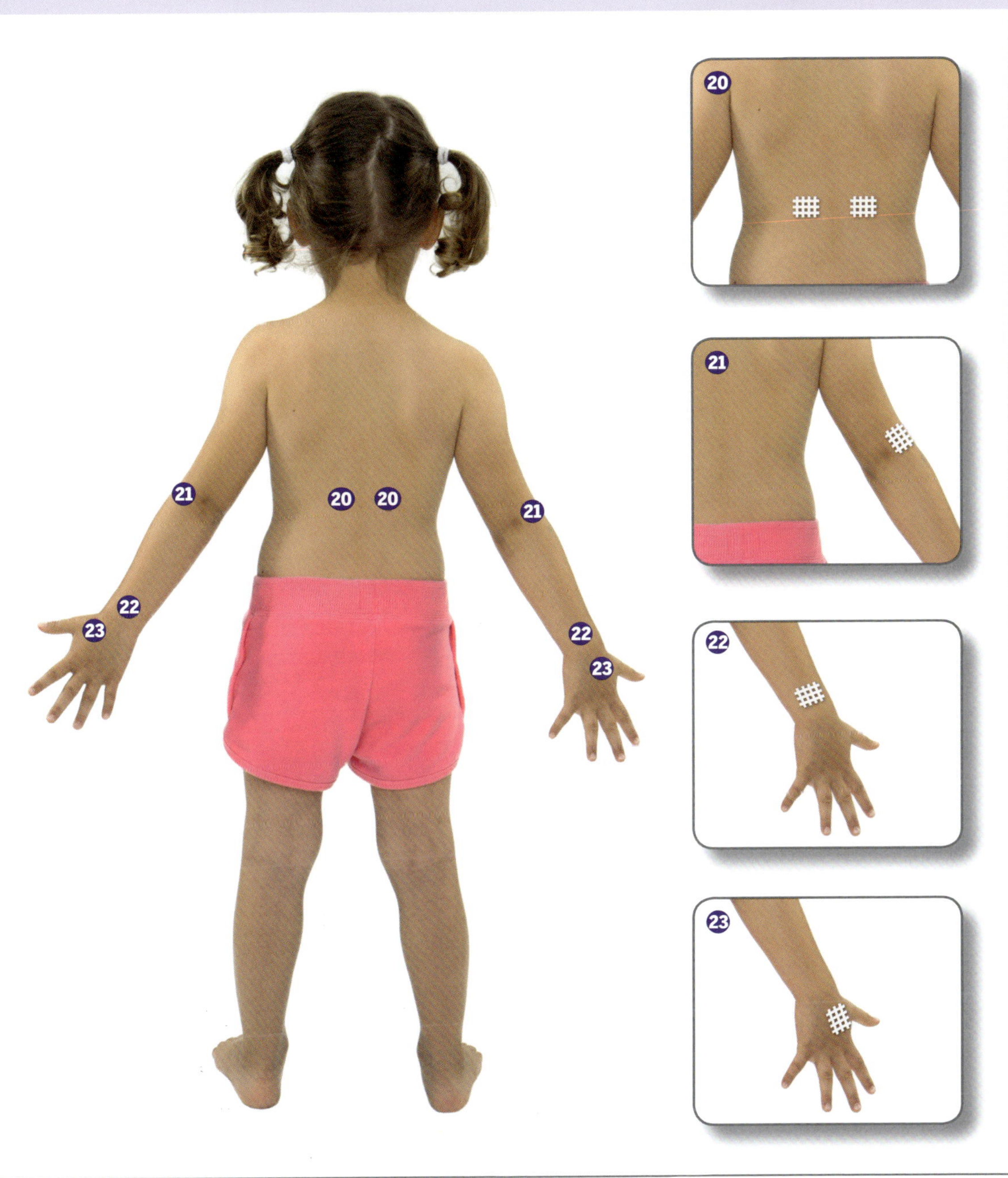

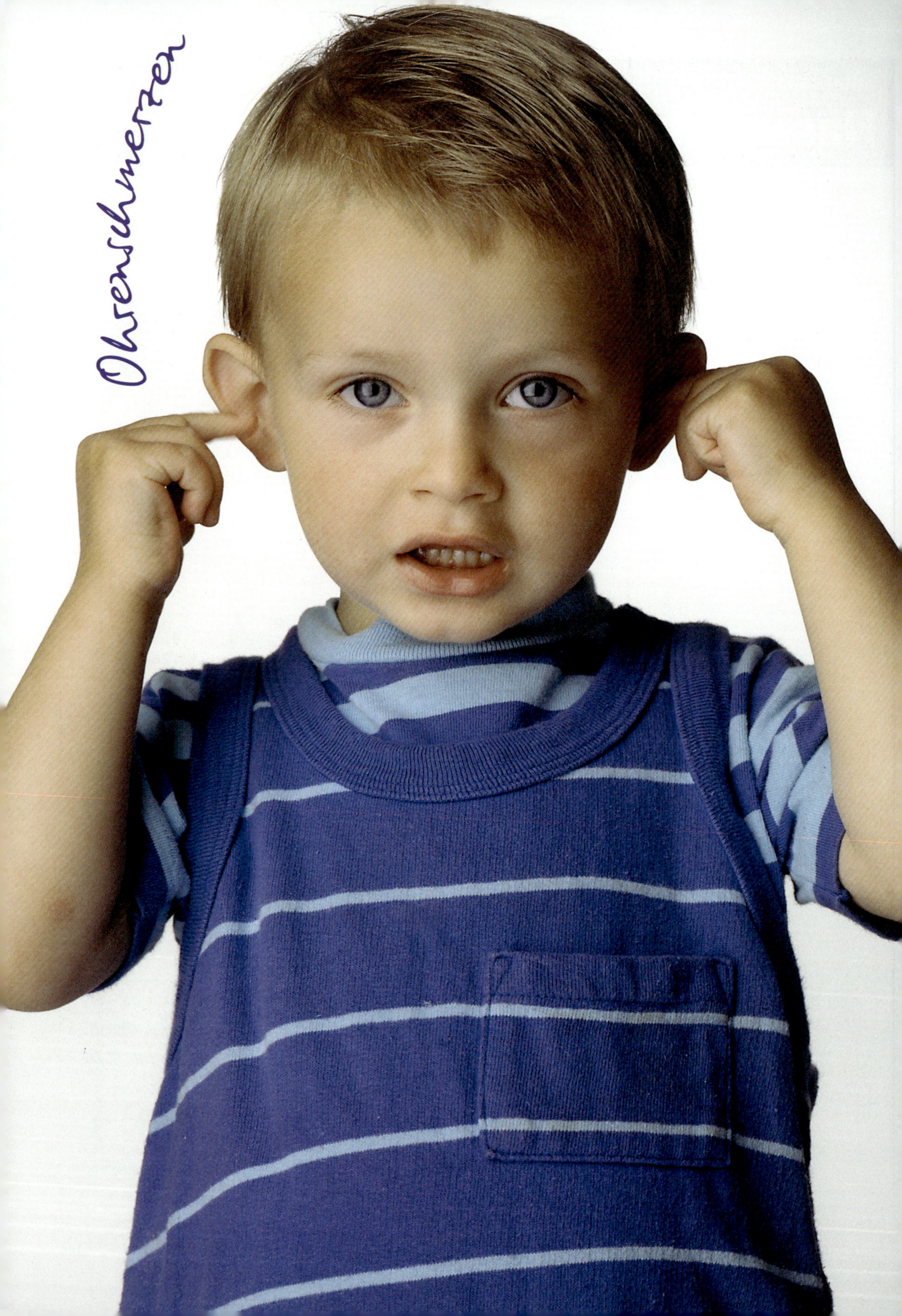
Ohrenschmerzen

Gitter-Taping

Ohrenschmerzen allgemein

Hinweis: Kann zum einen den Entzündungsprozess reduzieren und durch Lösen von Blockaden auch ein Wiederauftreten von Ohrenschmerzen verhindern.

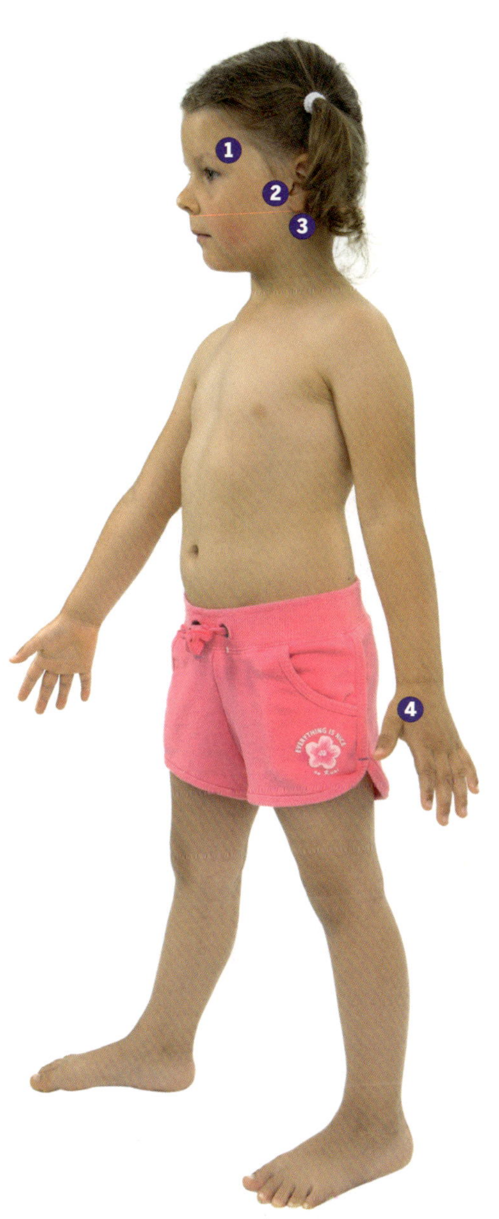

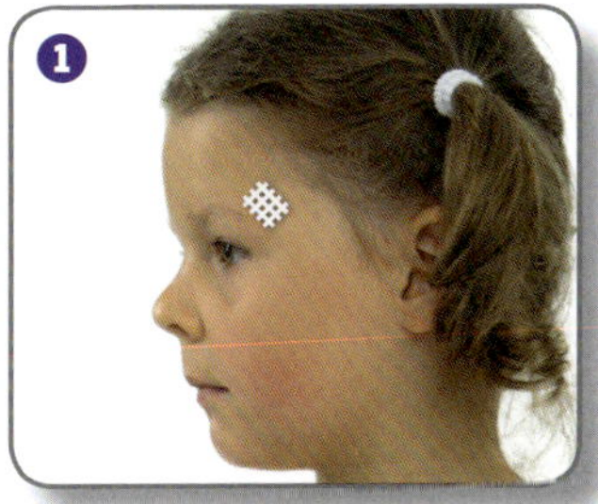

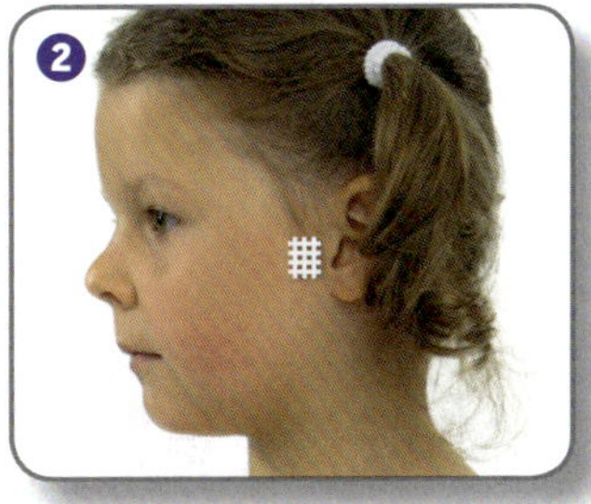

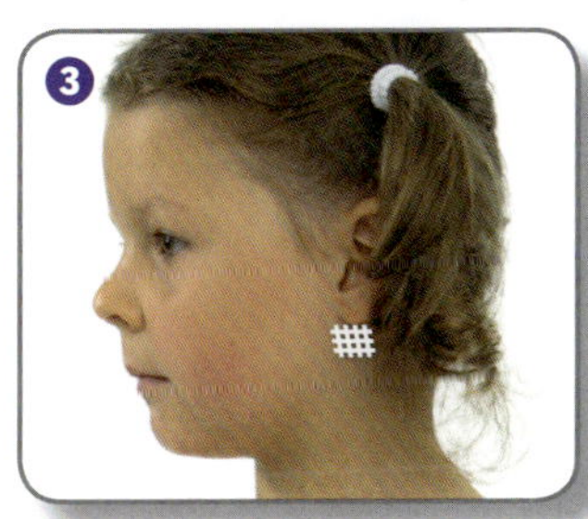

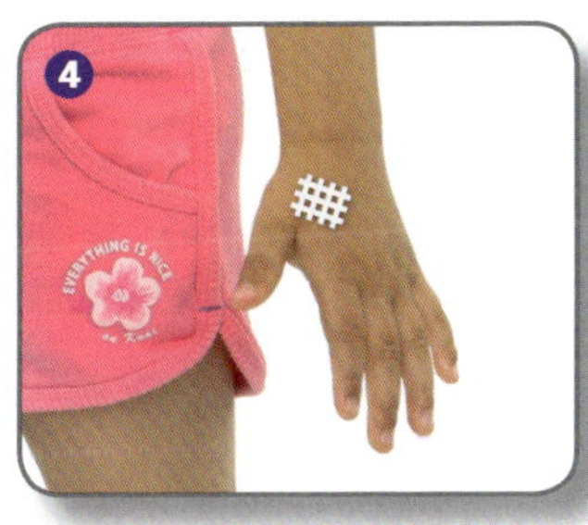

Gitter-Taping

Reisekrankheit

Hinweis: Kann den Körper ins Gleichgewicht bringen. Stabilisiert durch Lösen von Blockaden das Gleichgewicht und reduziert die Symptome wie Übelkeit, Kreislaufbeschwerden und Schwindel.

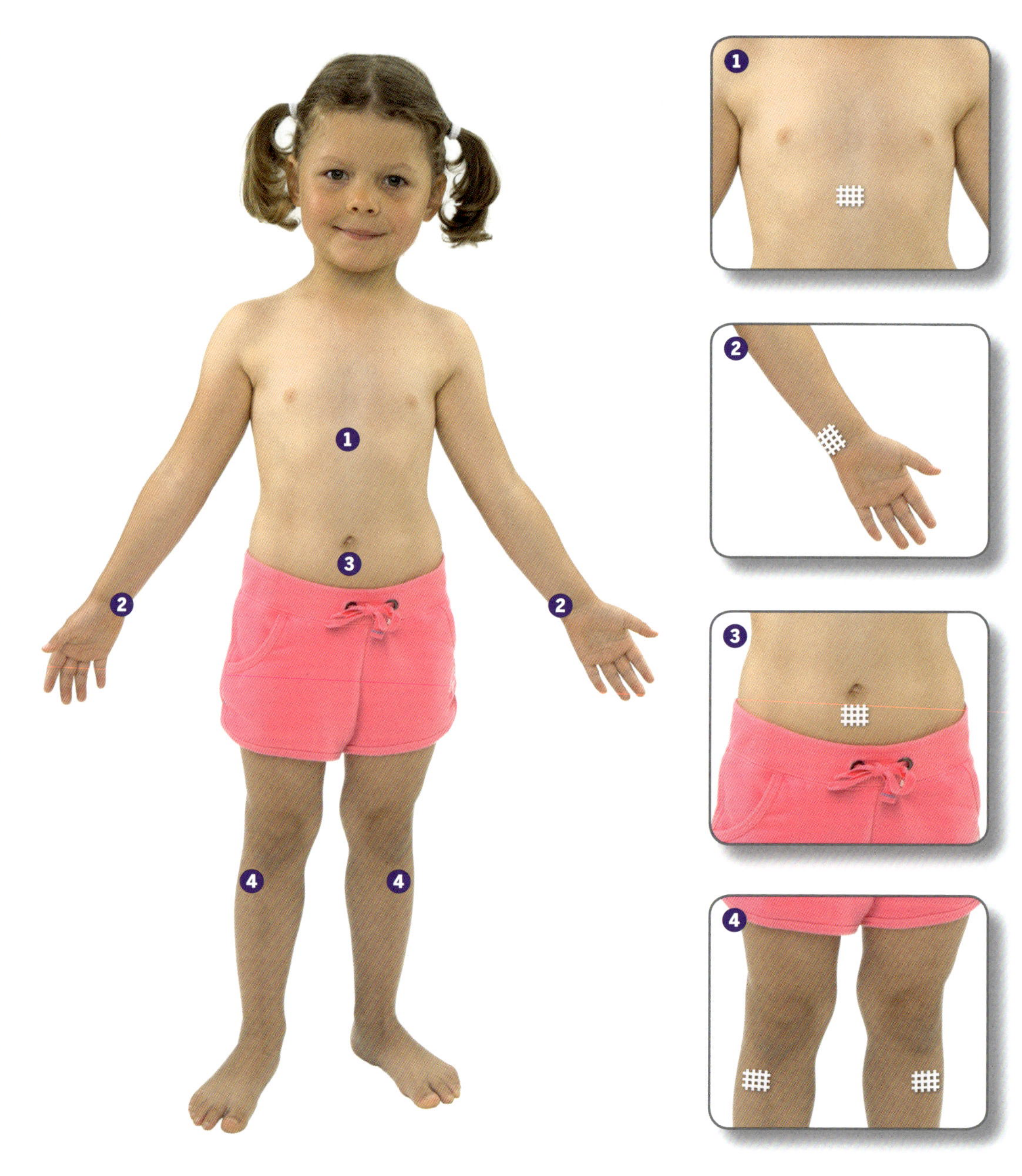

Gitter-Taping

Reisekrankheit

Hinweis: Kann den Körper ins Gleichgewicht bringen. Stabilisiert durch Lösen von Blockaden das Gleichgewicht und reduziert die Symptome wie Übelkeit, Kreislaufbeschweren und Schwindel.

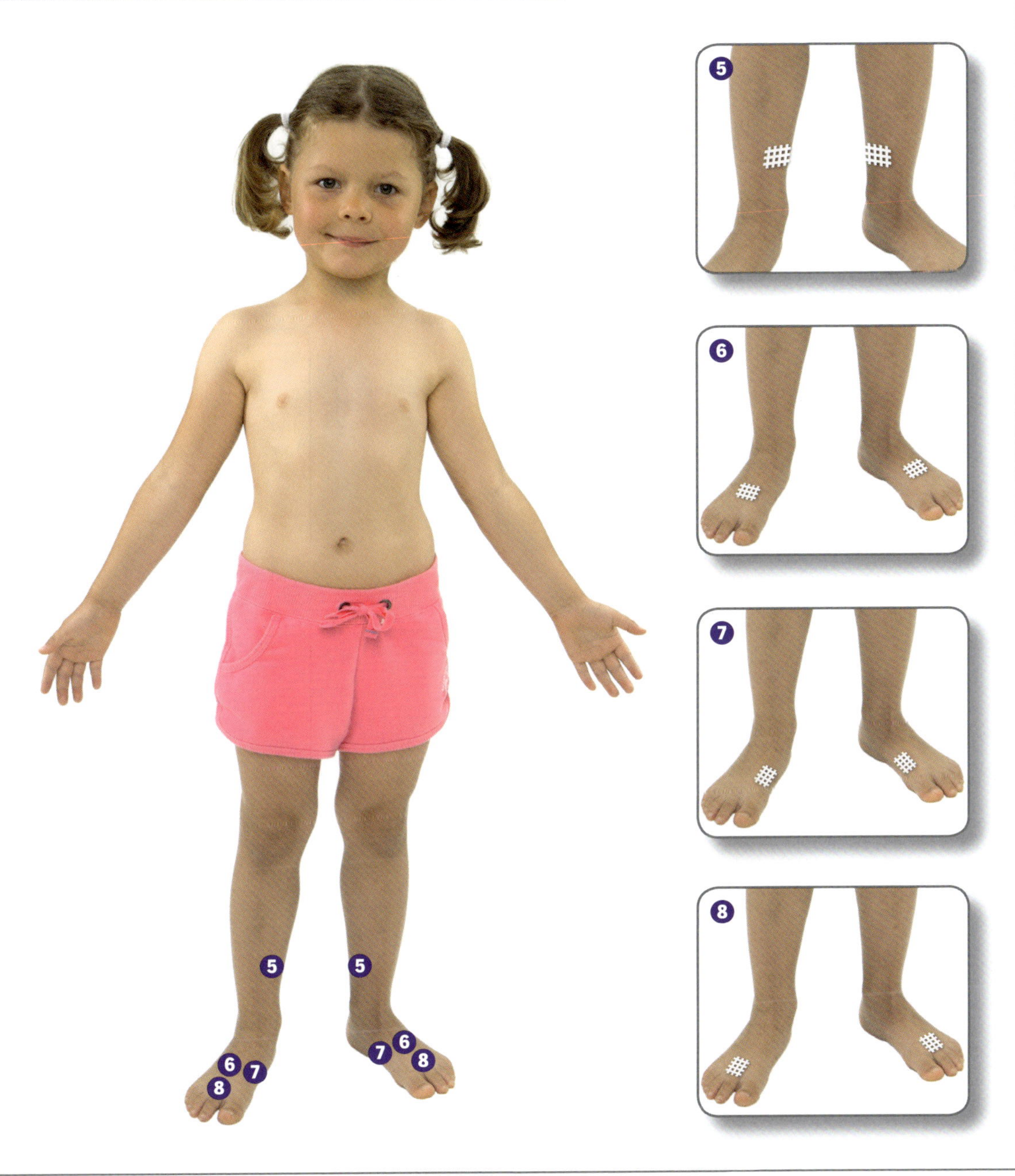

Gitter-Taping

Reisekrankheit

Hinweis: Kann den Körper ins Gleichgewicht bringen. Stabilisiert durch Lösen von Blockaden das Gleichgewicht und reduziert die Symptome wie Übelkeit, Kreislaufbeschwerden und Schwindel.

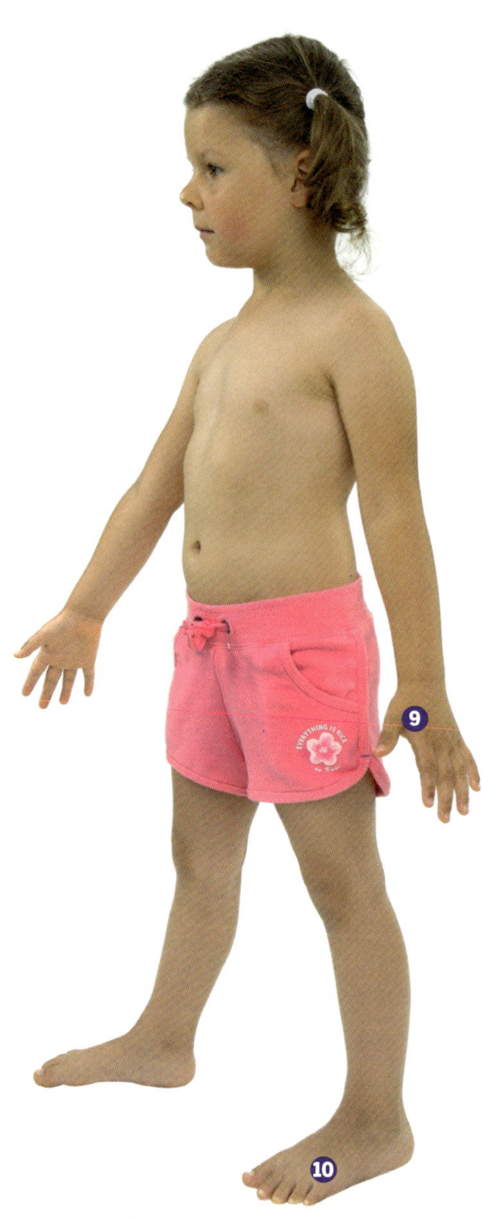

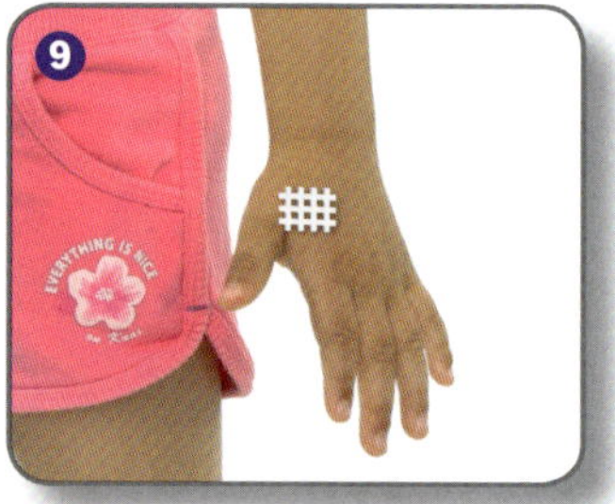

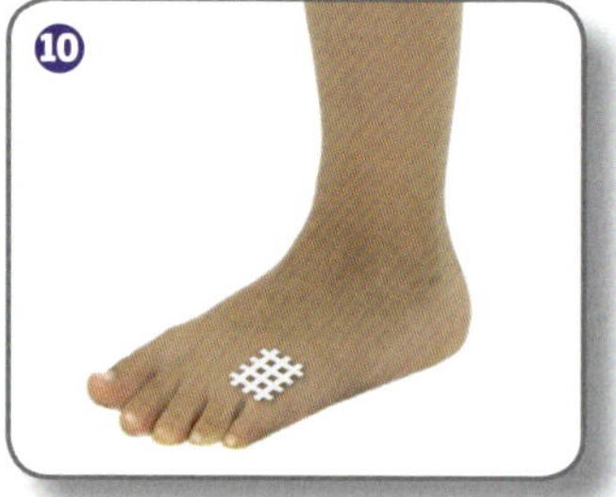

Gitter-Taping

Reisekrankheit

Hinweis: Kann den Körper ins Gleichgewicht bringen. Stabilisiert durch Lösen von Blockaden das Gleichgewicht und reduziert die Symptome wie Übelkeit, Kreislaufbeschwerden und Schwindel.

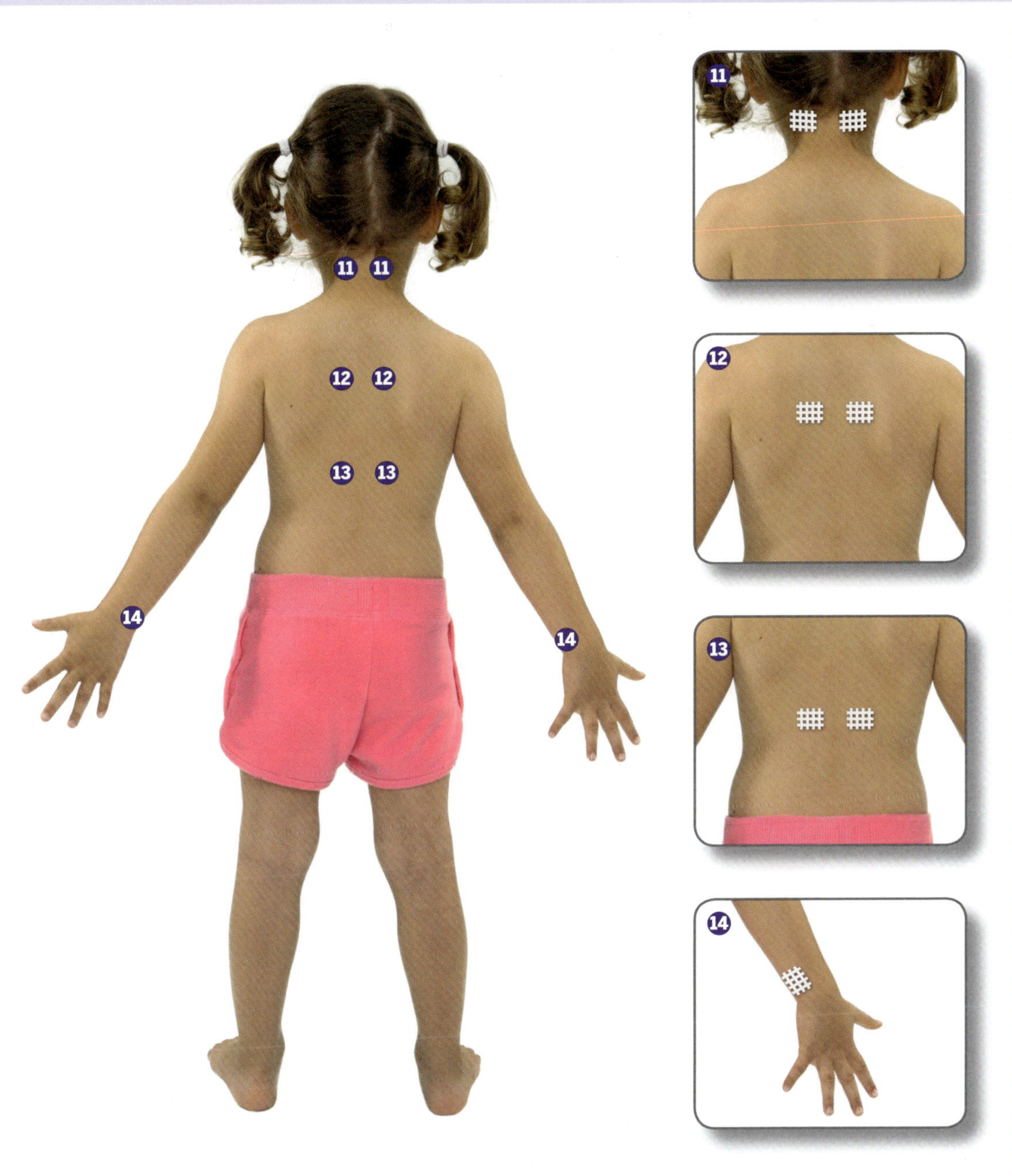

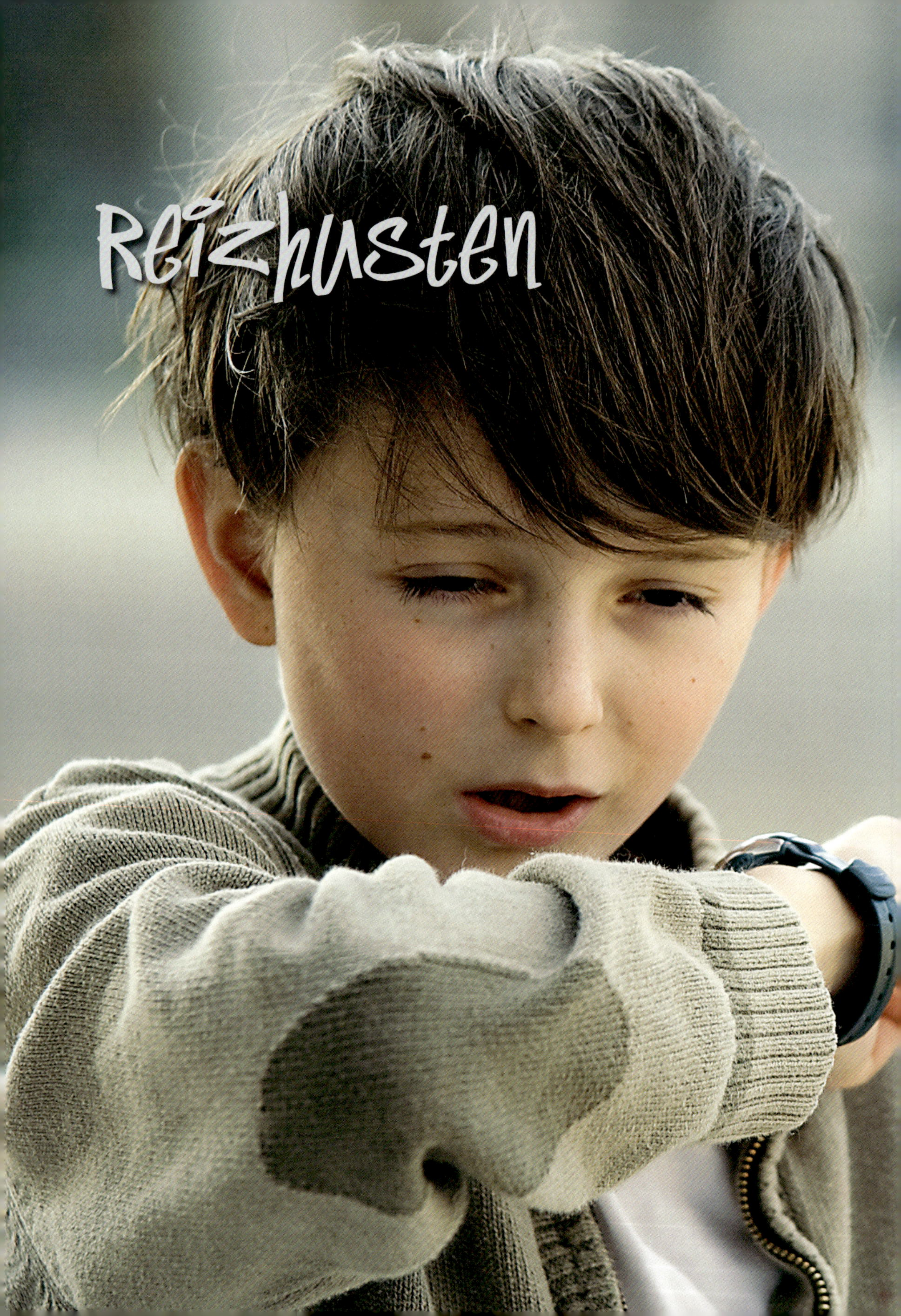
Reizhusten

Gitter-Taping

Reizhusten

Hinweis: Kann den Hustenreiz lindern und Ausheilungsprozess beschleunigen. Besonders nachts kann es den Körper beruhigen und somit die Schlafphase verstärken.

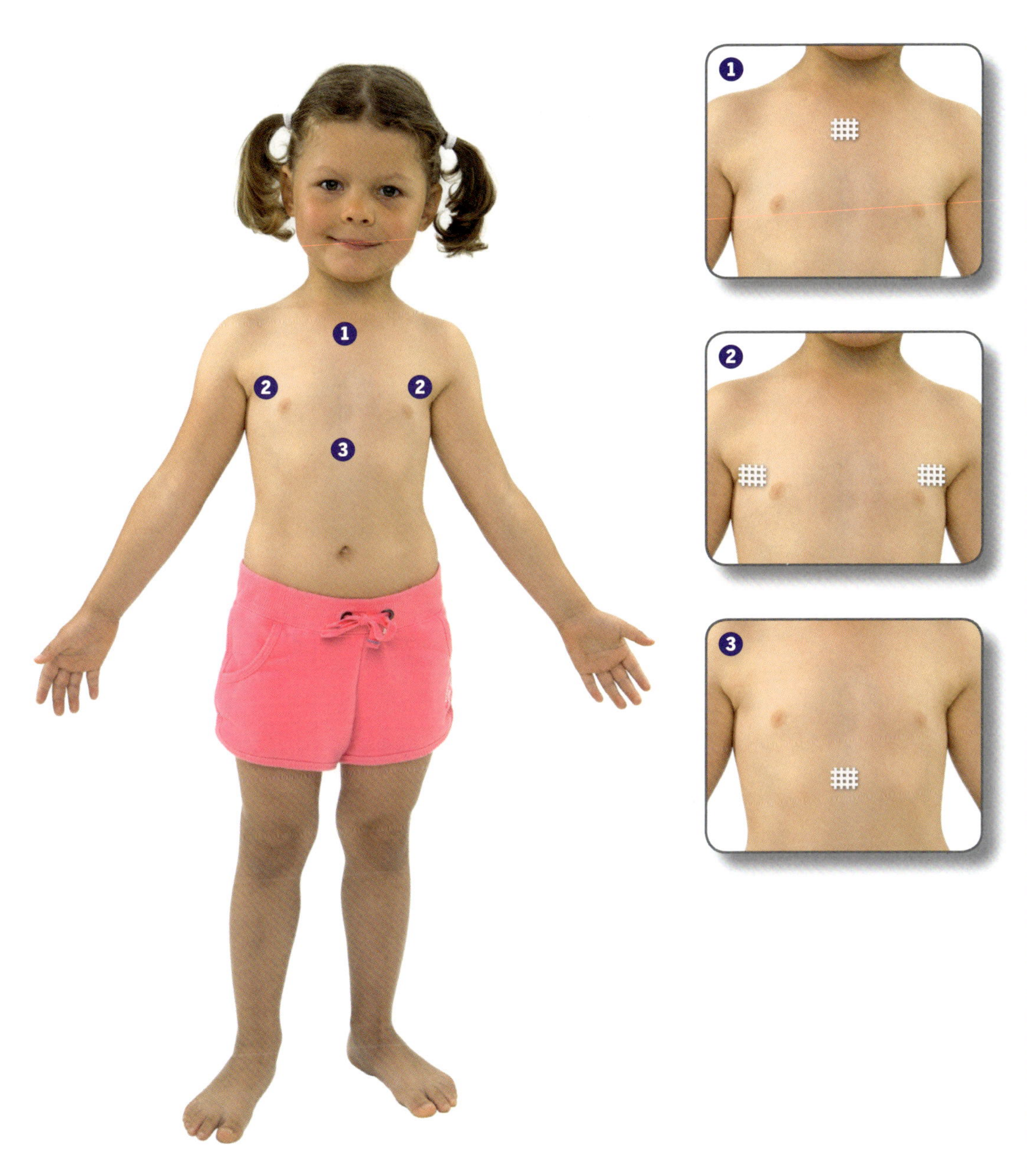

Gitter-Taping

Reizhusten

Hinweis: Kann den Hustenreiz lindern und Ausheilungsprozess beschleunigen. Besonders nachts kann es den Körper beruhigen und somit die Schlafphase verstärken.

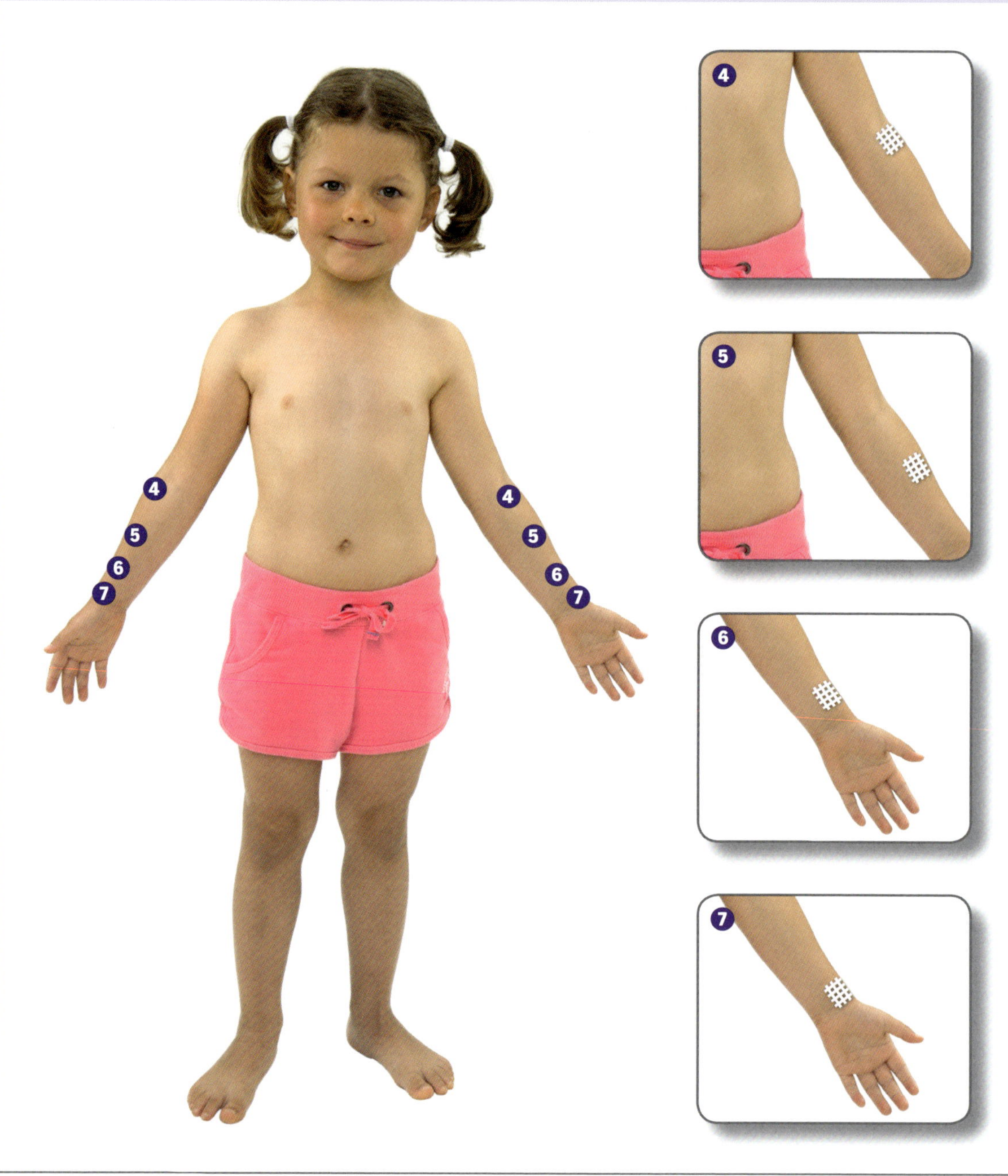

Gitter-Taping

Reizhusten

Hinweis: Kann den Hustenreiz lindern und Ausheilungsprozess beschleunigen. Besonders nachts kann es den Körper beruhigen und somit die Schlafphase verstärken.

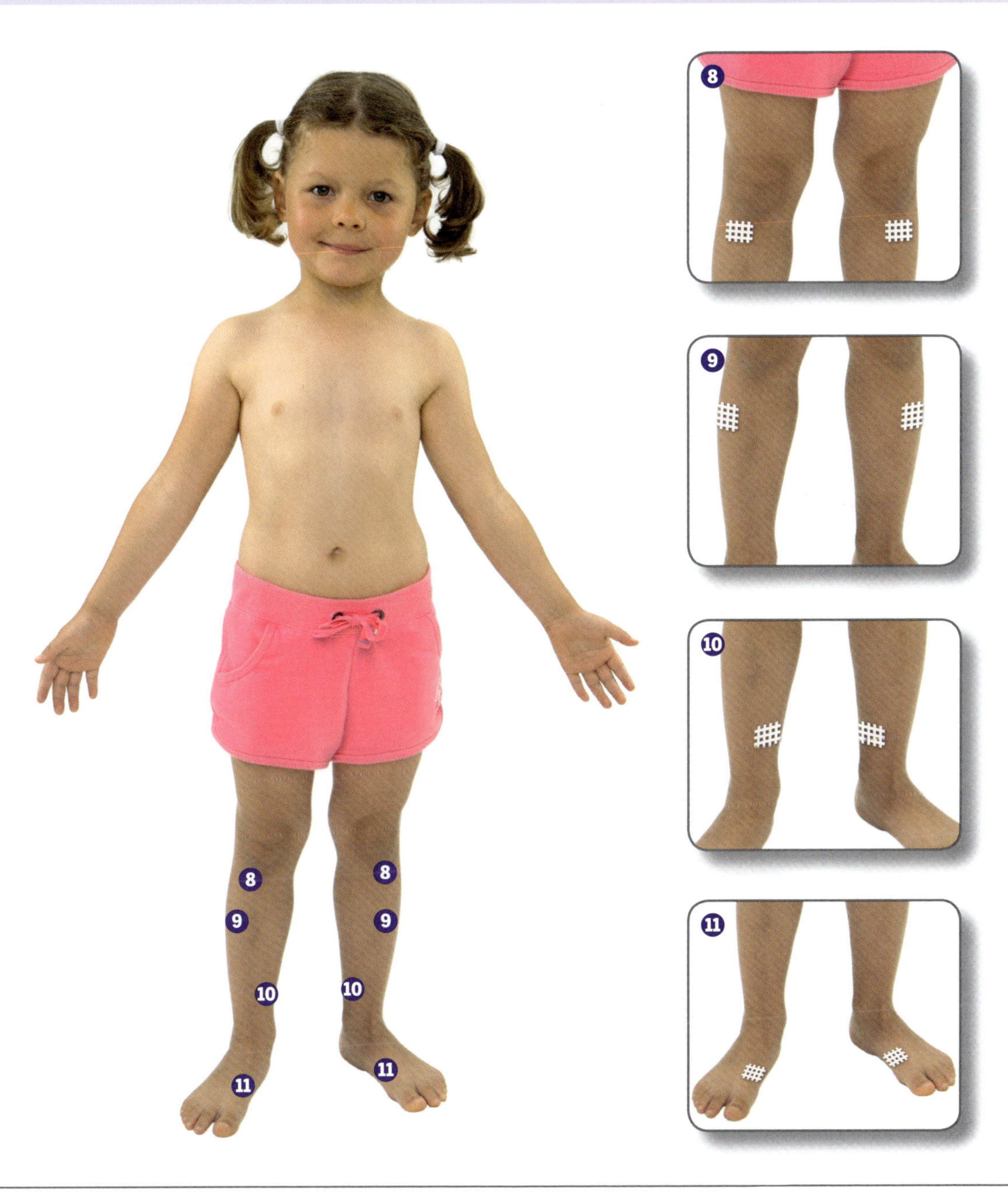

Gitter-Taping

Reizhusten

Hinweis: Kann den Hustenreiz lindern und Ausheilungsprozess beschleunigen. Besonders nachts kann es den Körper beruhigen und somit die Schlafphase verstärken.

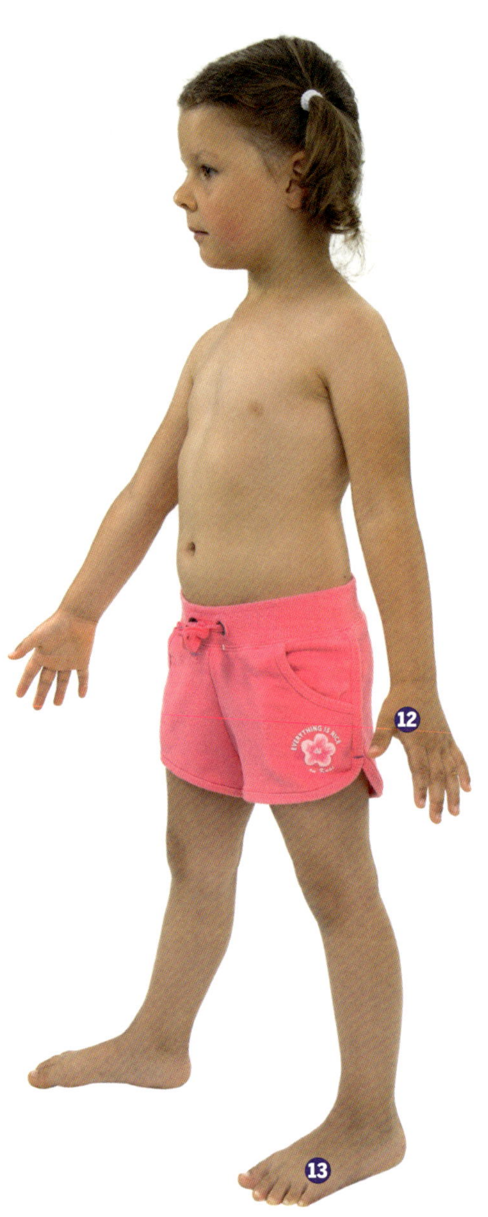

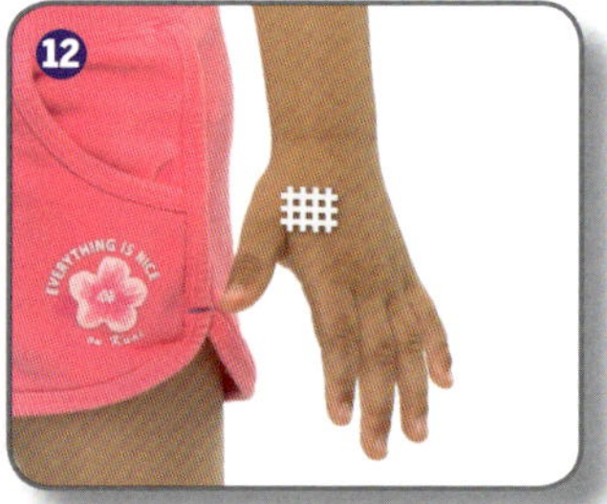

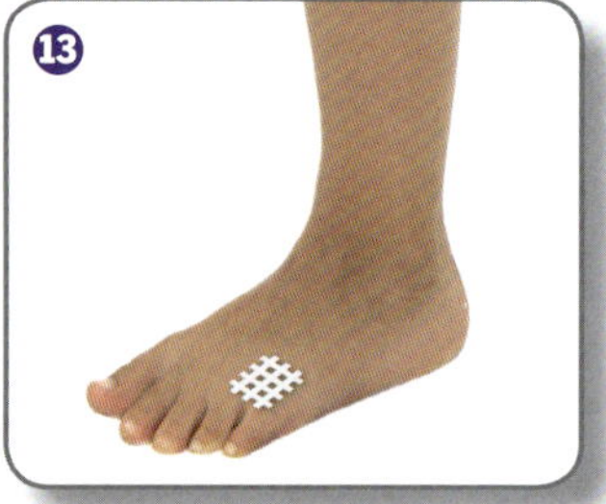

Gitter-Taping

Reizhusten

Hinweis: Kann den Hustenreiz lindern und Ausheilungsprozess beschleunigen. Besonders nachts kann es den Körper beruhigen und somit die Schlafphase verstärken.

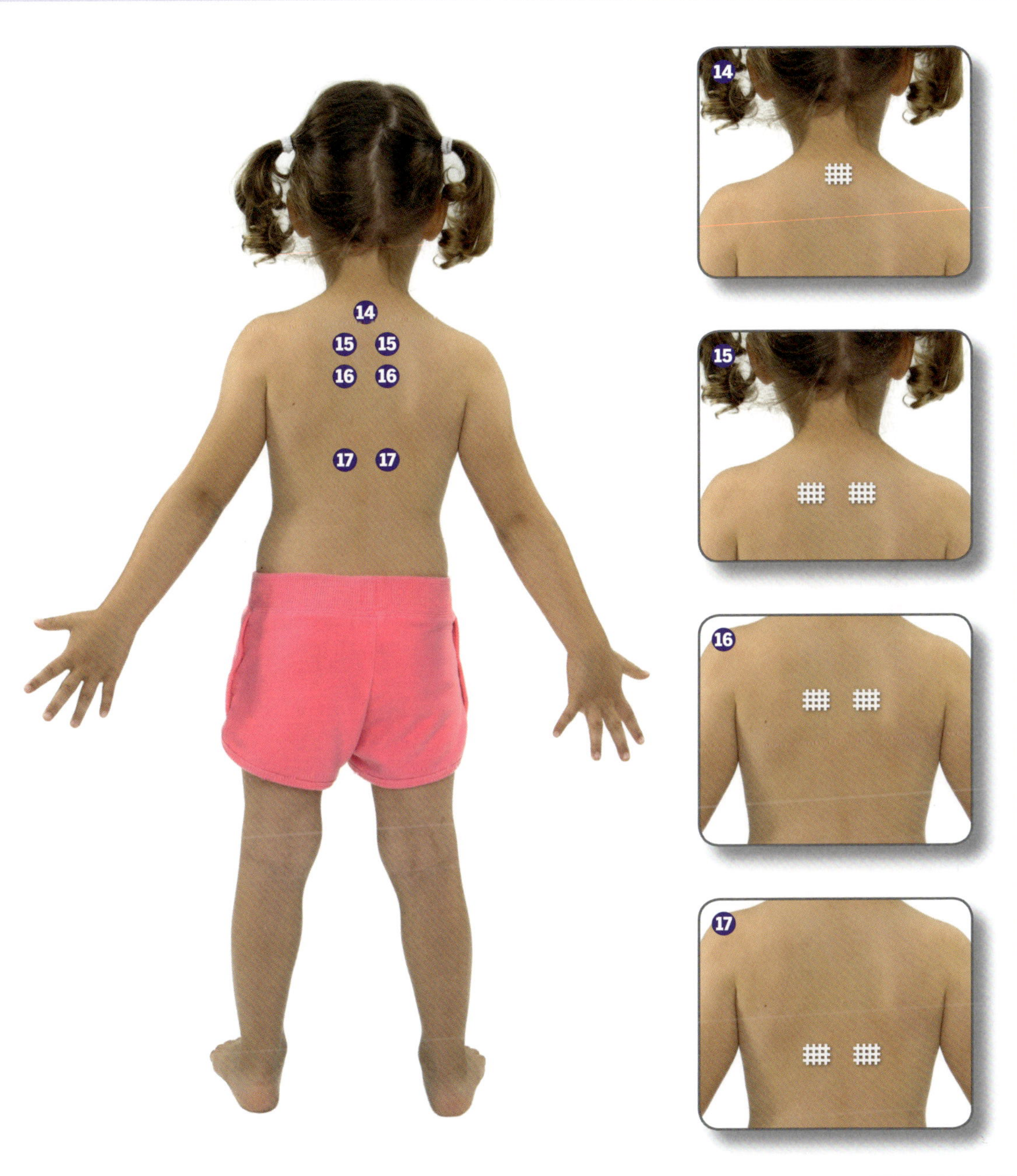

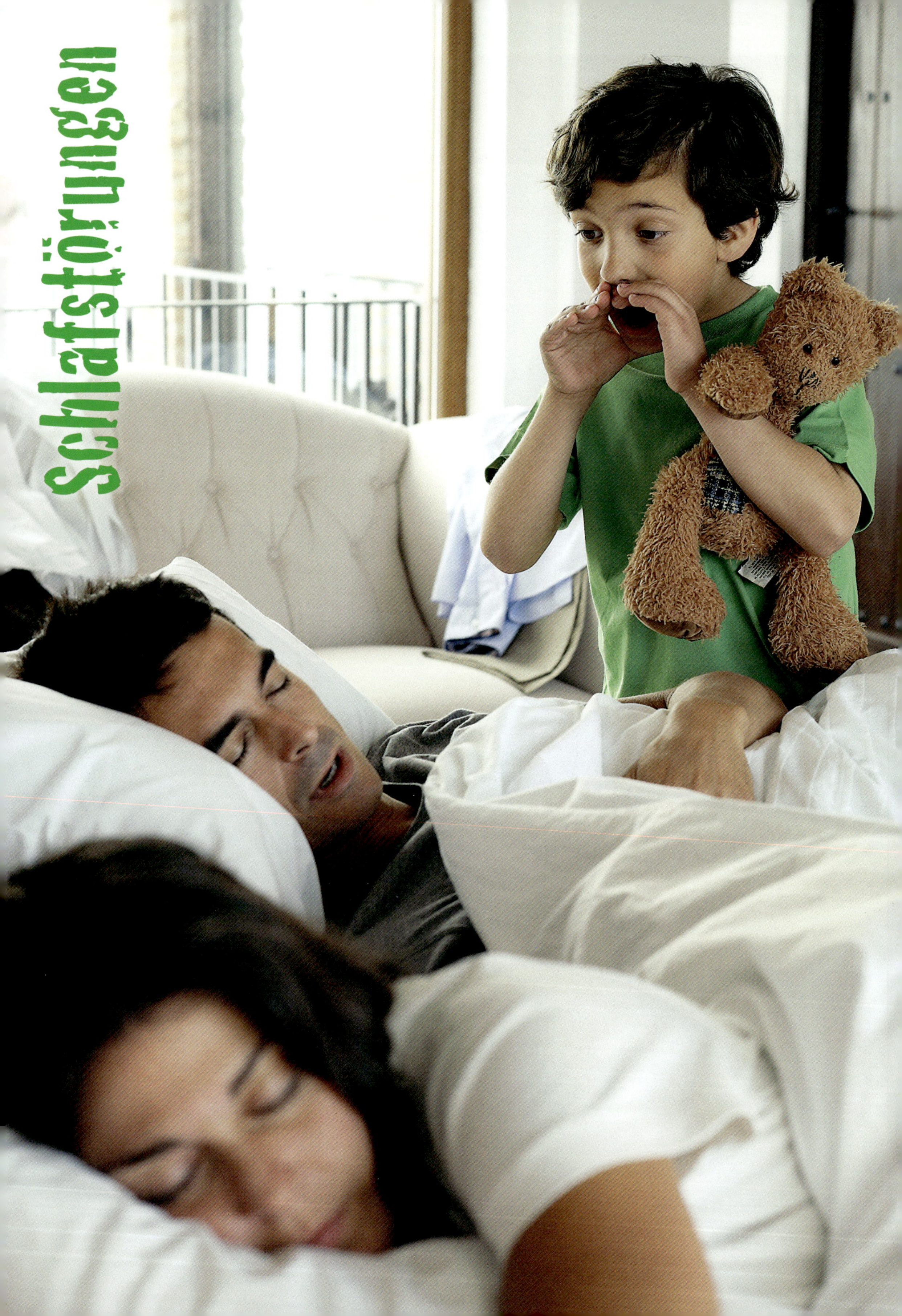
Schlafstörungen

Gitter-Taping

Schlafstörungen

Hinweis: Kann den Körper wieder in die natürliche Balance bringen und beruhigen. Somit kann der Körper sein eigenes Müdigkeitsempfinden wahrnehmen. Kann die Schlafphase verstärken.

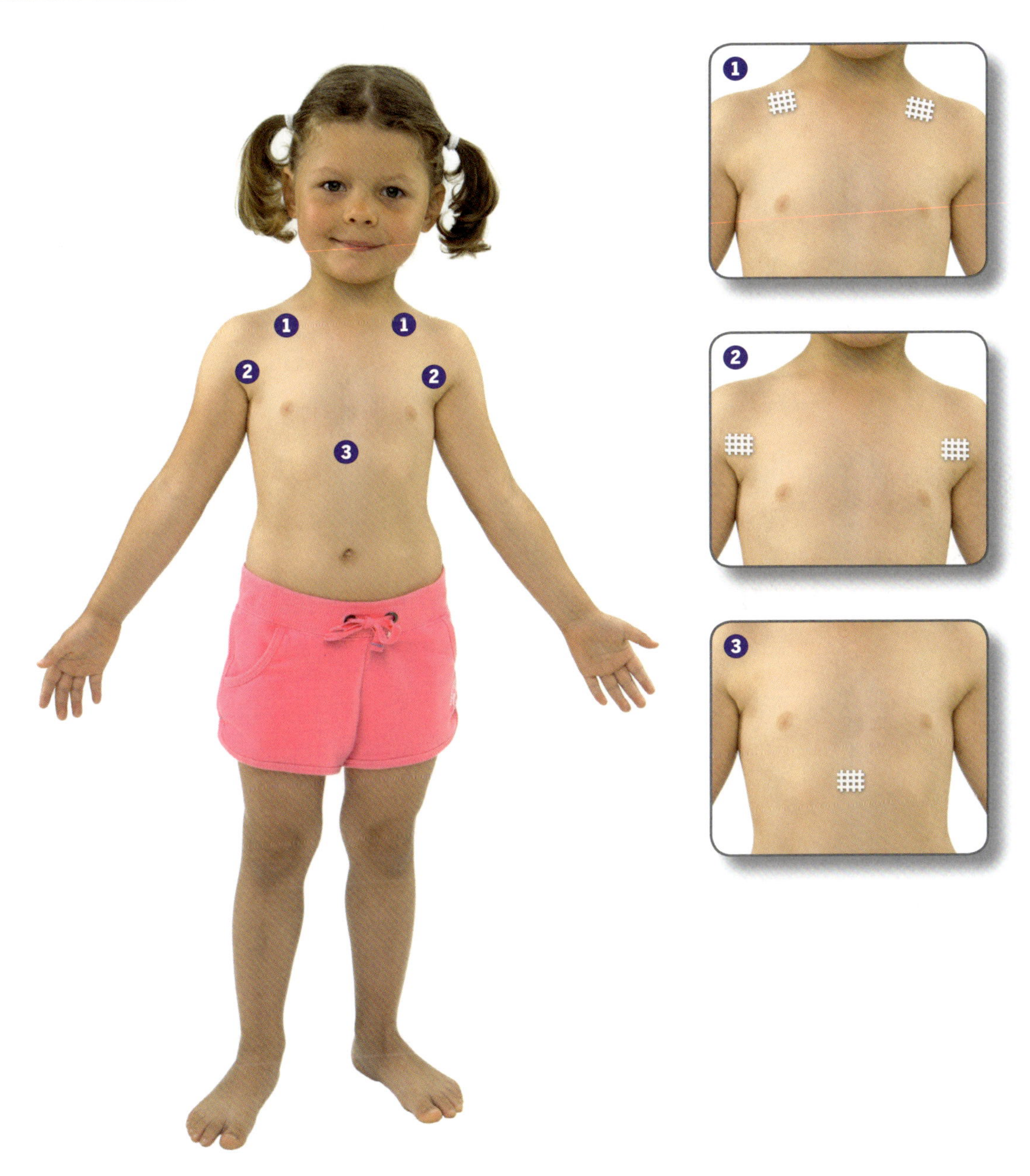

Gitter-Taping

Schlafstörungen

Hinweis: Kann den Körper wieder in die natürliche Balance bringen und beruhigen. Somit kann der Körper sein eigenes Müdigkeitsempfinden wahrnehmen. Kann die Schlafphase verstärken.

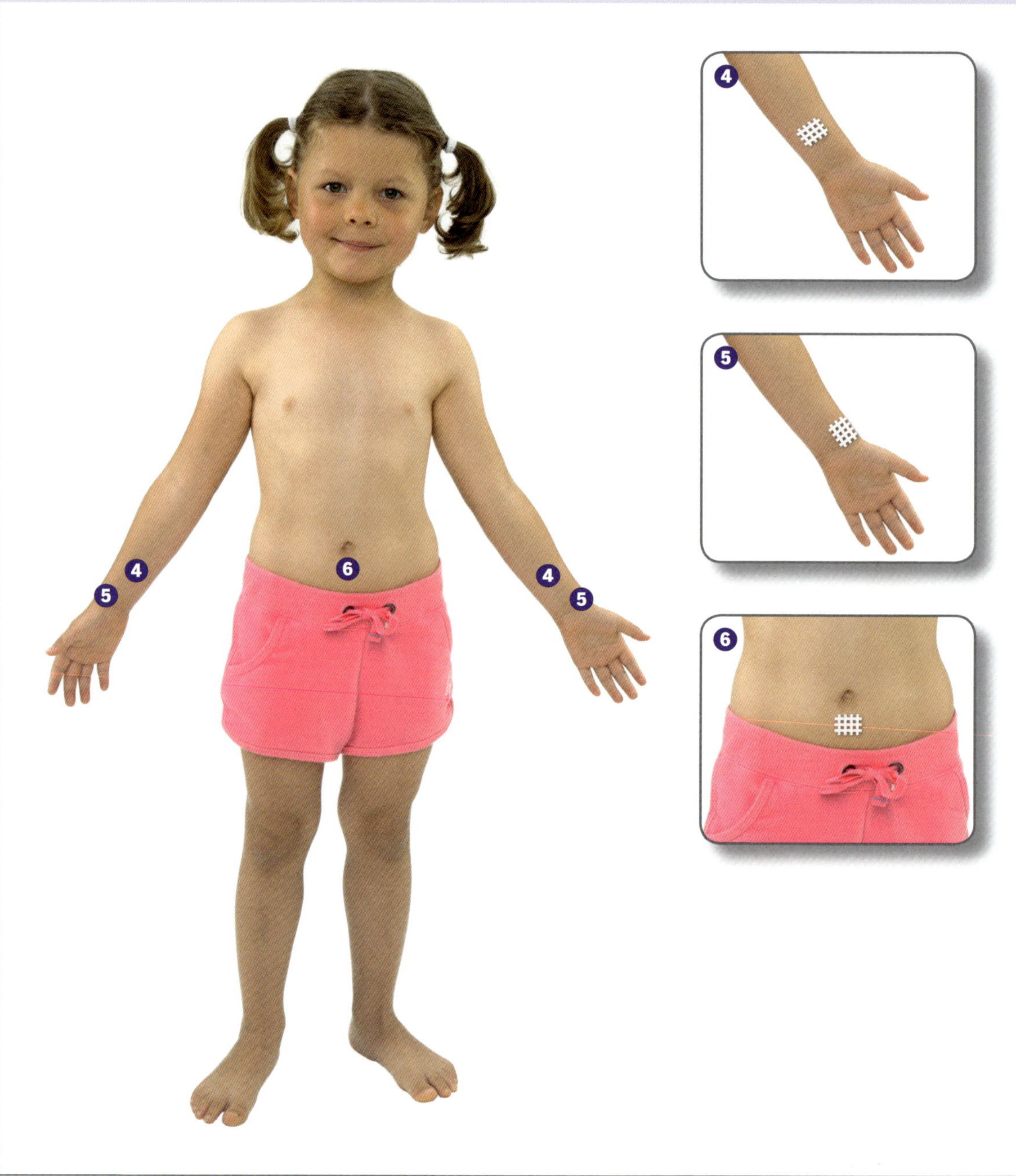

Gitter-Taping

Schlafstörungen

Hinweis: Kann den Körper wieder in die natürliche Balance bringen und beruhigen. Somit kann der Körper sein eigenes Müdigkeitsempfinden wahrnehmen. Kann die Schlafphase verstärken.

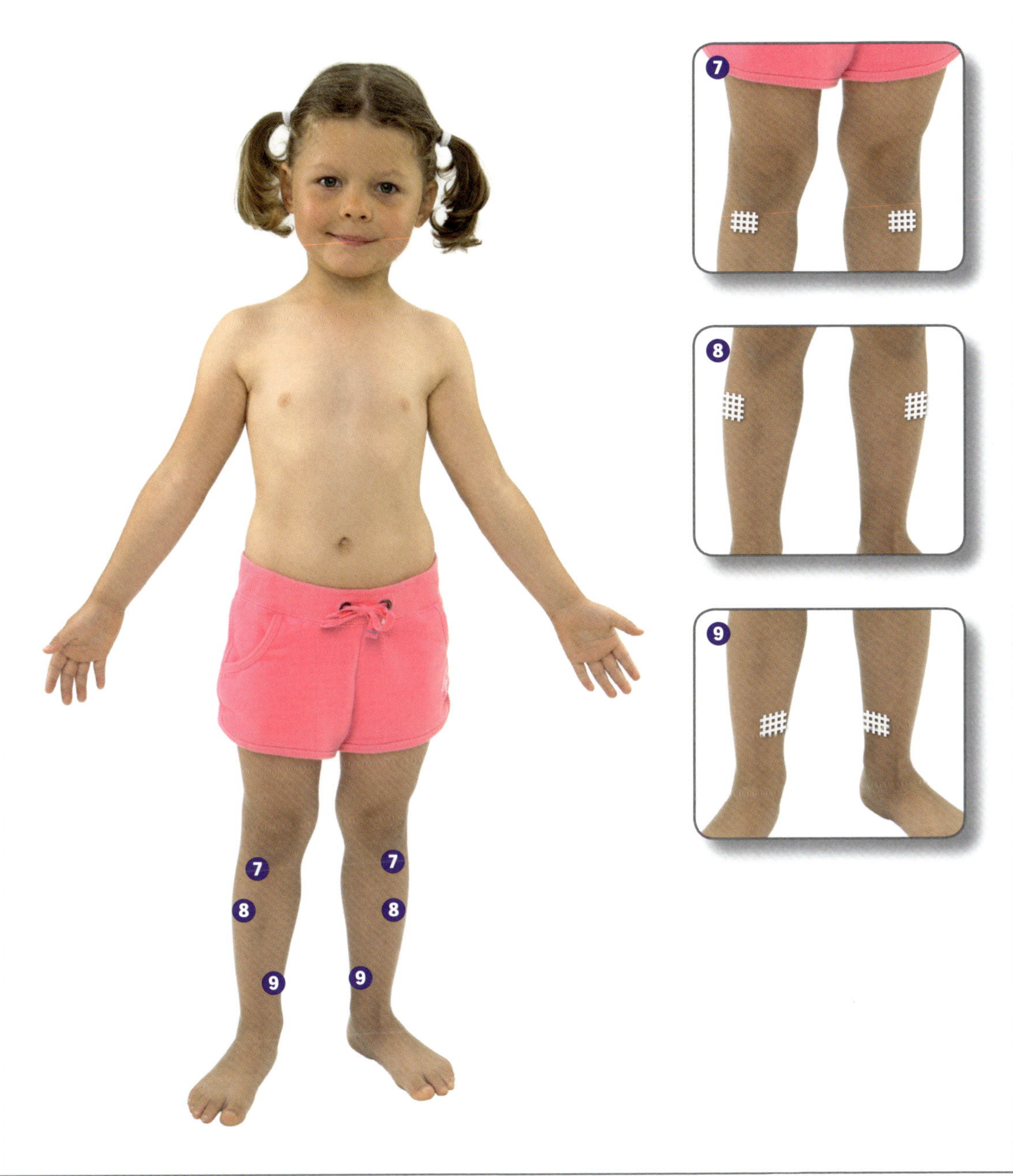

Gitter-Taping

Schlafstörungen

Hinweis: Kann den Körper wieder in die natürliche Balance bringen und beruhigen. Somit kann der Körper sein eigenes Müdigkeitsempfinden wahrnehmen. Kann die Schlafphase verstärken.

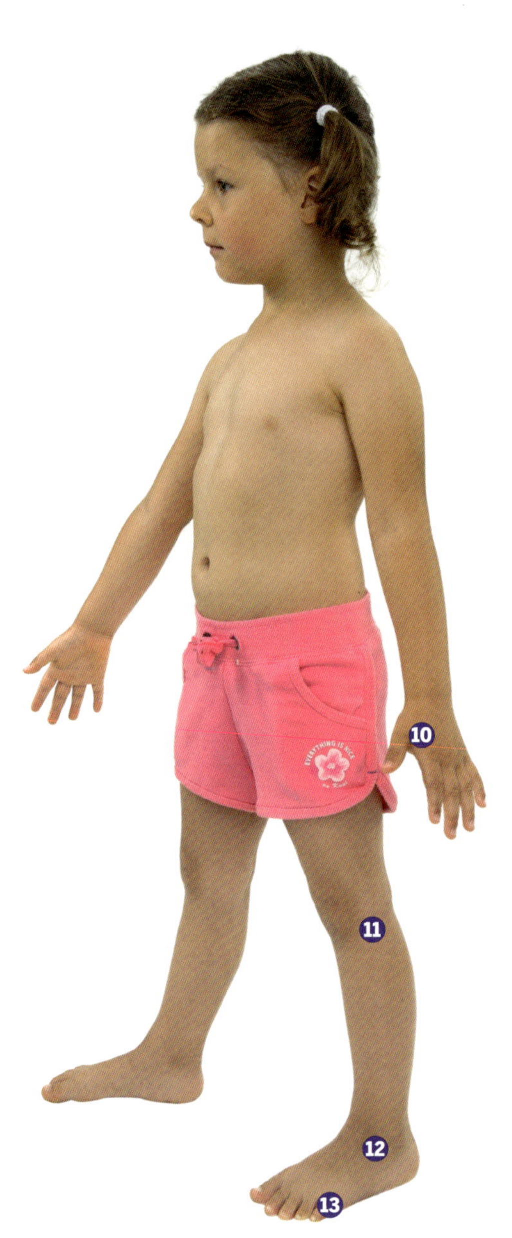

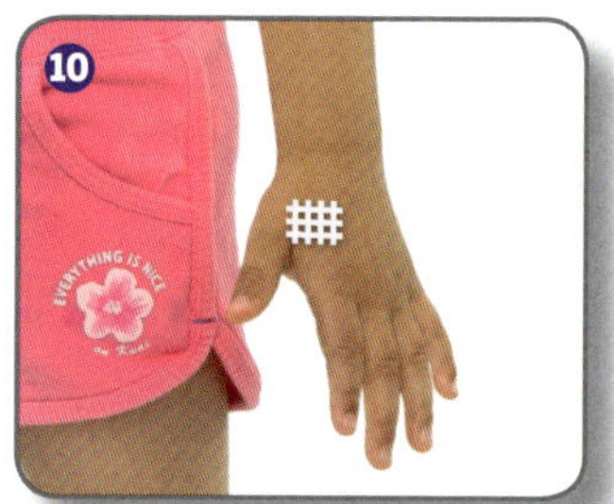

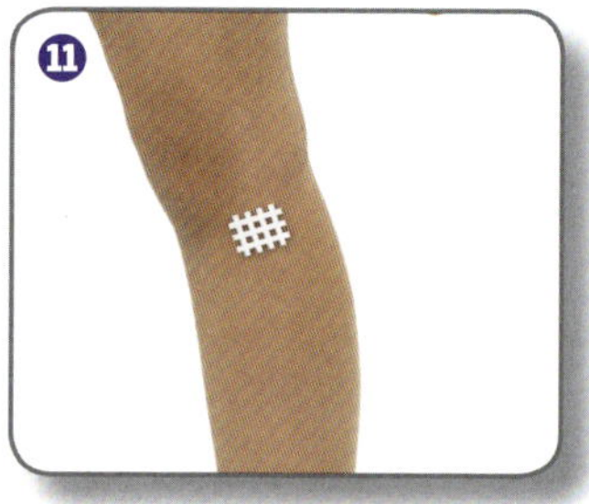

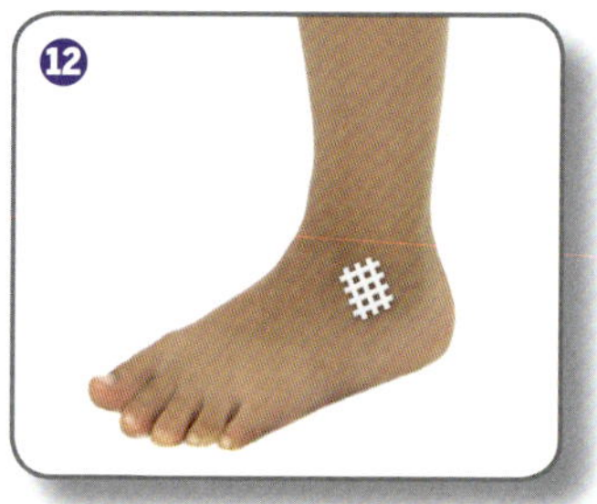

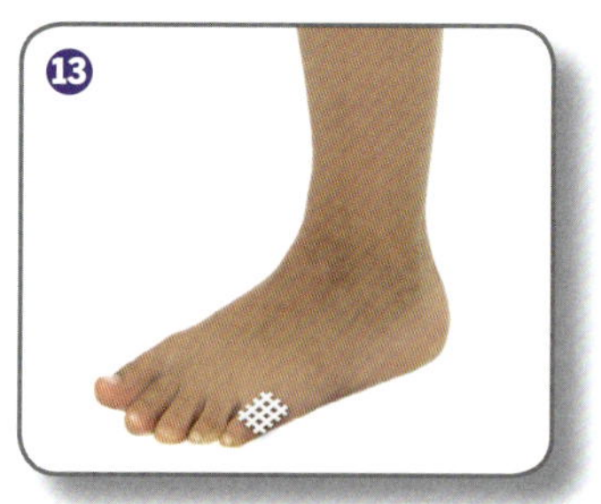

Gitter-Taping

Schlafstörungen

Hinweis: Kann den Körper wieder in die natürliche Balance bringen und beruhigen. Somit kann der Körper sein eigenes Müdigkeitsempfinden wahrnehmen. Kann die Schlafphase verstärken.

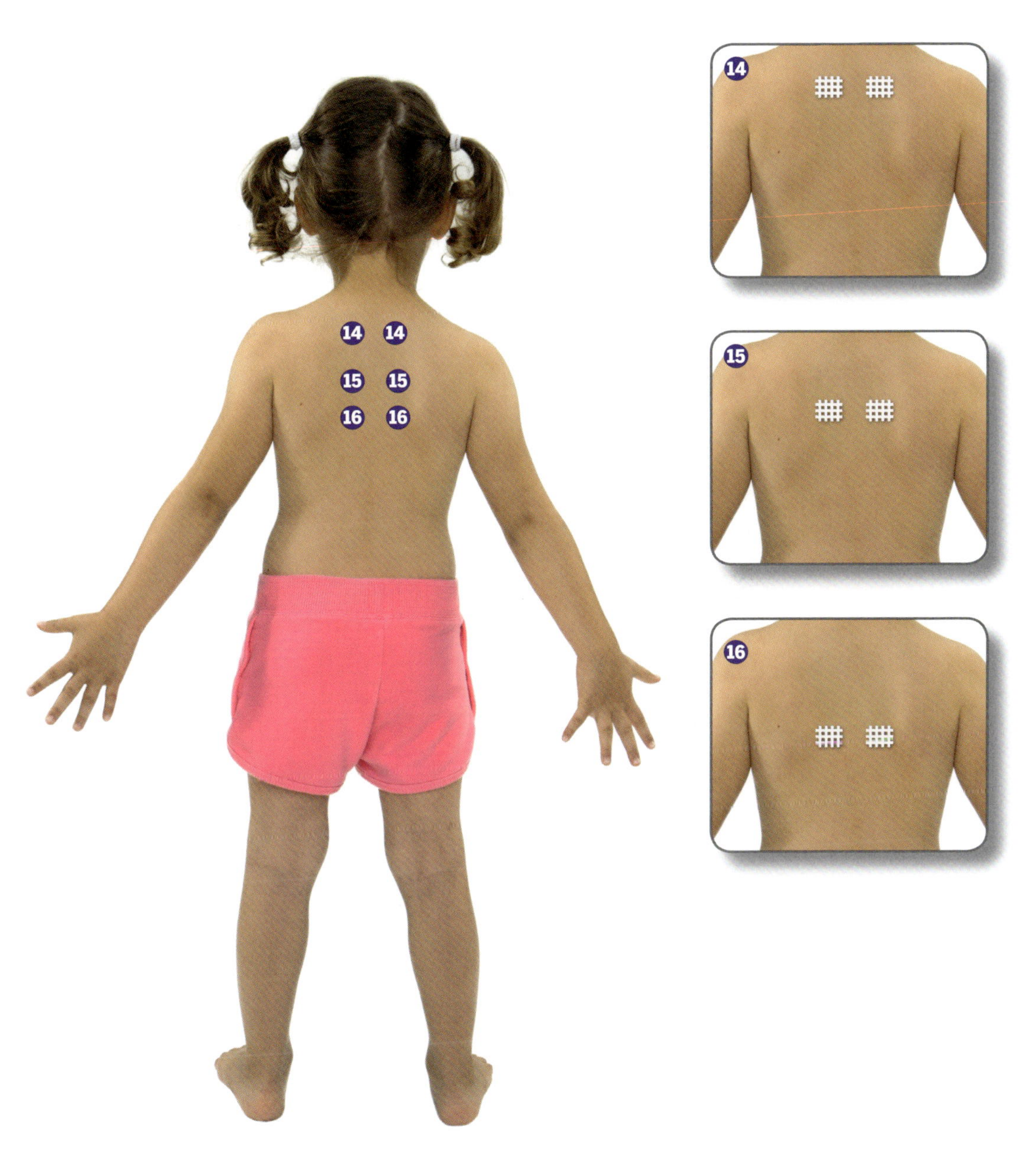

Gitter-Taping

Schlafstörungen

Hinweis: Kann den Körper wieder in die natürliche Balance bringen und beruhigen. Somit kann der Körper sein eigenes Müdigkeitsempfinden wahrnehmen. Kann die Schlafphase verstärken.

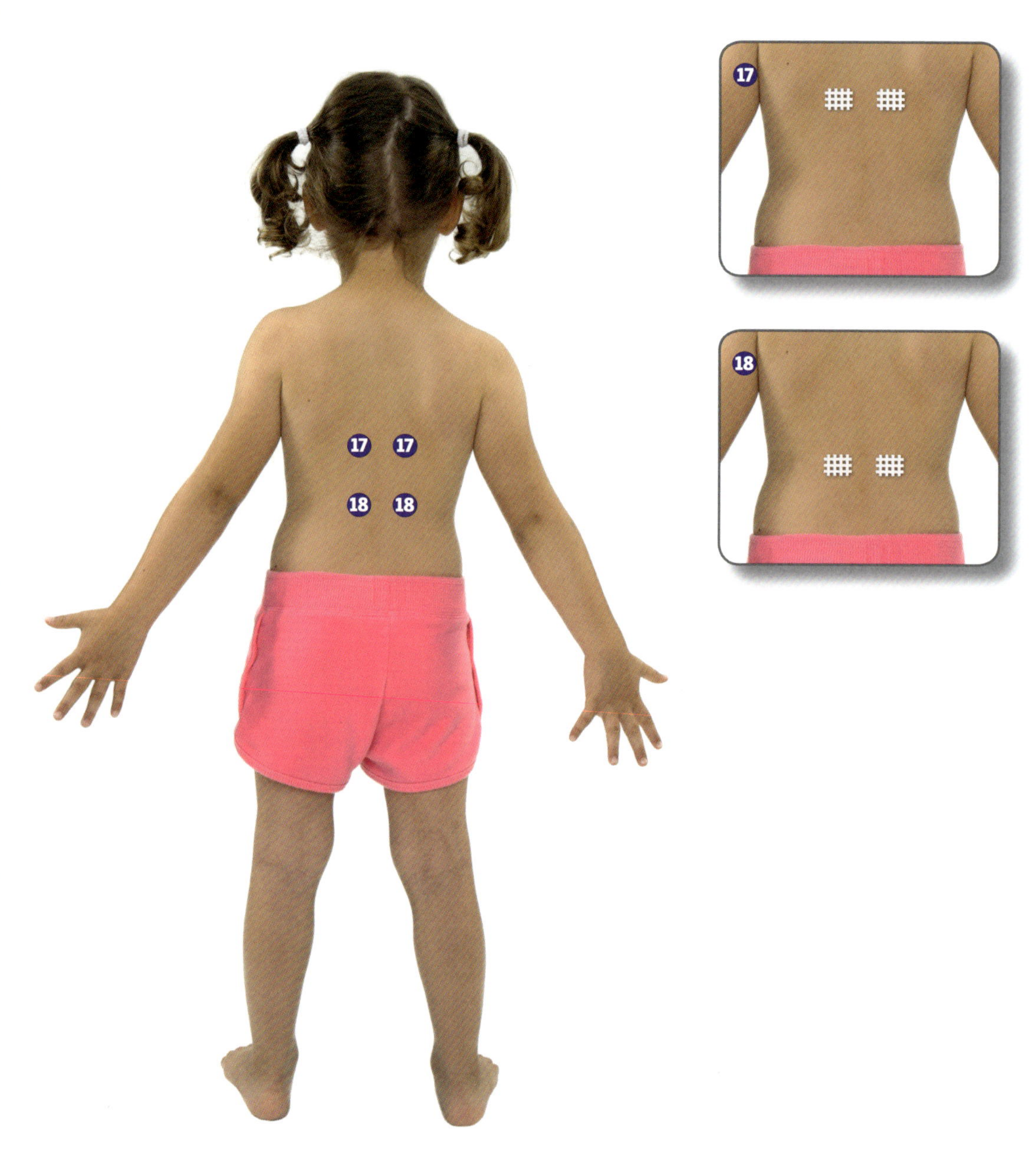

Gitter-Taping

Schnupfen

Hinweis: Kann regulierend auf die Schleimhäute Einfluss nehmen. Schleimhäute können abschwellen. Dies ermöglicht ein besseres Durchatmen und minimiert das Naselaufen.

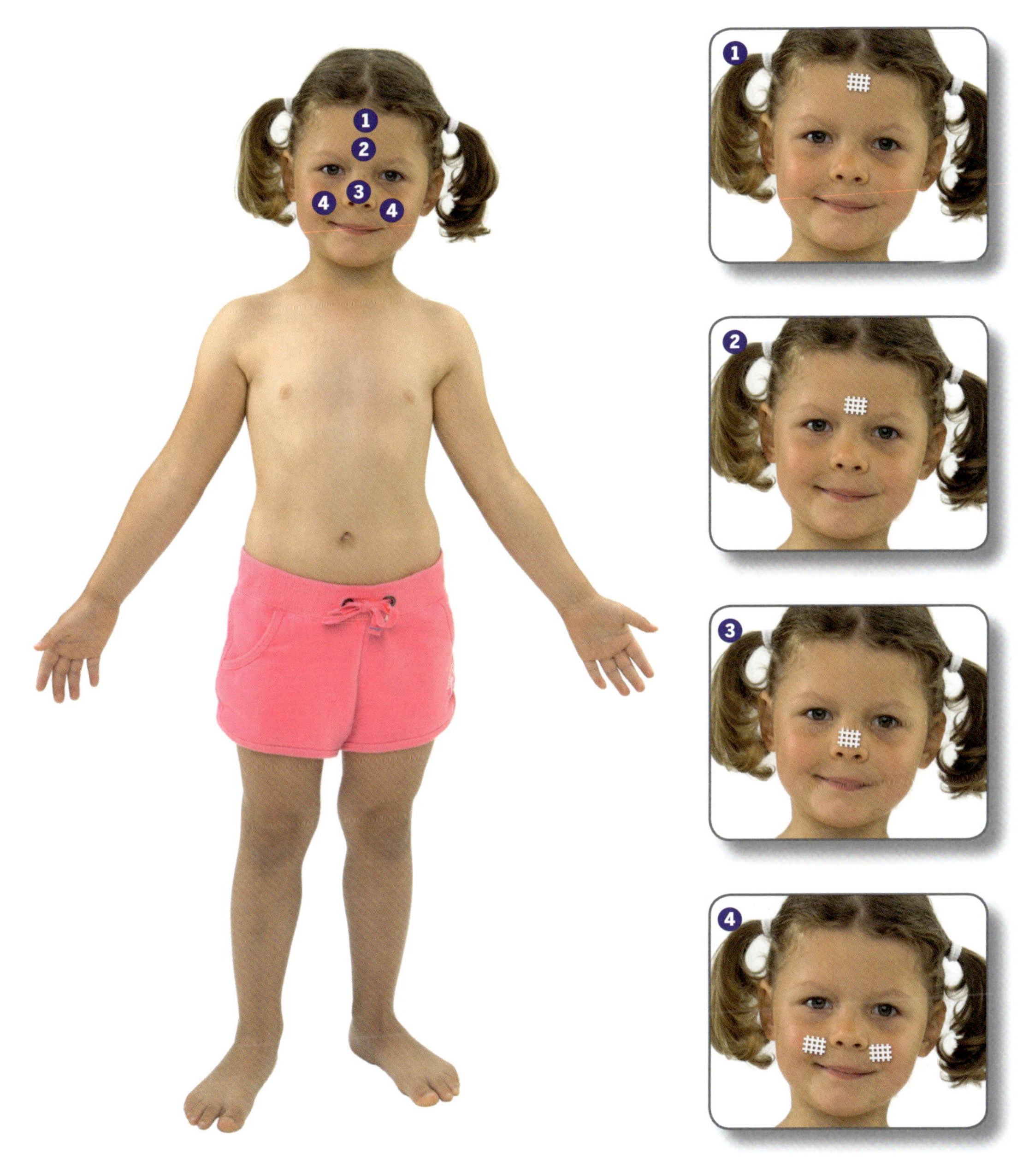

Gitter-Taping

Schnupfen

Hinweis: Kann regulierend auf die Schleimhäute Einfluss nehmen. Schleimhäute können abschwellen. Dies ermöglicht ein besseres Durchatmen und minimiert das Naselaufen.

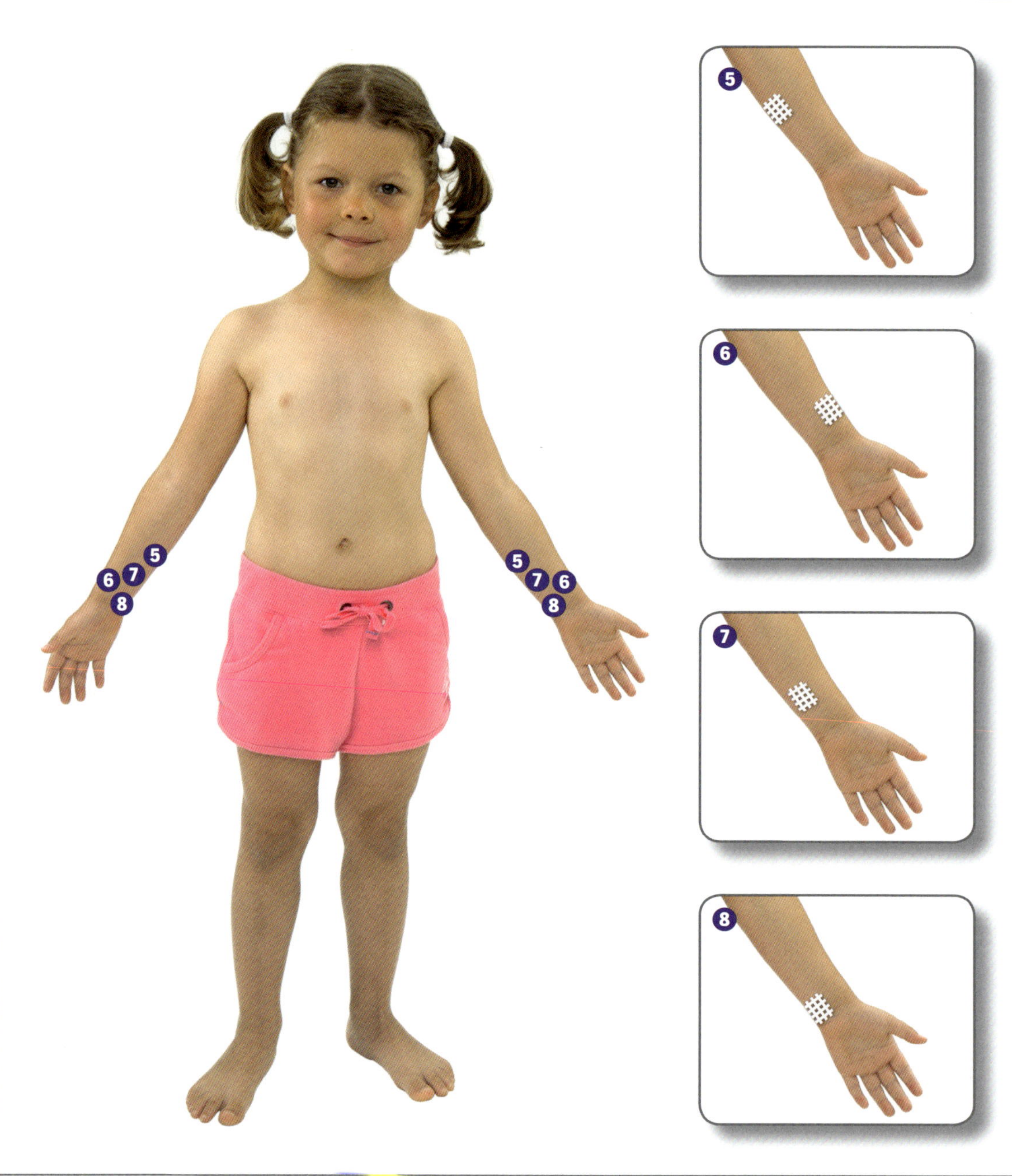

Gitter-Taping

Schnupfen

Hinweis: Kann regulierend auf die Schleimhäute Einfluss nehmen. Schleimhäute können abschwellen. Dies ermöglicht ein besseres Durchatmen und minimiert das Naselaufen.

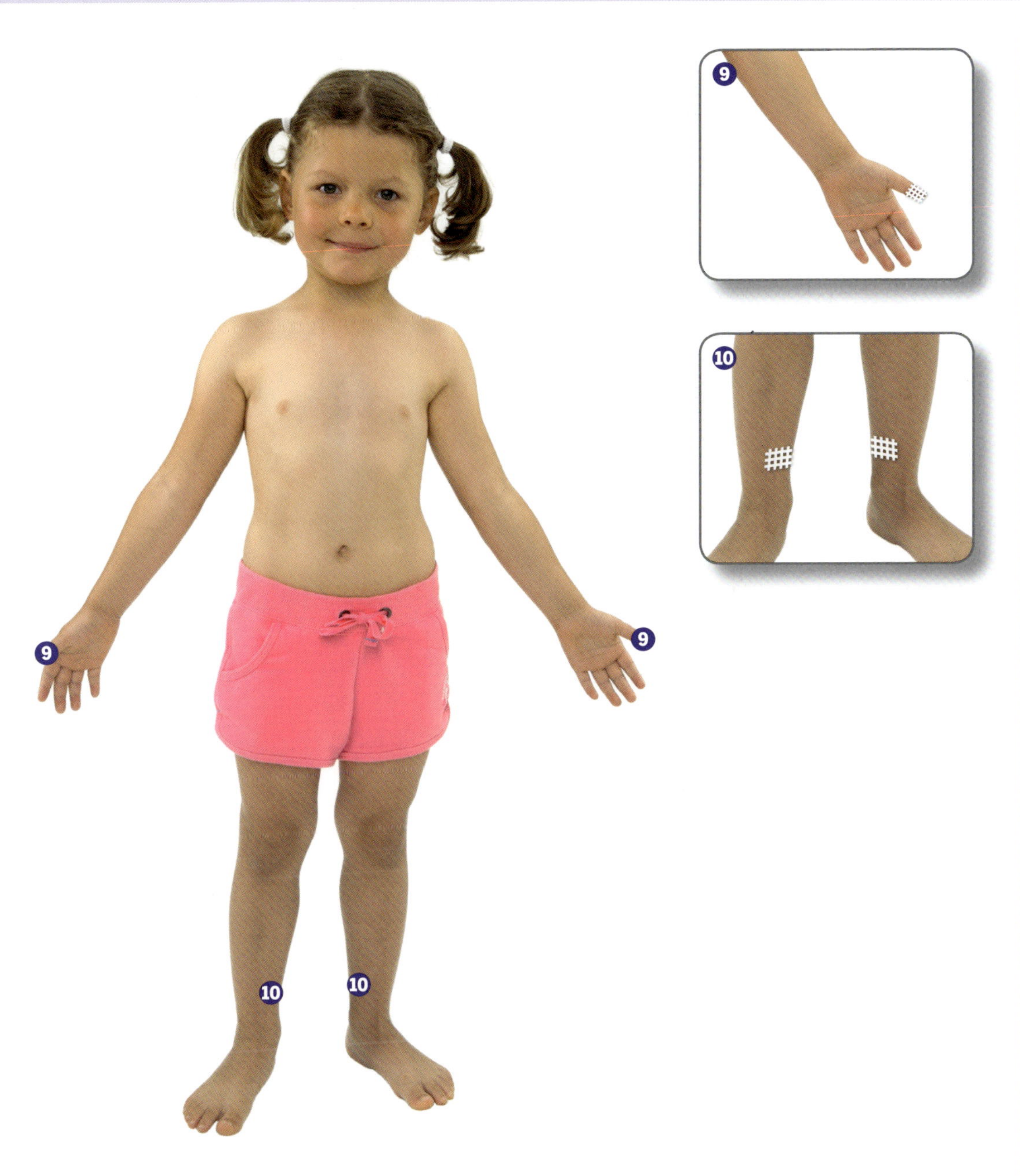

Gitter-Taping

Schnupfen

Hinweis: Kann regulierend auf die Schleimhäute Einfluss nehmen. Schleimhäute können abschwellen. Dies ermöglicht ein besseres Durchatmen und minimiert das Naselaufen.

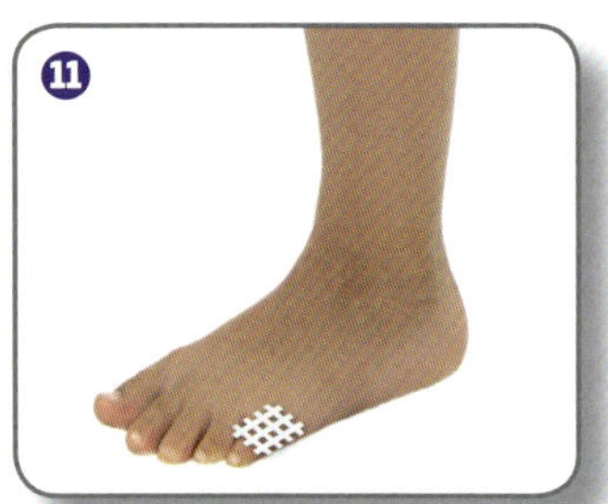

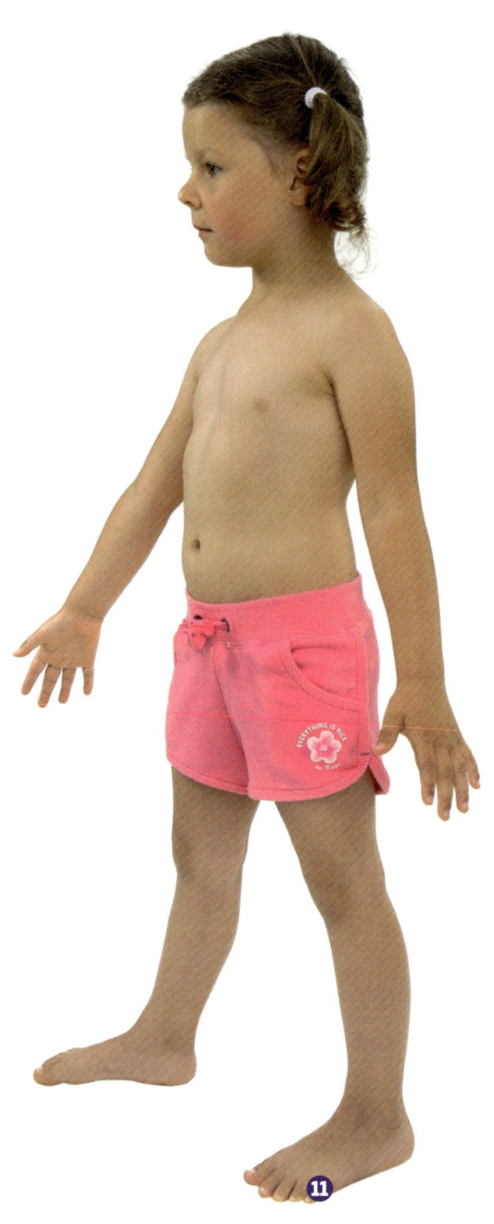

Gitter-Taping

Schnupfen

Hinweis: Kann regulierend auf die Schleimhäute Einfluss nehmen. Schleimhäute können abschwellen. Dies ermöglicht ein besseres Durchatmen und minimiert das Naselaufen.

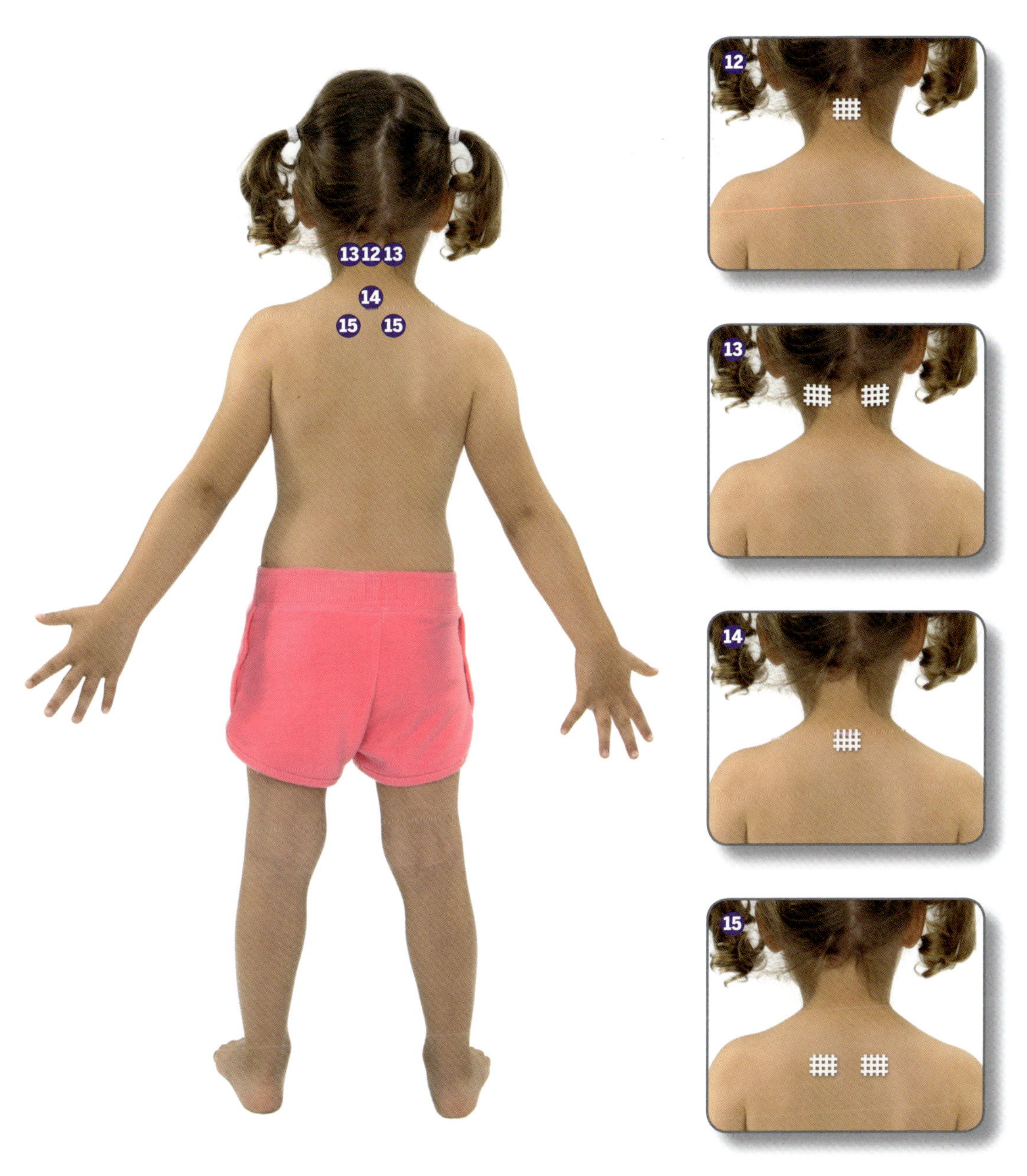

Gitter-Taping

Schnupfen

Hinweis: Kann regulierend auf die Schleimhäute Einfluss nehmen. Schleimhäute können abschwellen. Dies ermöglicht ein besseres Durchatmen und minimiert das Naselaufen.

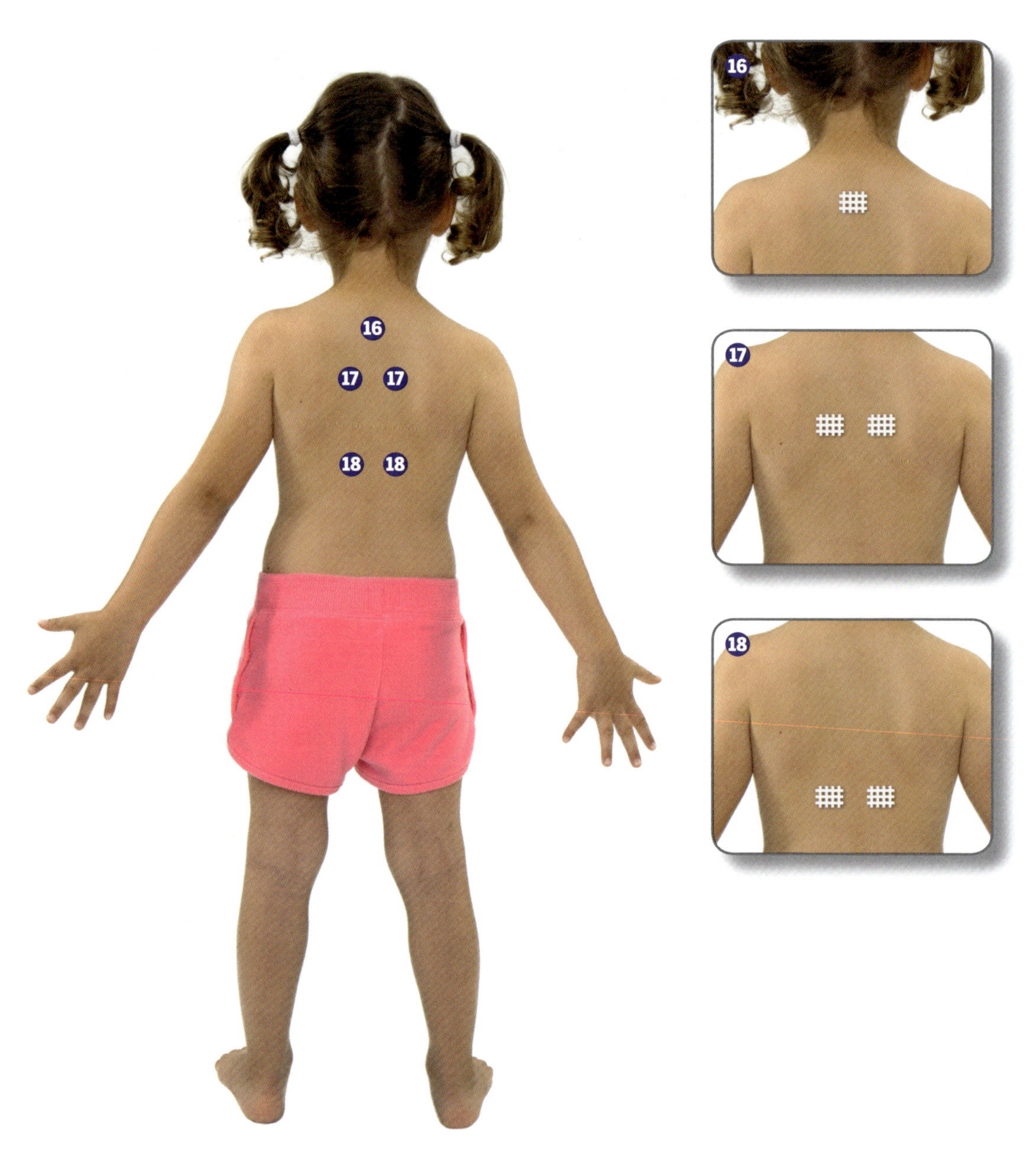

Gitter-Taping

Schnupfen

Hinweis: Kann regulierend auf die Schleimhäute Einfluss nehmen. Schleimhäute können abschwellen. Dies ermöglicht ein besseres Durchatmen und minimiert das Naselaufen.

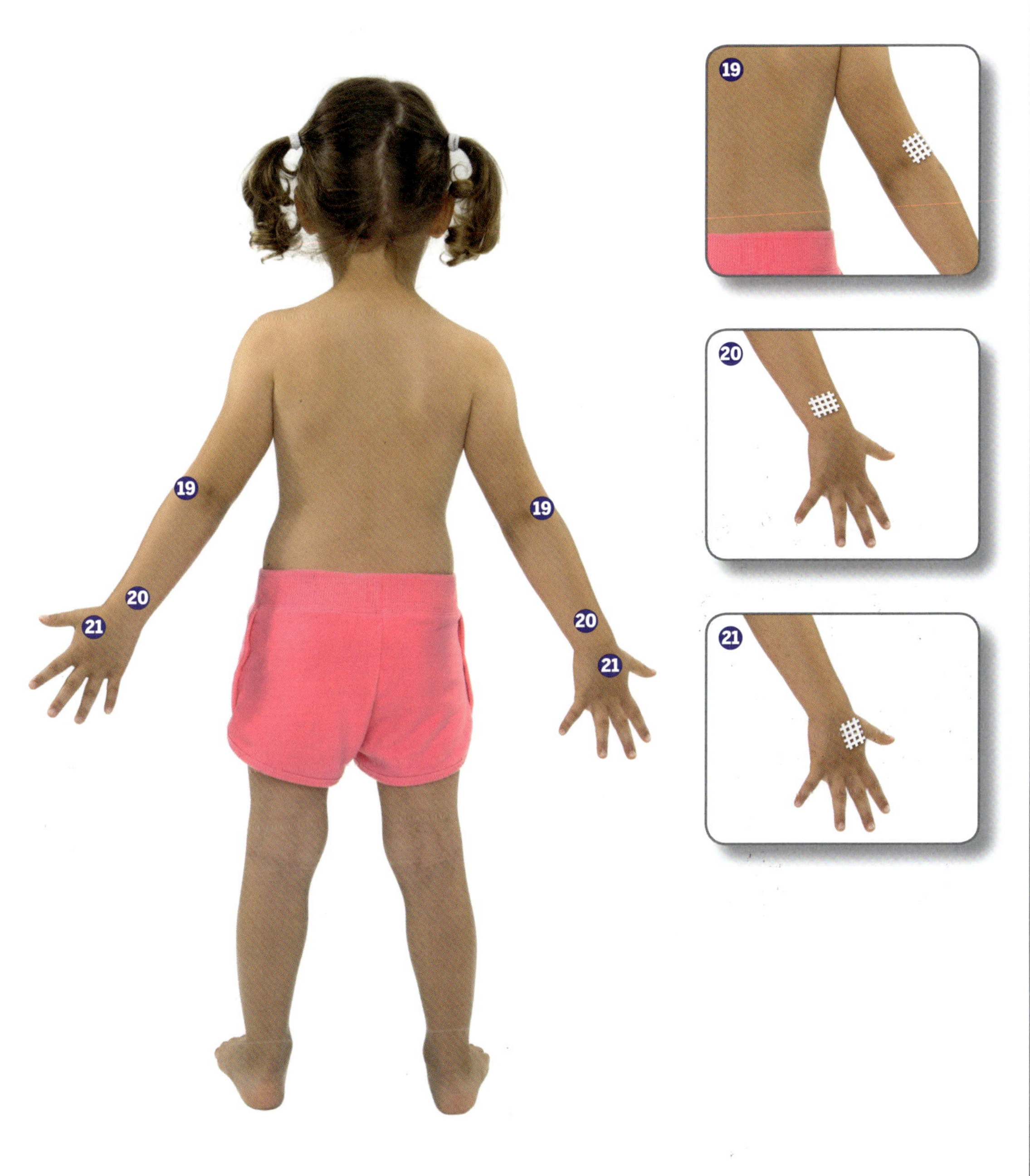

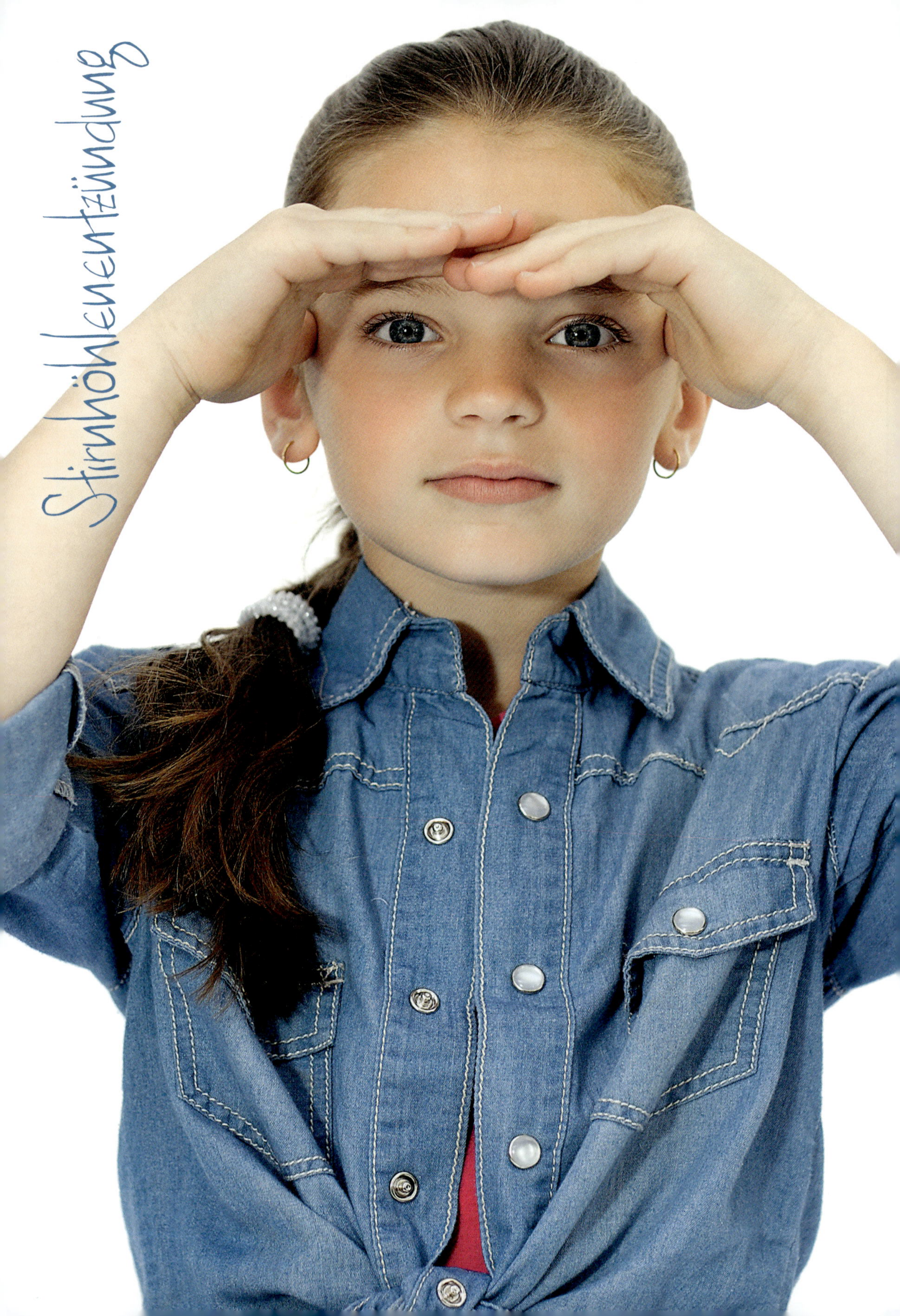
Stirnhöhlenentzündung

Gitter-Taping

Stirnhöhlenentzündung

Hinweis: Kann Entzündungen und Blockaden in den Stirnhöhlen in kurzer Zeit regulieren.

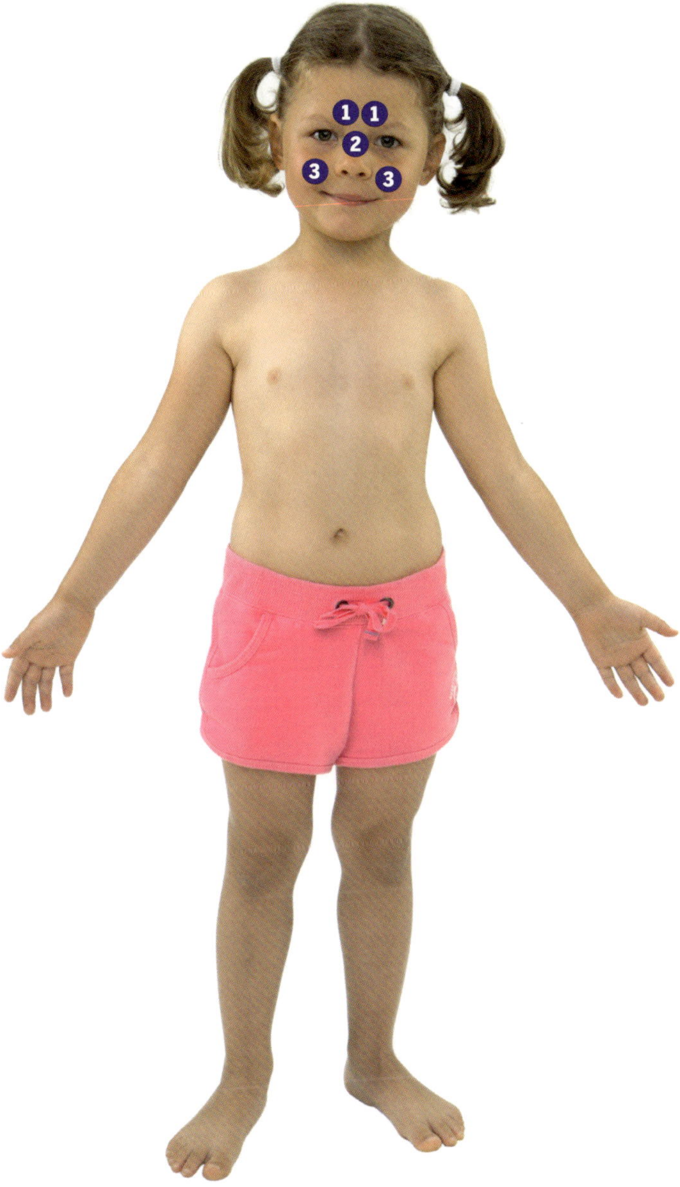

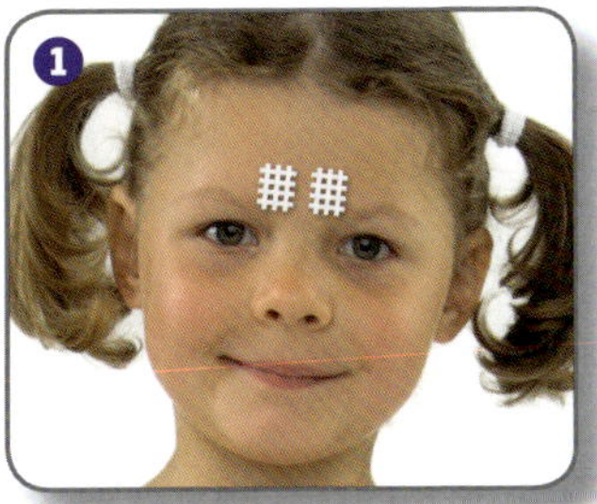

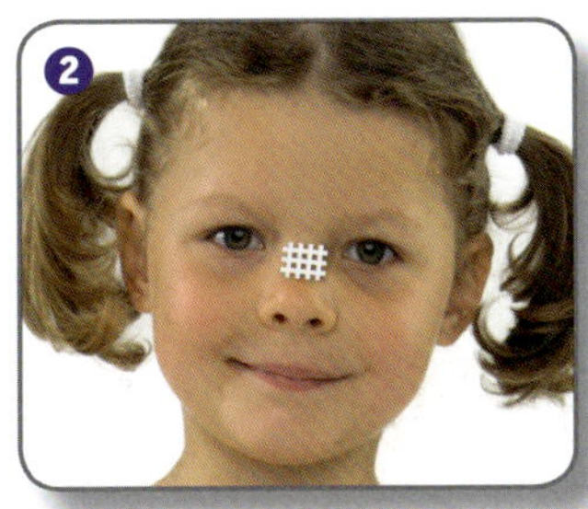

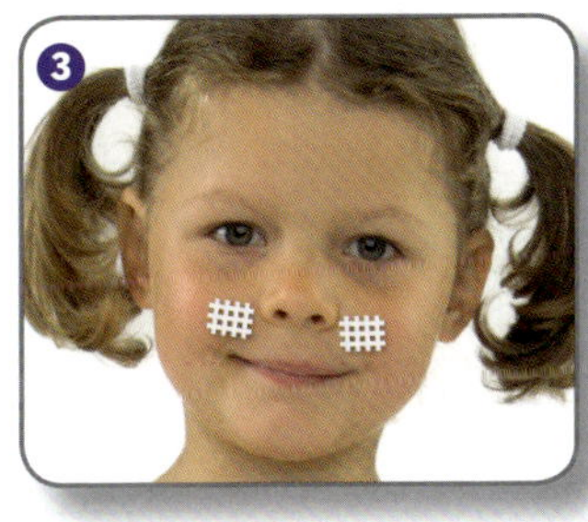

Gitter-Taping

Stirnhöhlenentzündung

Hinweis: Kann Entzündungen und Blockaden in den Stirnhöhlen in kurzer Zeit regulieren.

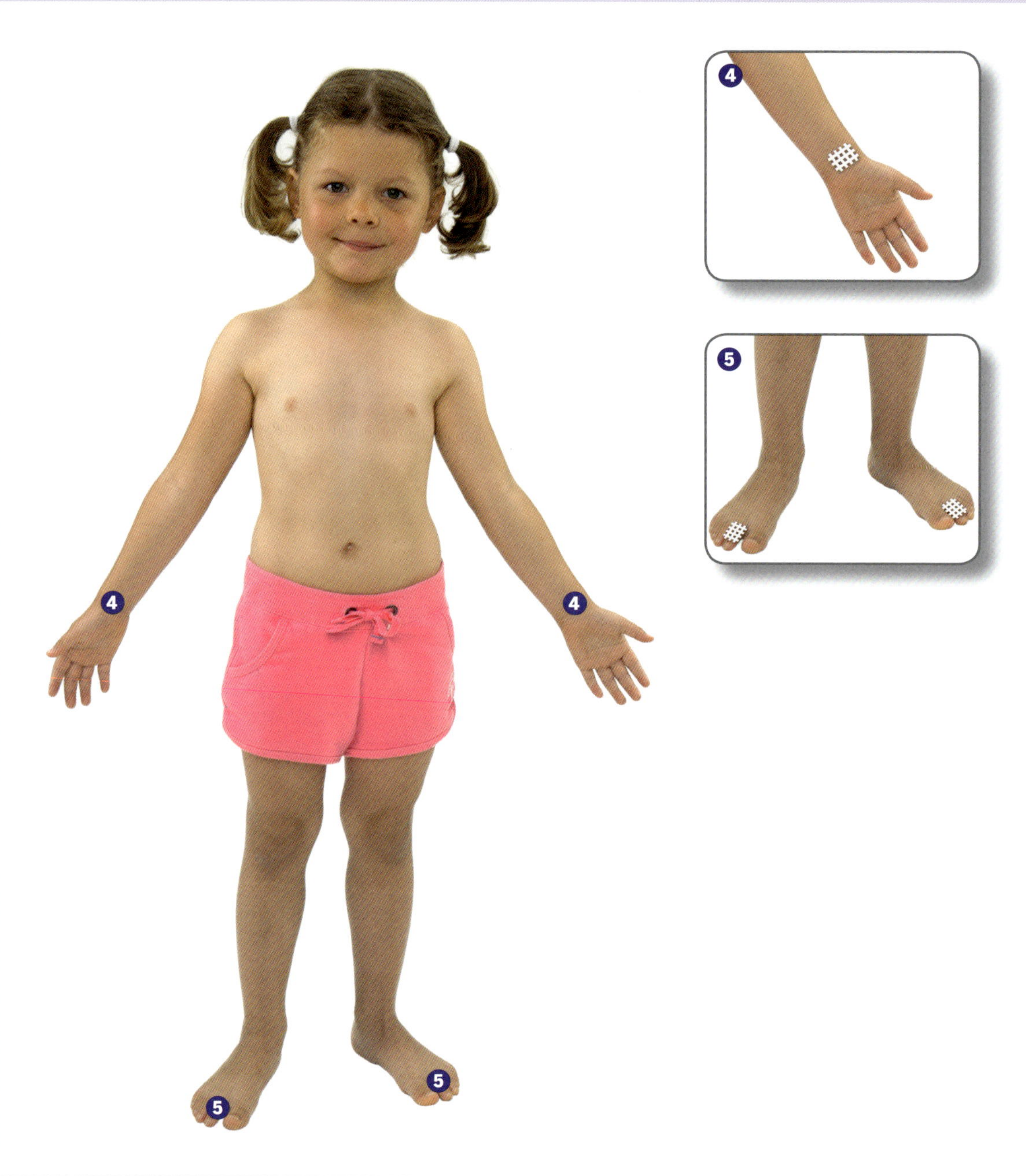

Gitter-Taping

Stirnhöhlenentzündung

Hinweis: Kann Entzündungen und Blockaden in den Stirnhöhlen in kurzer Zeit regulieren.

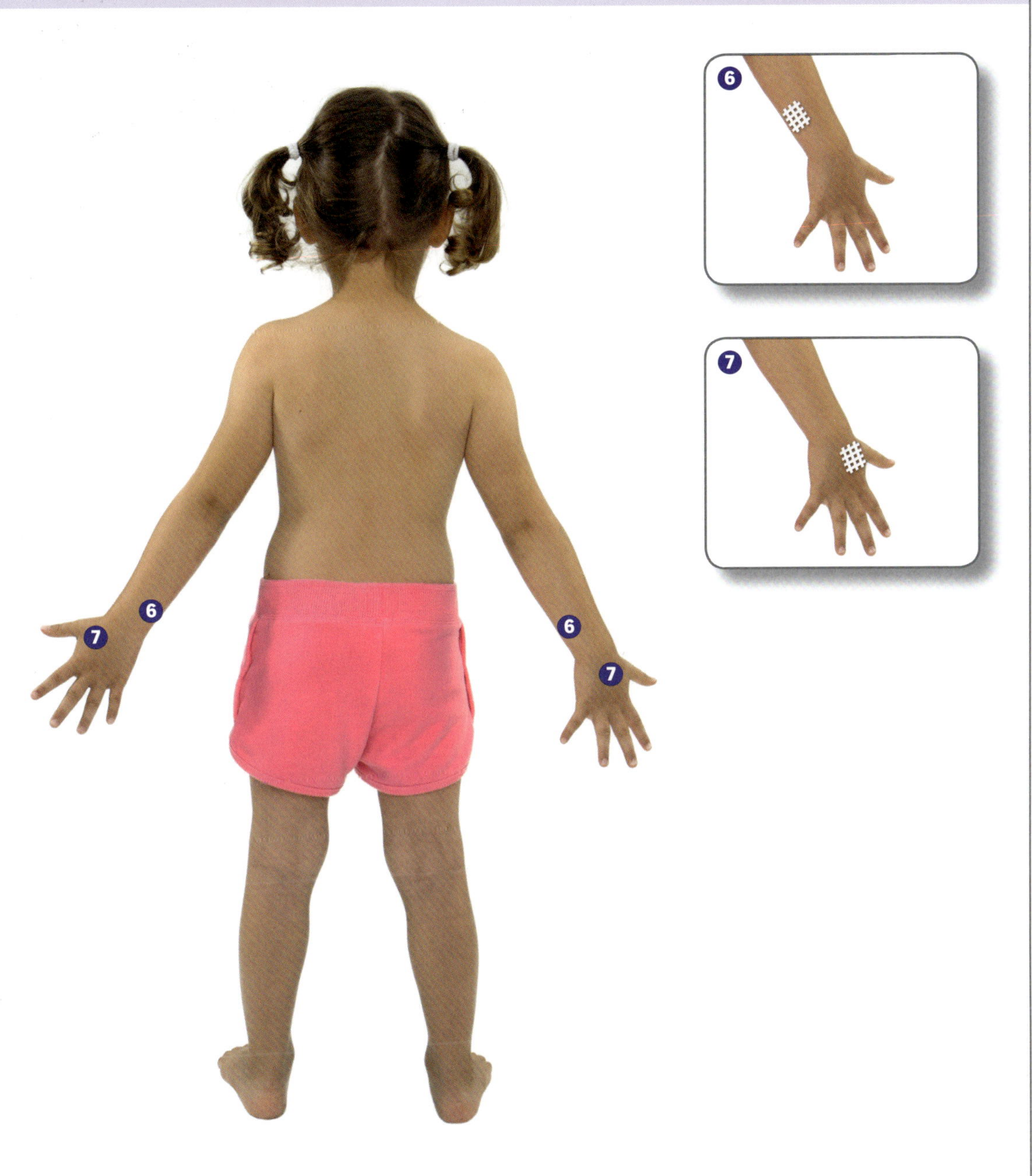

Unruhe

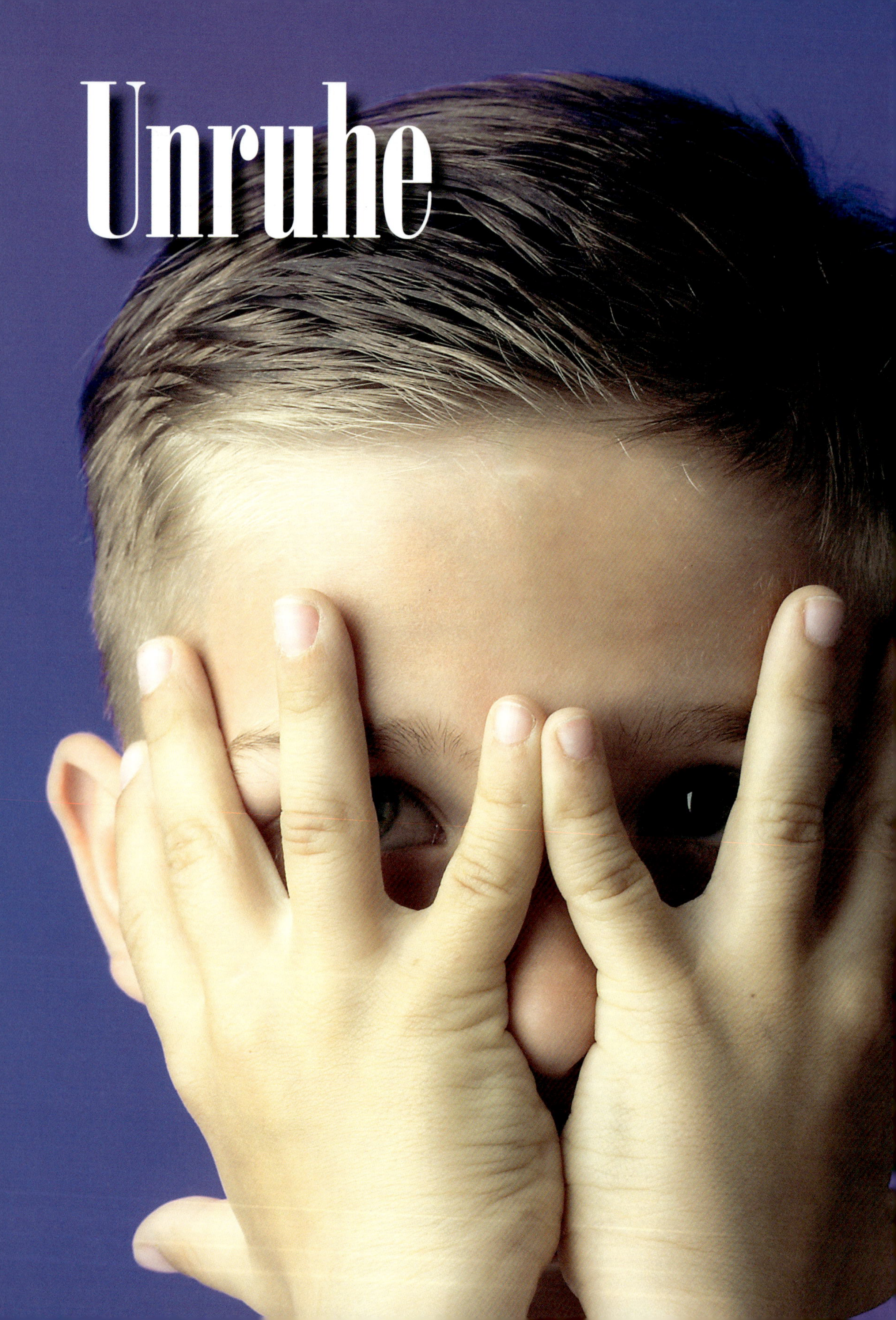

Gitter-Taping

Unruhe/Nervosität

Hinweis: Kann den Körper wieder ins Gleichgewicht bringen, um die Körpermitte wiederzufinden. Sollte unbedingt ausprobiert werden, bevor Medikamente gegen Unruhezustände gegeben werden.

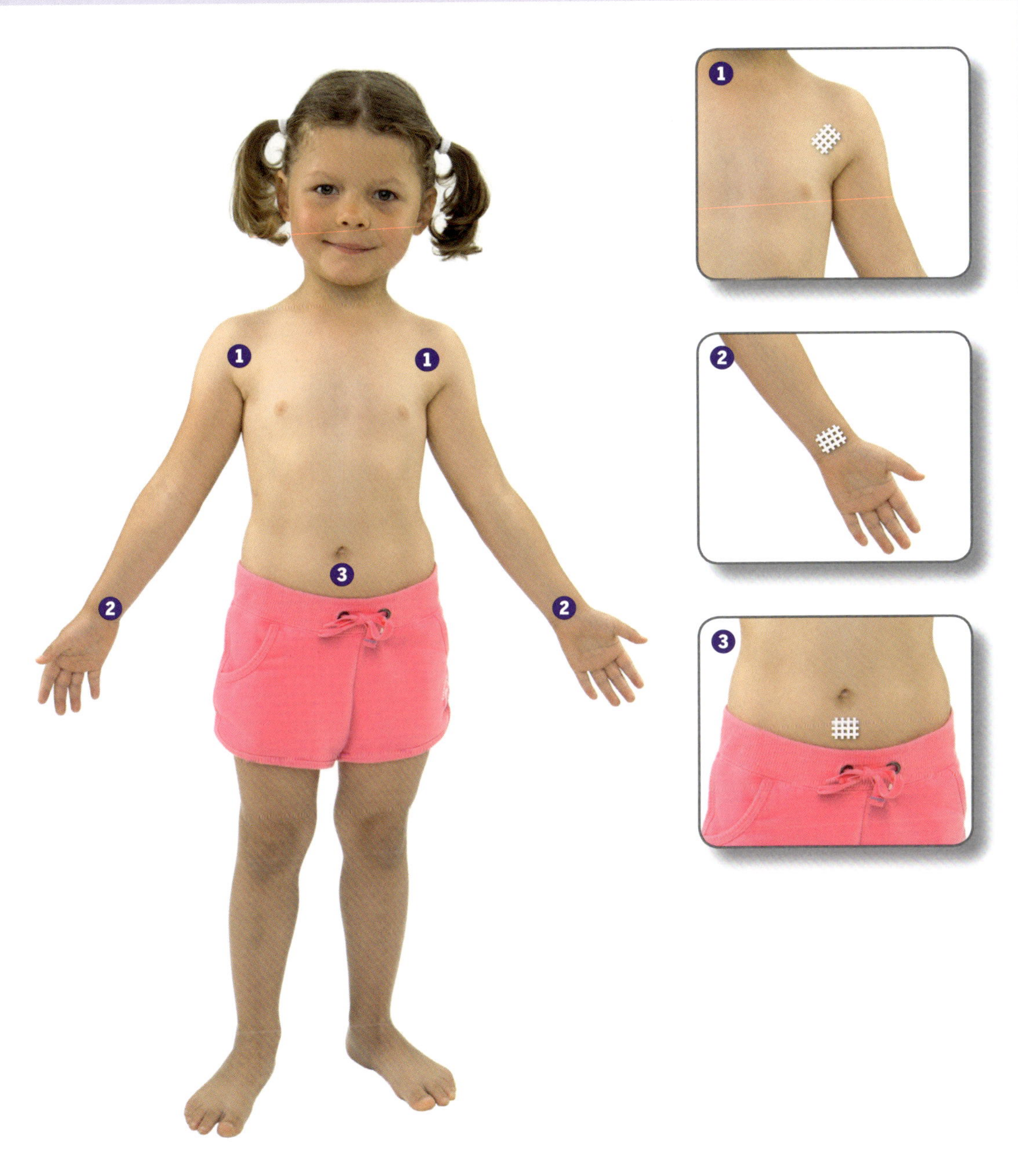

Gitter-Taping

Unruhe/Nervosität

Hinweis: Kann den Körper wieder ins Gleichgewicht bringen, um die Körpermitte wiederzufinden. Sollte unbedingt ausprobiert werden, bevor Medikamente gegen Unruhezustände gegeben werden.

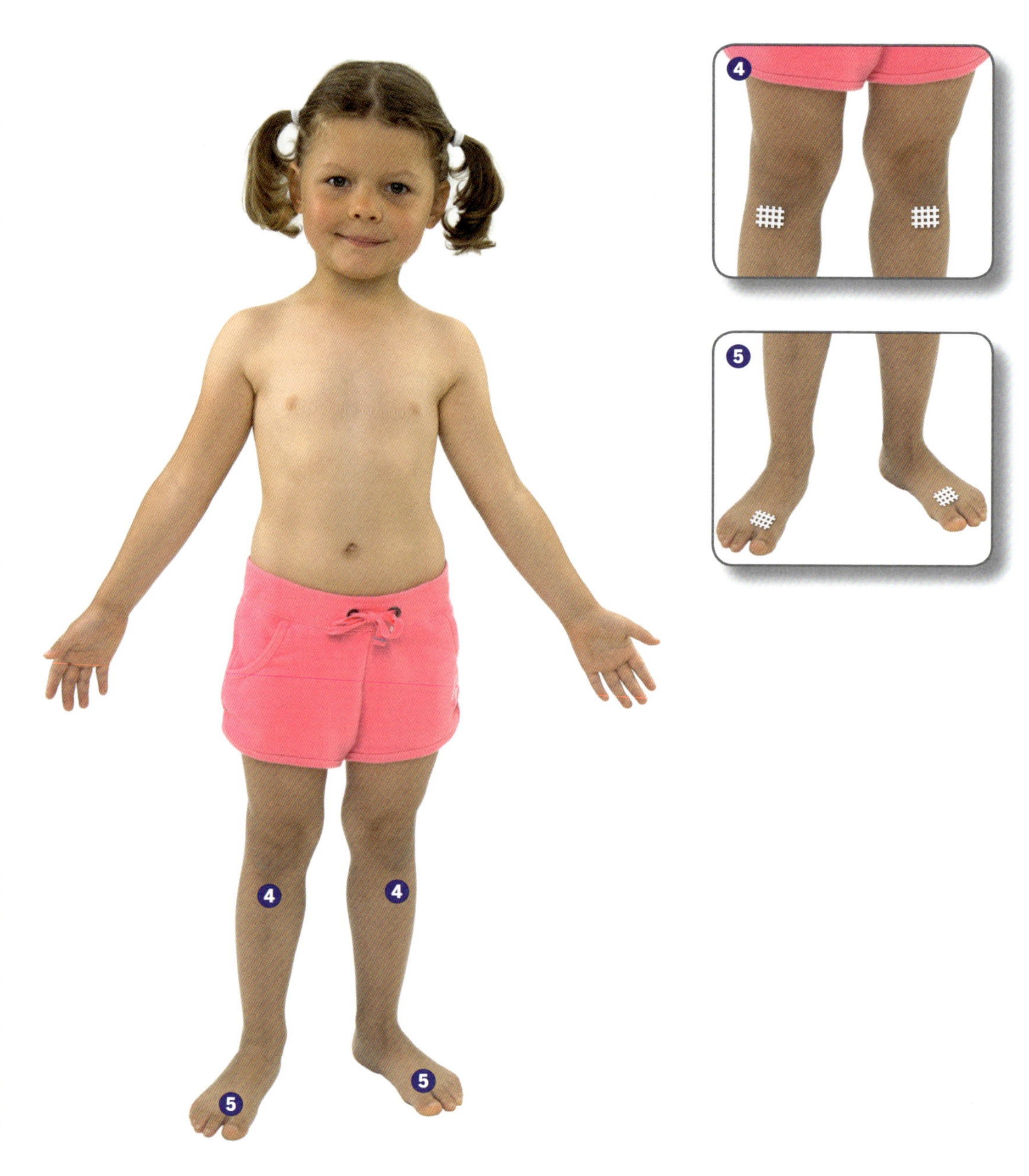

Gitter-Taping

Unruhe/Nervosität

Hinweis: Kann den Körper wieder ins Gleichgewicht bringen, um die Körpermitte wiederzufinden. Sollte unbedingt ausprobiert werden, bevor Medikamente gegen Unruhezustände gegeben werden.

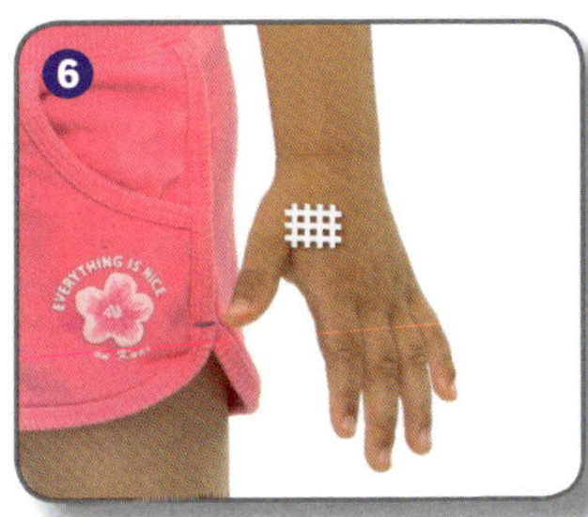

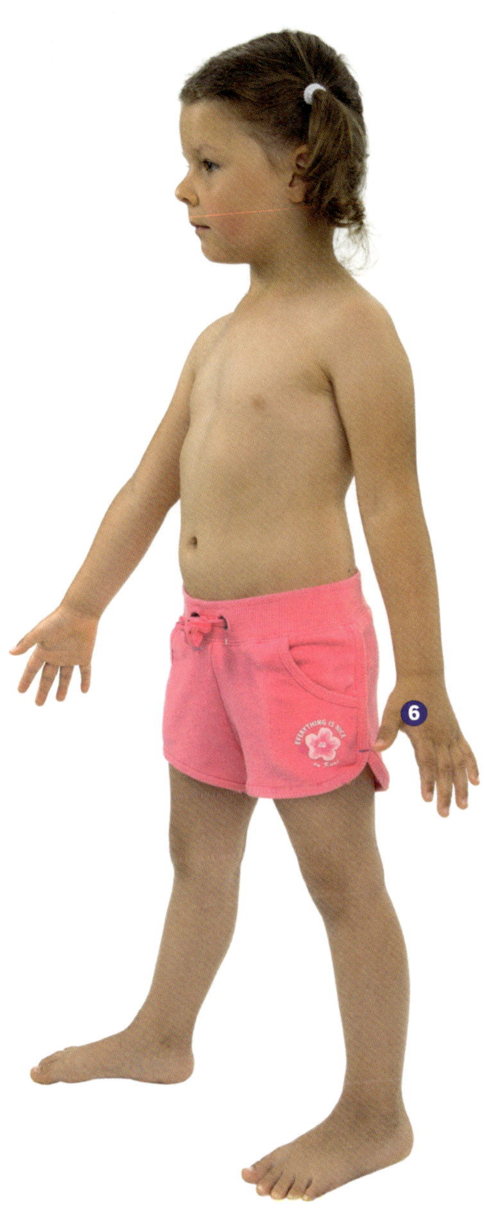

Gitter-Taping

Unruhe/Nervosität

Hinweis: Kann den Körper wieder ins Gleichgewicht bringen, um die Körpermitte wiederzufinden. Sollte unbedingt ausprobiert werden, bevor Medikamente gegen Unruhezustände gegeben werden.

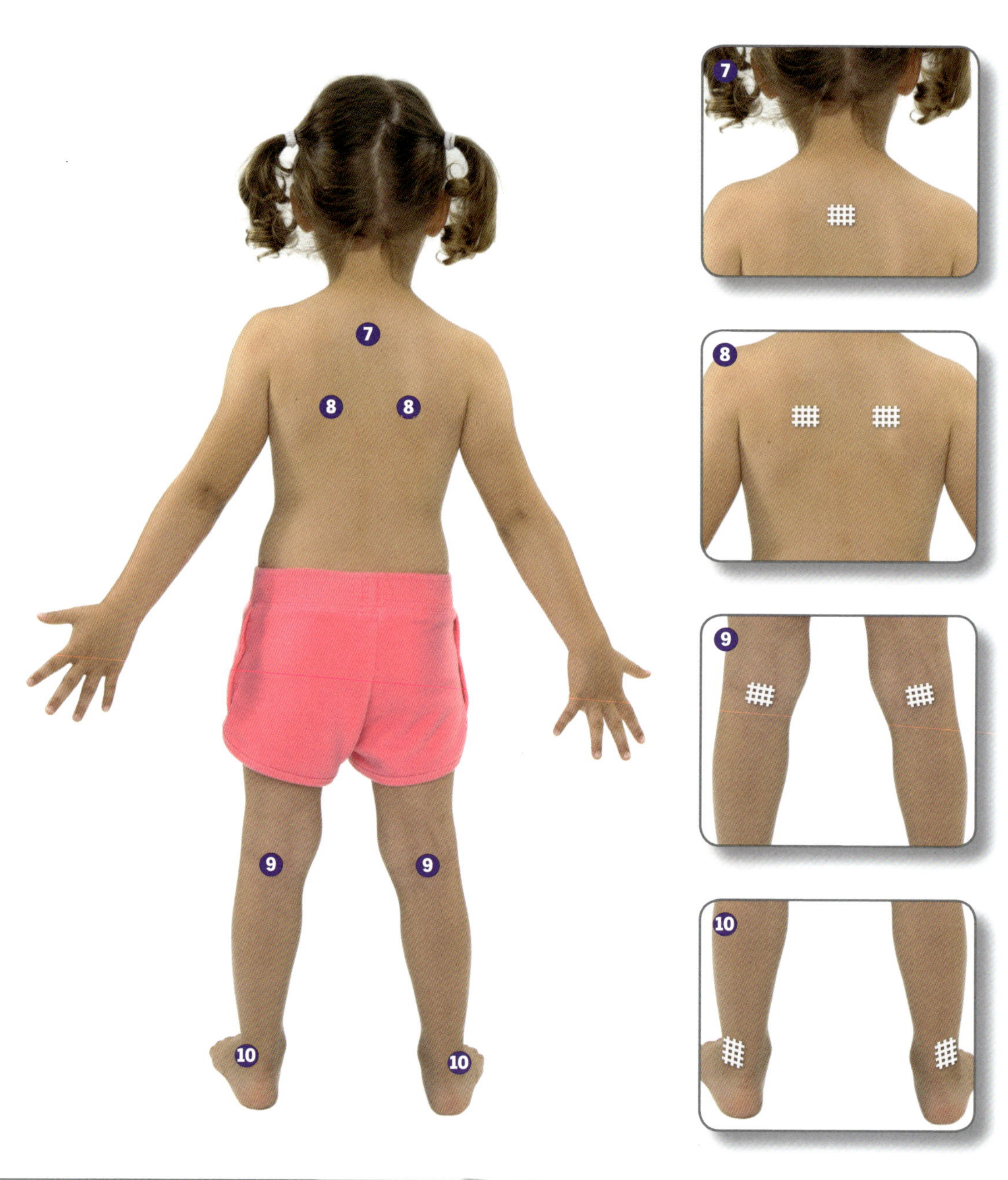

Gitter-Taping

Verstopfung

Hinweis: Kann die Darmtätigkeit anregen und regulieren.

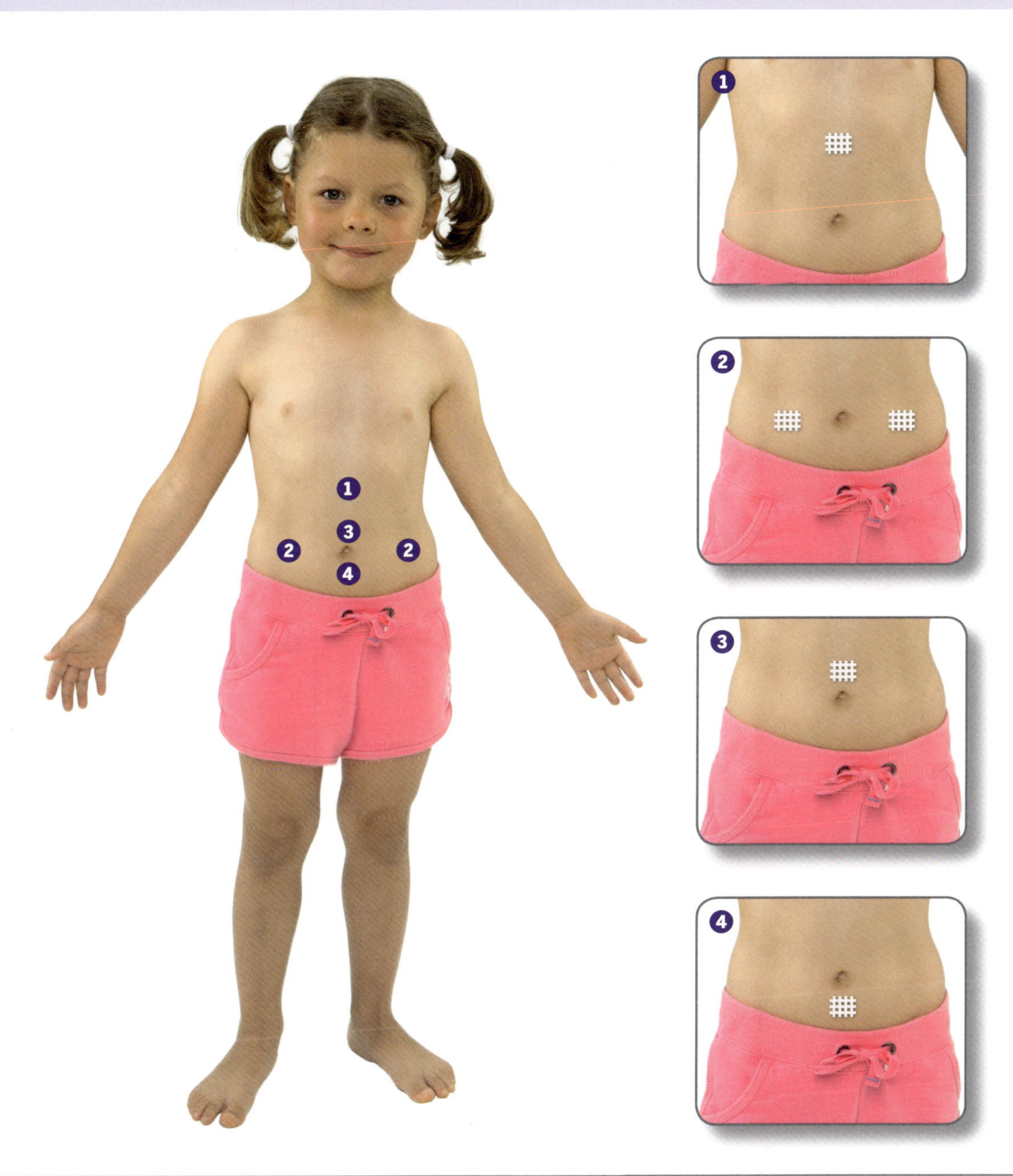

Gitter-Taping

Verstopfung

Hinweis: Kann die Darmtätigkeit anregen und regulieren.

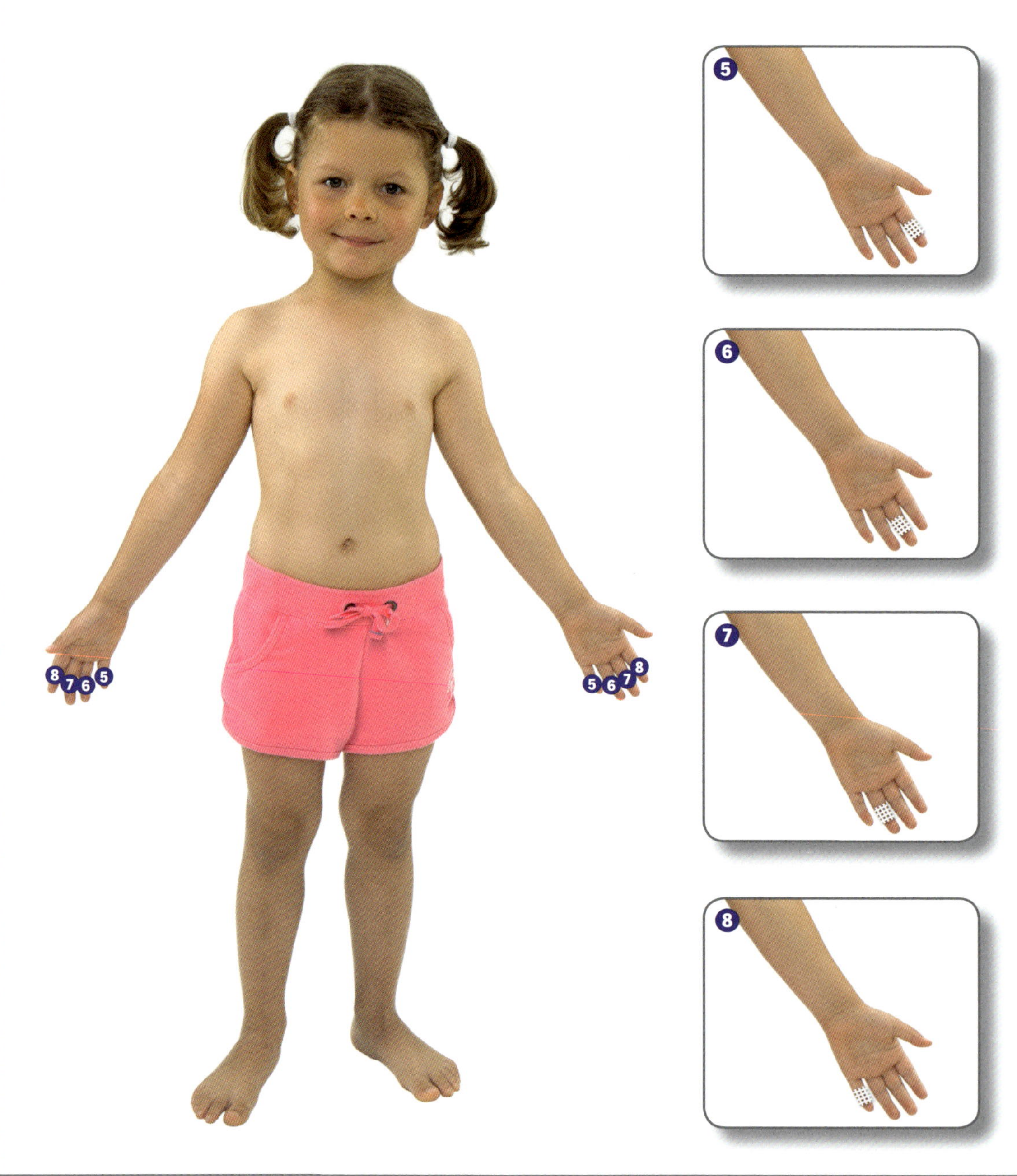

Gitter-Taping

Verstopfung

Hinweis: Kann die Darmtätigkeit anregen und regulieren.

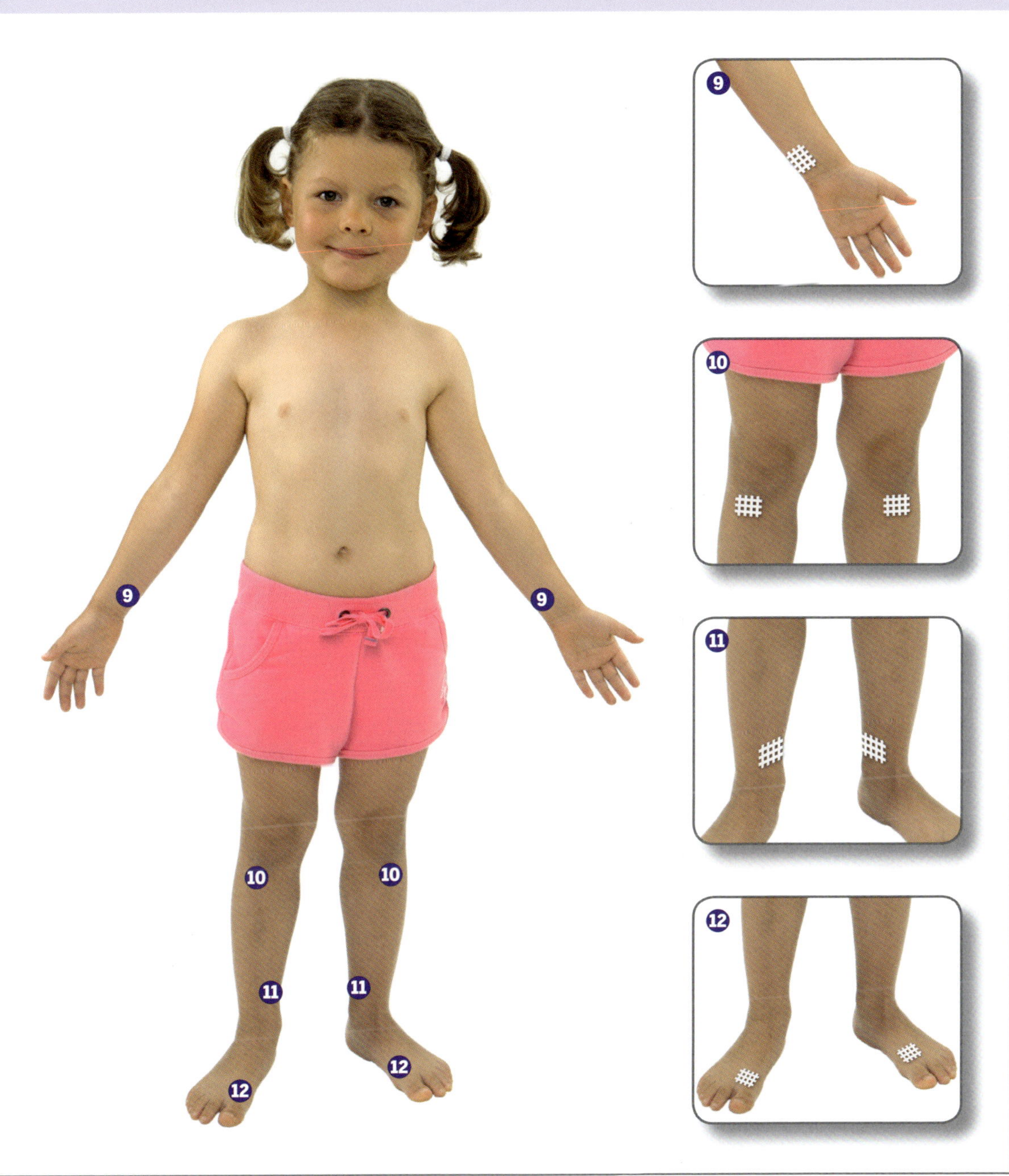

Gitter-Taping

Verstopfung

Hinweis: Kann die Darmtätigkeit anregen und regulieren.

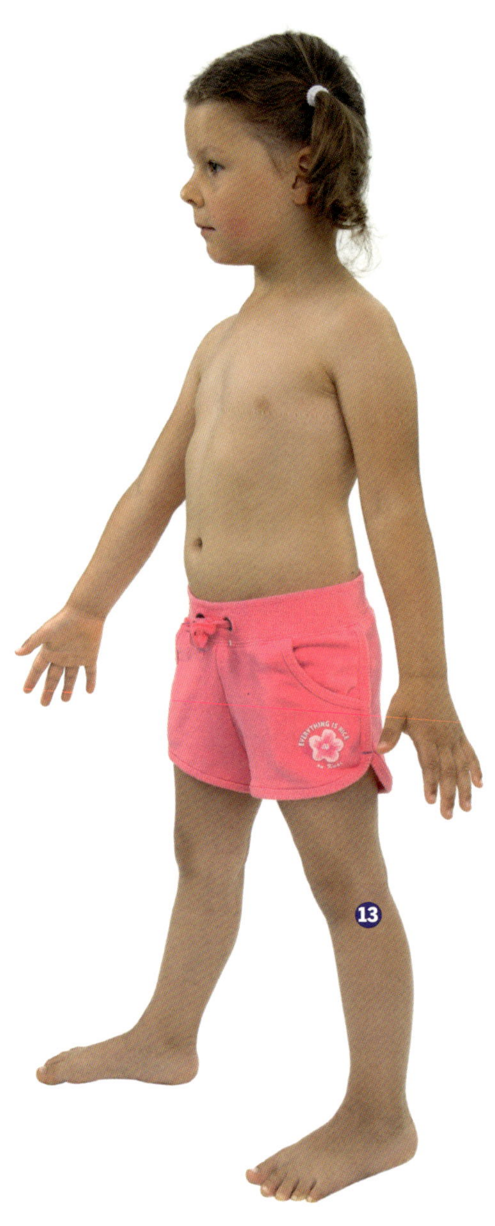

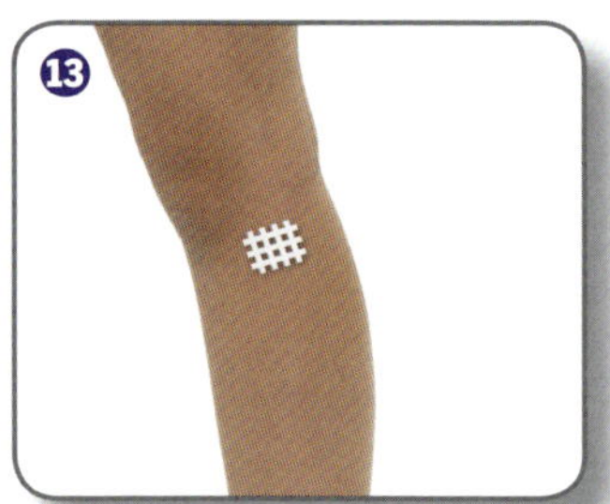

Gitter-Taping

Verstopfung

Hinweis: Kann die Darmtätigkeit anregen und regulieren.

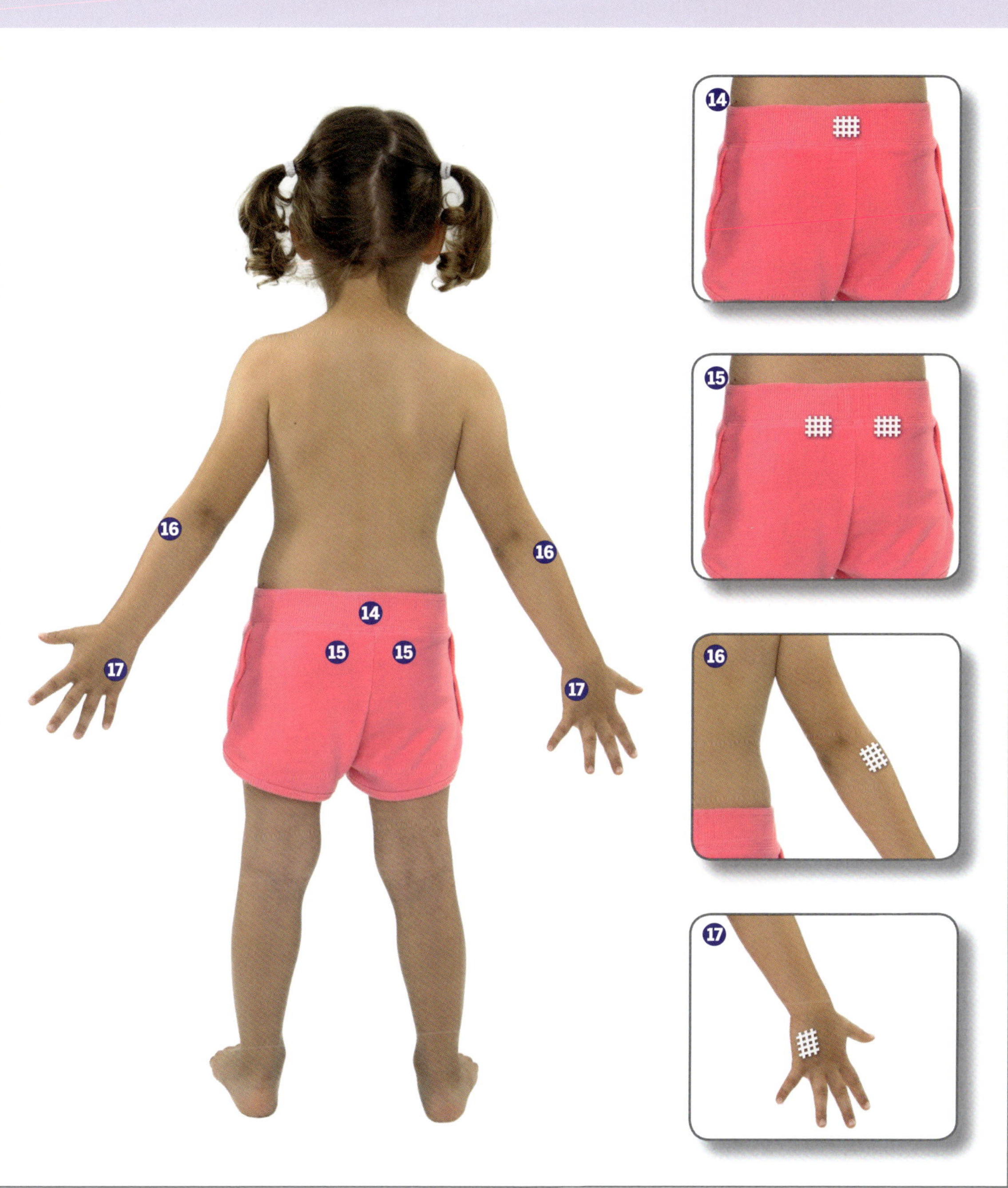

Gitter-Taping

Verstopfung

Hinweis: Kann die Darmtätigkeit anregen und regulieren.

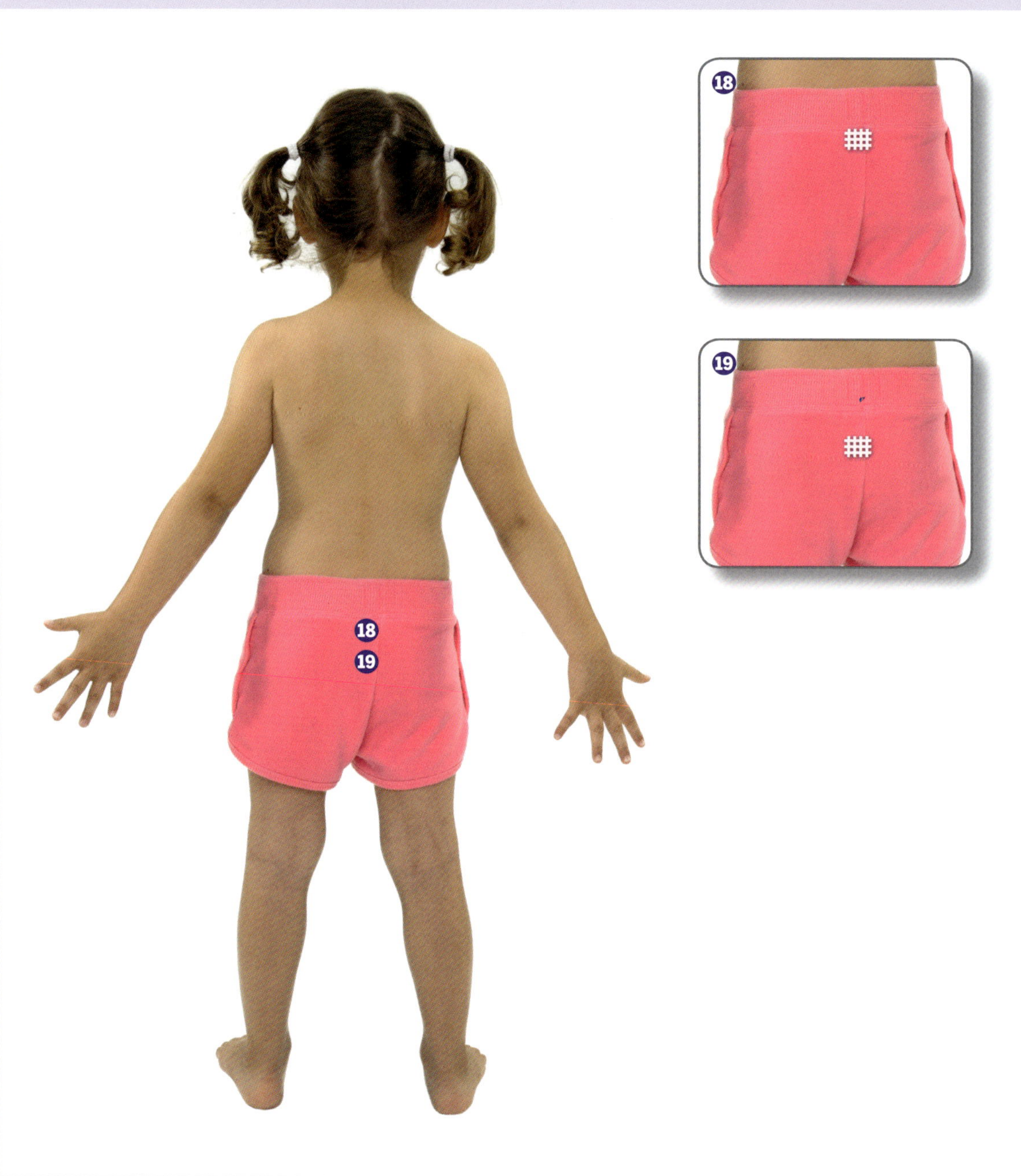

Gitter-Taping

Zahnungsbeschwerden

Hinweis: Gitterpflaster über der schmerzhaften Stelle auf die Wange aufkleben. Somit können die Schmerzen gelindert werden.

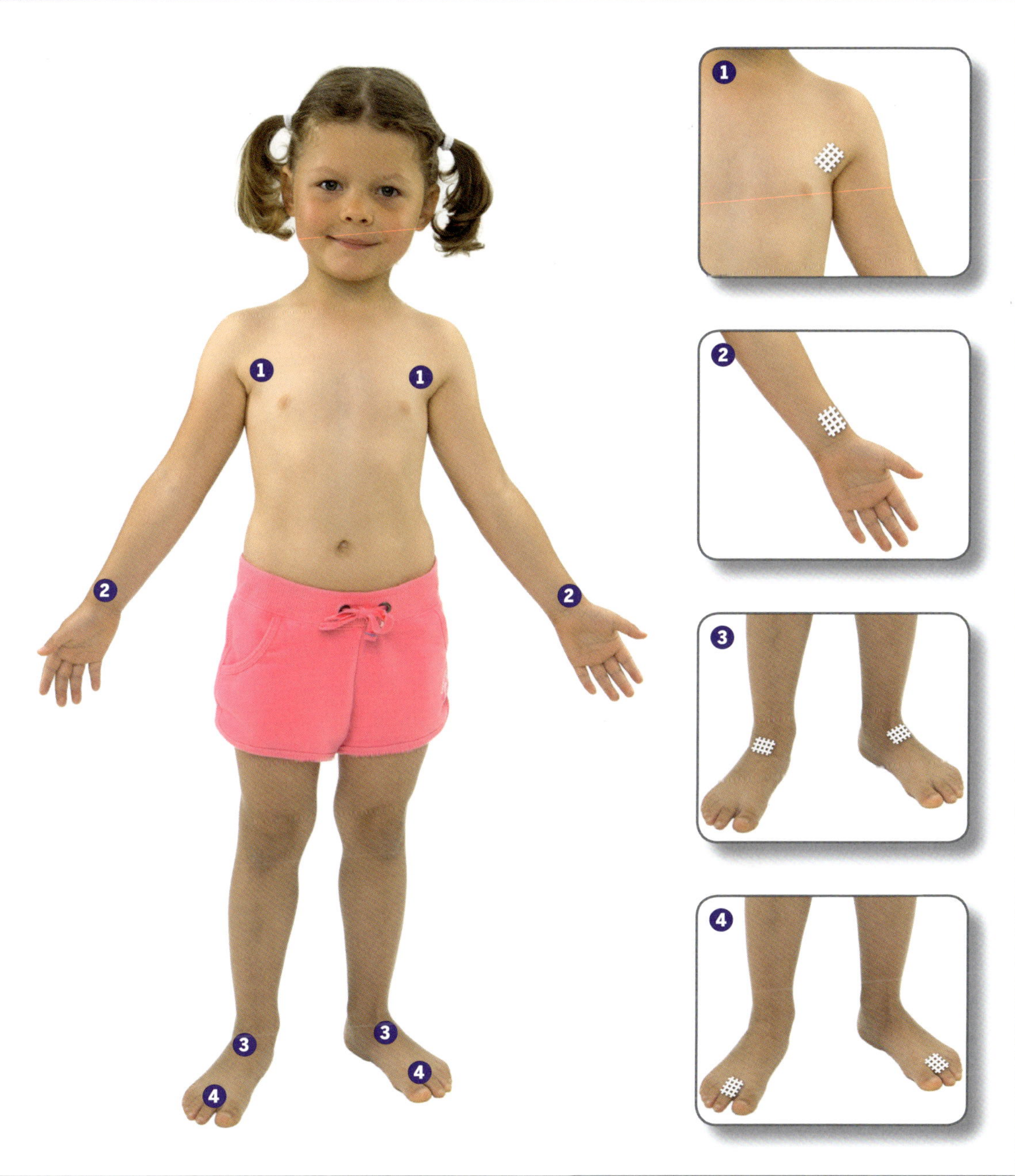

Gitter-Taping

Zahnungsbeschwerden

Hinweis: Gitterpflaster über der schmerzhaften Stelle auf die Wange aufkleben. Somit können die Schmerzen gelindert werden.

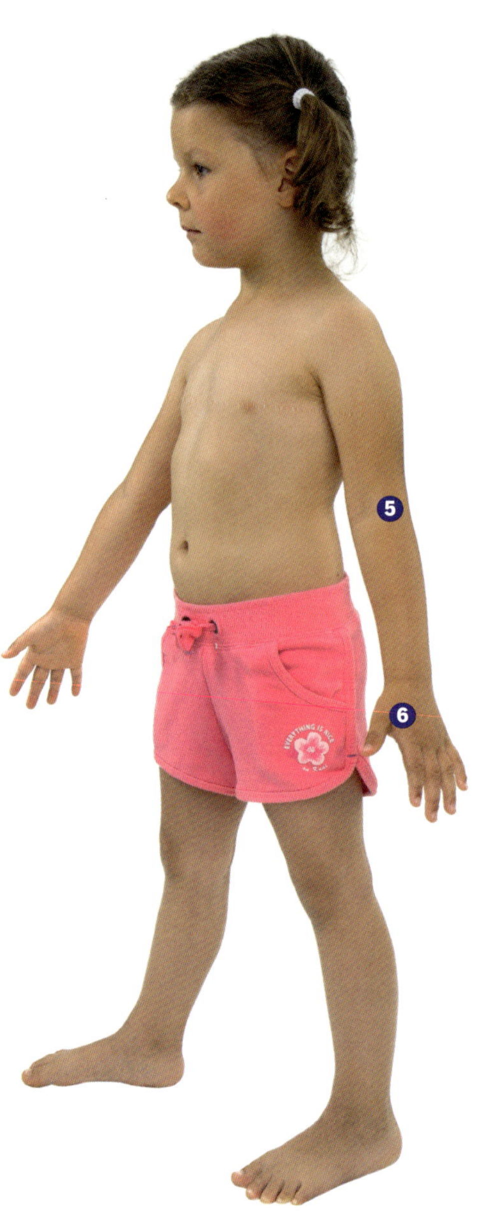

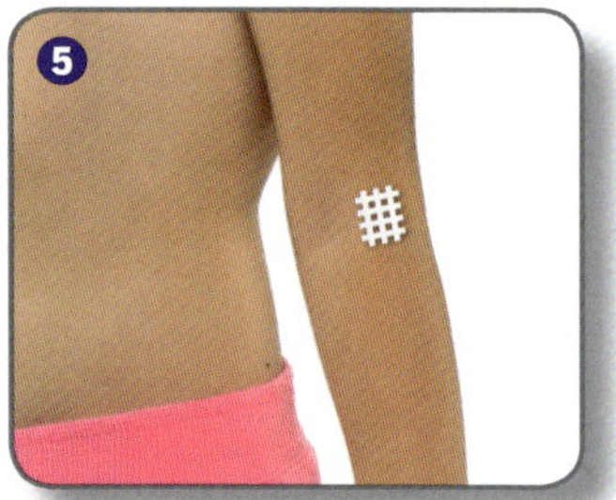

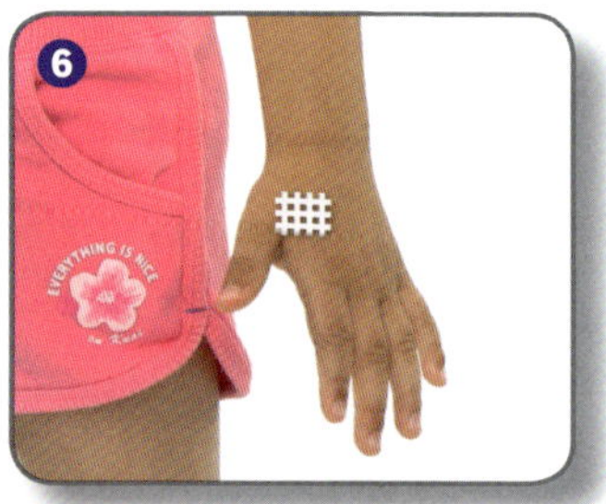

Gitter-Taping

Zahnungsbeschwerden

Hinweis: Gitterpflaster über der schmerzhaften Stelle auf die Wange aufkleben. Somit können die Schmerzen gelindert werden.

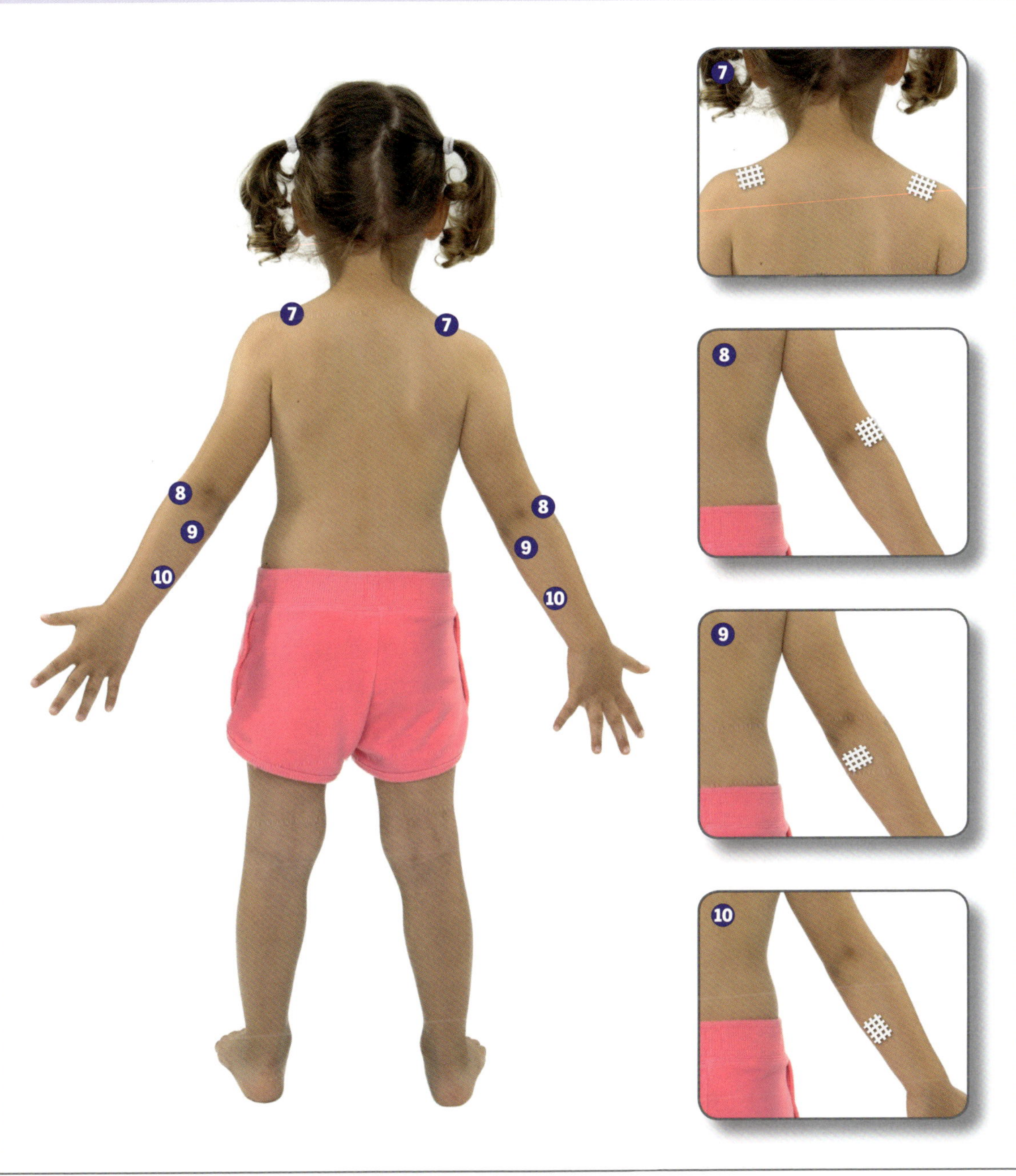

Gitter-Taping

Zahnungsbeschwerden

Hinweis: Gitterpflaster über der schmerzhaften Stelle auf die Wange aufkleben. Somit können die Schmerzen gelindert werden.

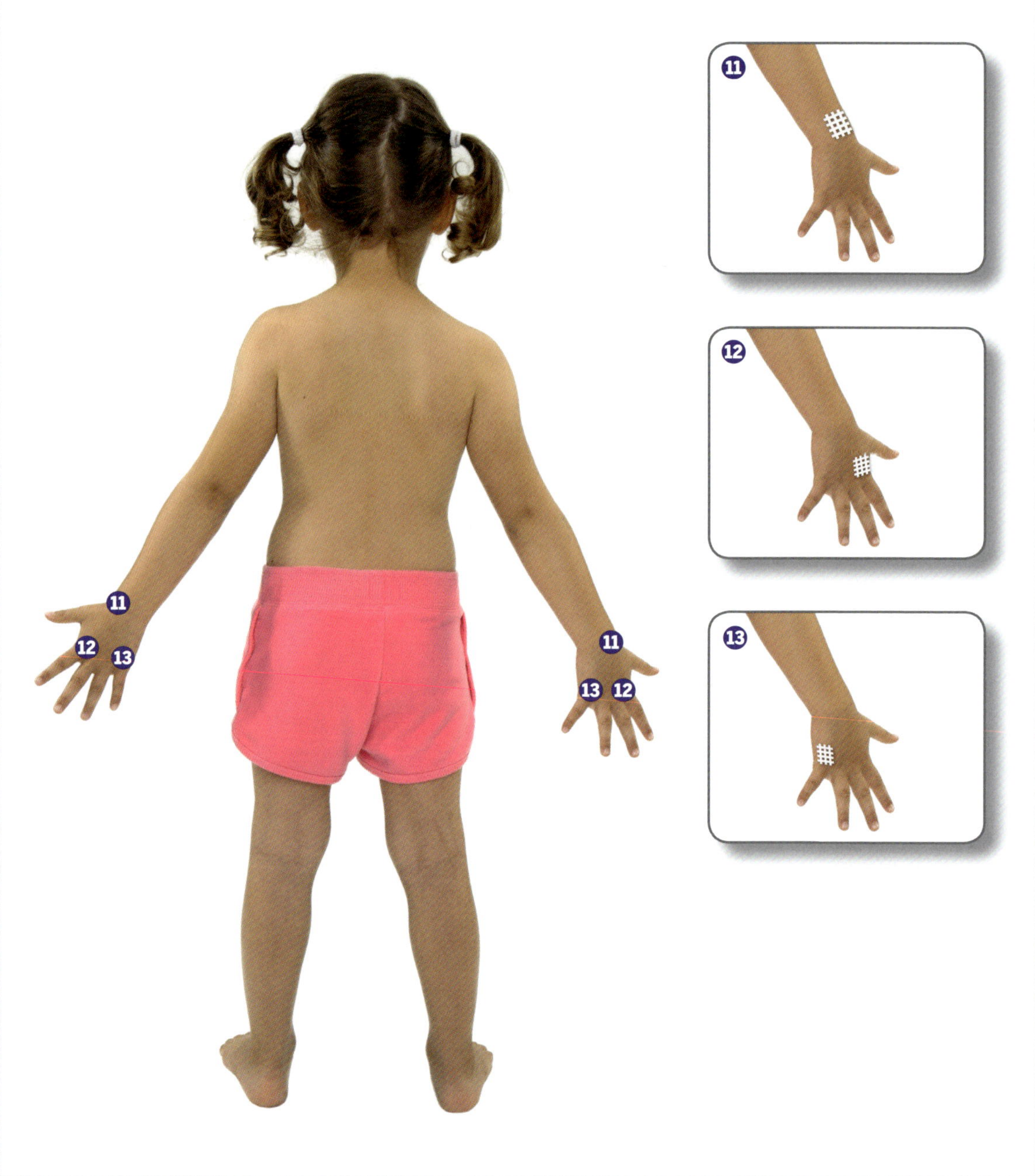

Notizen

Notizen

Notizen

Notizen

Notizen

Notizen

Notizen

Notizen